Geen gebrek

Geen gebrek

Over psychiatrie en mensen met een verstandelijke beperking

Paul Koch

Bohn Stafleu van Loghum
Houten 2005

ISBN 90 313 4484 2
NUR 740/875

Ontwerp omslag: Boekhorst Design
Lay-out: Boekhorst Design

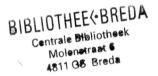
Bohn Stafleu van Loghum
Het Spoor 2
Postbus 246
3990 GA Houten

www.bsl.nl

Distributeur in België:
Standaard Uitgeverij
Belgiëlei 147a
2018 Antwerpen

www.standaarduitgeverij.be

Inhoud

Voorwoord

De in 1984 met een Oscar bekroonde film *Amadeus* begint met een indrukwekkend beeld van een 'Dolhuis', waarin Salieri zijn laatste jaren doorbrengt. Gekken, dwazen, idioten lopen zonder onderscheid des persoon door elkaar heen onder de gemeenschappelijke noemer 'krankzinnig'. Salieri is niet verstandelijk beperkt, integendeel, een uiterst sluwe persoon die naar vermoed Mozart tot het uiterste heeft gedreven. Het bijeen plaatsen van zo'n divers gezelschap kenmerkt de zorg uit die jaren; het uitschot van de maatschappij werd opgesloten in gestichten en aldaar verpleegd. Vanaf de 19e eeuw treedt onder invloed van de Verlichting een kentering op. Nieuwe ideeën over de ontwikkelingsmogelijkheden van kinderen met een verstandelijke handicap verwoord door mensen als Itard en Sequin, leiden tot nieuwe perspectieven. Mensen met een verstandelijke handicap worden langzaam maar zeker mensen met beperkingen én mogelijkheden. Ze hebben recht op een menswaardig bestaan. De verpleging verschuift naar het bredere begrip 'zorgen', waarin naast de medicus en psychiater ook de gedragswetenschapper een belangrijk aandeel krijgt. De laatste decennia zagen we echter de psychiatrisch hulp steeds meer uit deze zorg verdwijnen. De zorg voor mensen met een verstandelijke beperking kwam steeds meer in handen van de psychologen en (ortho)pedagogen te liggen. Hoewel het merendeel van deze zorg ook uitgevoerd kan worden door gedragswetenschappers dekt dit niet de totale zorgvraag. Het belang van de medische zorg is duidelijk onderbelicht. Dit betreft niet alleen de algemene check op gehoor- en gezichtsvermogen (recent onderzoek heeft een schrikbarend aantal mensen met auditieve en/of visuele problemen aan het licht gebracht!), maar ook de psychiatrische zorg. De laatste jaren zien we gelukkig weer een toename van de medische zorg en wordt ook in medische opleidingen apart aandacht aan de groep verstandelijk beperkten besteed. Deze toename komt niet alleen door de complexe zorgvraag die deze groep behoeft maar vooral ook door nieuw verworven wetenschappelijke inzichten. Geavanceerd DNA-onderzoek leidt en heeft reeds geleid tot steeds toenemende identificeerbare syndromen. Waar voorheen beelden op grond van de fenotypische verschijnselen werden gediagnosticeerd, wordt nu veelal naar een genetische afwijking verwezen. Een goed voorbeeld is het Williams-Beuren-syndroom, dat zich eerst op fenotypisch niveau manifesteerde (typisch gezicht met volle, vaak mooi gevormde lippen en een kleine kin) en nu als gevolg van een deletie op chromosoom 7 wordt geïdentificeerd. Bepaalde syndromen gaan gepaard met ernstige gedragsproblemen (bijvoorbeeld het Lesch-Nyhan syndroom, een X-gerelateerde recessieve stoornis), aan de behandeling waarvan de gedragswetenschapper, naast de psychiater een belangrijke bijdrage kan leveren.

Ook vanuit het oogpunt van het voorschrijven van medicatie zijn medici onmisbaar in deze zorg. Het toenemende medicatiegebruik vraagt om psychiatrische zorg. Er is ook nog te weinig bekend over de effecten die bepaalde medicatie heeft op een bepaalde cliënt met een bepaald syndroom waardoor zorgvuldigheid en deskundigheid noodzakelijk zijn.

De noodzaak van een multidisciplinaire zorg voor mensen met een verstandelijke beperking wordt in steeds toenemende mate wetenschappelijk onderbouwd. Ondanks deze noodzaak is het aantal medici dat zich met onderhavige cliënten bezighoudt, veel te gering. Op de een of andere wijze moet men er door gegrepen worden; er moet affiniteit zijn.

Geen Gebrek is geschreven door Paul Koch, een neuroloog-psychiater die aan het begin van zijn loopbaan bij toeval geconfronteerd werd met een verstandelijk gehandicapte vrouw. Hij werd er door gegrepen en heeft zich 25 jaar lang beziggehouden met een groep cliënten waar hij op voorhand nooit voor zou hebben gekozen. We zijn hem dankbaar dat hij deze keuze wel heeft gemaakt. Hij groeide uit tot een van de grootste deskundigen op dit terrein, hetgeen deze bundel nog eens duidelijk onderstreept. Hier schrijft een zeer gedreven neuroloog-psychiater, die vanuit het gezichtspunt van de clinicus zijn patiënten in beeld brengt. Hij doet dit met respect, warmte, humor en vakkennis. Hij neemt de lezer mee in het proces, dat vaak een proces van vallen en opstaan is, waarin hij blijft zoeken naar de juiste behandeling en de beste bejegening. Paul Koch benadrukt de zorgvuldigheid die we dienen te betrachten bij het voorschrijven van medicatie; hij onderstreept ook het belang van gedragsobservaties, het leren verstaan van gedrag teneinde de juiste weg te kiezen. Hij weet als geen ander aan te geven hoe belangrijk de multidisciplinaire benadering is. De kracht van deze benadering ligt in de samenwerking, het bijeenbrengen van de informatie verkregen uit ieders eigen vakgebied. De gedragswetenschapper moet niet op de stoel van de medicus gaan zitten en de medicus niet op die van de orthopedagoog of psycholoog! Schoenmaker, houd je bij je leest, is zijn boodschap.

Het boek kent een aantal delen: de handicap, de ziekte, het medicijn en grensgebieden. Het is uiterst boeiend en levendig geschreven. Eenieder die werkzaam is in de zorg voor mensen met een verstandelijke beperking zal de onmiskenbare affiniteit met deze bijzondere mensen voelen en meedenken in het zoekproces naar een goede begeleiding.

Ina van Berckelaer-Onnes

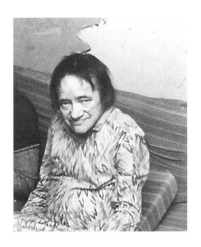

Voor ons is een normaal mens een mens die in staat is zijn verhaal te vertellen…
Dat wil zeggen: een mens die weet waar hij vandaan komt, een verleden heeft,
zich in de tijd plaatst. Die zich zijn leven en alles wat hij heeft geleerd herinnert.
Evengoed heeft hij een heden, niet in de zin dat hij in een bepaalde tijd leeft,
maar dat hij een identiteit heeft.
(Oliver Sacks, antwoordend op de vraag van Jean-Claude Carrière: 'wat is een nor-
maal mens vanuit uw gezichtspunt als neuroloog?' Eco, 1999).

Algemene inleiding

Allemaal hebben we een levensgeschiedenis, een innerlijk verhaal waarvan de continuïteit en de zin ons leven is. Je zou kunnen zeggen dat ieder van ons een 'verhaal' opbouwt en leeft, en dat wij dit verhaal zijn, dat dit onze identiteit is.

(Oliver Sacks, 1986)

Dit boek bevat verhalen over onbekende mensen. Volwassen mannen en vrouwen met een 'verstandelijke beperking', die zich vanwege 'psychische of gedragsstoornissen' moesten laten nakijken. Zij hebben hun eigen verhaal opgebouwd als ieder ander, maar zelf kunnen ze dat niet vertellen. Zij hebben geen geliefde die het doorvertelt en verwanten die het zich herinneren worden met de jaren schaarser. De continuïteit van hun verhaal en daarmee de zin van hun bestaan dreigt verloren te gaan. Het enige wat op den duur nog rest, is de schets van wie zij waren in de ogen van zorgverleners. Hoe meer zorgverleners zich in de loop van de tijd om hen bekommerden of, als ze moeilijk waren, hoe meer specialisten zich met hen bemoeiden, des te meer gegevens er over hen staan opgetekend in zorgplannen en onderzoeksverslagen. Wat niet beschreven staat is weg, voorgoed. Wat wel beschreven staat wordt, met een beroep op de privacy-wetgeving, van een houdbaarheidsdatum voorzien en daarna automatisch weggegooid. Niemand herinnert zich hen nog. Einde verhaal; einde identiteit.

Psychische stoornissen en verstandelijke beperkingen: geen gebrek aan boeken en artikelen over deze onderwerpen. Maar wat weten wij van de mensen die ermee leven; wat doen ze, hoe denken zij? En wie zijn de mensen achter deze mensen: hun familie, de begeleiders? Welke zorgen hebben zij, waarom putten zij zich uit, wat begrijpen wij van hun motieven, hoe zien zij zichzelf? Aan vragen geen gebrek.

Dit boek is voortgekomen uit mijn werk voor 'psychiatrisch gestoorde mensen met een verstandelijke beperking'. Jarenlang heb ik deze mensen als neuroloog en psychiater nagekeken en behandeld en ik heb dat met toenemende interesse en plezier gedaan. Want naarmate ik met meer *kennis van zaken* naar hen kon kijken – luisteren alléén zette me te dikwijls op het verkeerde been – kon ik gemakkelijker *van binnen uit* hun verhaal opbouwen, waardoor het samenhang en zin kreeg. Ik leerde mijn patiënten kennen aan hun stoornissen en beperkingen, maar meer nog aan de manier waarop zij daarmee omgingen. Aan ellende geen gebrek, maar aan inzet om mee te doen nog minder. Daarover gaat dit boek.

Mijn interesse in deze patiëntencategorie is ontstaan nadat een ernstig geretardeerde vrouw mij geleerd had hoe ik de in de reguliere psychiatrie goed behandelbare manische depressie bij haar en haar lotgenoten kon herkennen. Daardoor kon ik haar met een specifiek medicijn succesvol behandelen *vanwege haar ziekte,* nadat zij jarenlang overstelpt was met allerhande psychofarmaca *vanwege toenemende gedragsstoornissen.*
Deze vrouw, Dina van de Pol, leefde van 1925 tot 1993. Op 37-jarige leeftijd werd zij vanuit een Tehuis voor debiele Vrouwen vanwege 'ongedisciplineerdheid' overgeplaatst naar wat toen een Psychiatrische Inrichting heette. Zij is de enige die ik onder haar eigen naam, met mijn persoonlijke aantekeningen over haar bij de hand, beschreven heb in het verhaal *Zo erg is het nog nooit geweest.* Haar foto is bij deze Algemene inleiding afgebeeld. Dat heb ik, met toestemming van haar familie, gedaan om haar aan de totale vergetelheid te ontrukken. Mijn andere leermeesters in het vak zijn allen, postuum of nog bij leven, geëerd door hun gelijken. Ik wilde met Dina's verhaal een ereschuld inlossen die ik aan haarzelf niet kwijt kon, maar wel impliciet aan mijn patiënten en al degenen met wie ik in de afgelopen 25 jaar beroepshalve heb samengewerkt.
Dina heeft mij en alle medewerkers die daarin zijn meegegaan, ertoe gemotiveerd 'Eikenhorst' te ontwikkelen van een verblijfsafdeling voor zwakzinnigen in de psychiatrie tot een *afdeling voor Diagnostiek en behandeling van psychiatrische ziekten bij mensen met een verstandelijke handicap*, met een klinische, poliklinische en consultatieve functie.

Alle andere verhalen zijn geanonimiseerd. Ondanks de bijval en de steun die ik van patiënten en de mensen om hen heen ontving om dit boek ook namens hen te schrijven en de bereidwilligheid om hun naam te noemen, heb ik ervoor gekozen om dat niet te doen. Hoe vreemd het ook moge klinken: herkenning van die naam zou de kracht van het verhaal beperken. Zoals de vader van een van mijn patiënten zei: *'Feitelijkheid zou ten koste gaan van de boodschap. Als Van Gogh reële kleuren had gebruikt, had niemand zijn schilderijen gekend.'*

Dit boek is een leesboek, maar het heeft ook iets van een leerboek.
Het is allereerst geschreven voor *verwanten en begeleiders* die met de dagelijkse zorg zijn belast en die als eersten te maken krijgen met probleemgedrag. Zij staan er dan nog alleen voor en moeten anderen ervan zien te overtuigen dat ze hulp nodig hebben.

Wanneer ze dan naar mij verwezen waren was het voor hen niet altijd vanzelfsprekend waarom ik hun familielid of cliënt als *patiënt* accepteerde, of waarom juist niet. Het hoe en waarom daarvan vormt de kern van dit boek. Ik hoop dat zij voldoende herkenningspunten vinden; de 'technische' gedeelten – afwijkend gedrukt – kunnen gemakkelijk worden overgeslagen.

Om hen heen bevindt zich de cirkel van *zorgspecialisten*: psychologen, orthopedagogen, mensen van het maatschappelijk werk en consulenten maar ook leidinggevenden en managers, die vrijwel altijd bij de vraagstelling aan de psychiater betrokken zijn. Over de hoofden van begeleiders en familie heen richt ik mij ook tot hen. Hen zal het vakjargon niet storen.

De derde cirkel strekt zich uit tot *de collega's*. Huisartsen die steeds meer met deze doelgroep te maken krijgen vanwege probleemgedrag en die beslissen moeten of zij zelf behandelen of zullen doorverwijzen. Artsen voor verstandelijk gehandicapten (AVG's), die het probleem kennen maar willen overleggen. Medisch specialisten die dikwijls tegen heug en meug iemand moeten behandelen vanwege klachten die zijn ingegeven of verwoord worden door een ander.

Ik hoop dat dit boek *studenten* zal verrassen die zich voorbereiden op het werk in het veld. Het vak moet boeiend en uitdagend blijven, anders trekt het de verkeerde mensen aan.

Het boek bestaat uit vier delen. Deel I en II hebben *de ontwikkelingsstoornis* en *de ziekte* als uitgangspunt en de manier waarop een psychiater aankijkt tegen gedrag als uiting van de psyche, of die nu beperkt genoemd wordt of ziek. Deel III gaat over de mogelijkheden en beperkingen van het medische middel bij uitstek: *het medicijn*. Deel IV behandelt een aantal situaties die laten zien hoezeer het psychisch functioneren afhangt van *de omgeving*, van andere mensen daarin en van hun interpretaties.

Ik heb niet de bedoeling gehad een handboek te schrijven over psychiatrie bij mensen met een verstandelijke beperking. Het onovertroffen werk van C. Thomas Gualtieri (2002) hoefde ik niet over te doen. Verder ben ik van mening dat er geen verschillende soorten psychiatrie zijn voor verschillende categorieën mensen. Mensen met een verstandelijke handicap bewijzen dat ook aan de uitersten van het intelligentiespectrum aan dezelfde ziekten en kwalen wordt geleden als in het midden.

Geneeskunde, waartoe ook de psychiatrie behoort, is *toegepaste* wetenschap. De psychiater die zijn vak op een wetenschappelijk verantwoorde manier beoefent, besteedt meer tijd aan zijn patiënten dan aan wetenschappelijke literatuur. Hij maakt gebruik van wat bekend is; dat is niet gering. Wetenschappelijk is zijn methode: elke behandeling ziet hij als een uniek experiment, waarvoor hij een hypothese opstelt die hij moet toetsen. Tot de kennis van zijn materiaal behoort begrip voor het *verhaal* van zijn patiënt en nieuwsgierigheid naar diens individuele wijze van reageren. Na zijn behandeling moet de patiënt *zeker niet slechter* zijn *dan daarvóór*.

Ik ben dankbaar voor het vertrouwen dat ik kreeg van verwijzers, begeleiders en de familie van mijn patiënten, die me in de spreekkamer uitnodigden maar ook dwongen om mijn boodschap zó te vertellen dat iedereen het zijne ervan begreep. In boekvorm is het verhaal de enige manier om datzelfde contact te leggen, maar het spreekt dan aan of roept misverstanden op. In dat laatste geval helpt het soms het in een andere gemoedstoestand nog eens te lezen.

Ik wil mijn collega's bedanken, tot wie ik ook degenen reken die deskundig en met enthousiasme de inbreng vanuit hun eigen discipline leverden. Dit boek was, evenals het werk, niet zonder intensieve multidisciplinaire samenwerking tot stand gekomen.
Heel speciaal gaat mijn dankbaarheid uit naar de verpleegkundigen en overige medewerkers van Eikenhorst. Hannie van Aarssen is de enige die mij van het begin tot het einde op die afdeling heeft meegemaakt, die er vóór mijn tijd al was en die, ondanks de jaren dat ik buiten de deur werkte of misschien juist wel dankzij, daar nog steeds werkt. Via haar dank ik allen bij *de Gelderse Roos* die met mij hebben samengewerkt. Klaas Arts was met zijn kennis van de gedragsneurologie en van de klassieke neuropsychiatrische literatuur mijn 'sparring partner'. Menige patiënt heeft lang in de hal moeten wachten als wij onze oefenrondjes draaiden en de tijd vergaten.

Zonder de medewerking van de *Stichting Philadelphia Zorg* had ik dit boek niet kunnen realiseren. In het bijzonder wil ik drie medewerkers bedanken: Annie Blokhuis heeft met strakke hand de regie gevoerd en floot mij telkens terug als ik van enthousiasme het publiek indook, of uit wanhoop en schaamte me achter de coulissen terugtrok. Trudy Ostermann werkte mijn teksten uit en bracht orde in de chaos. Teunis van den Hazel gaf inhoudelijke adviezen; hij wist te corrigeren door te complimenteren.
Reinie Koch vertegenwoordigde de geïnteresseerde buitenstaander. Wat zij het lezen waard vond kwam erin.

Ik dank vooral mijn psychiatrische patiënten met een verstandelijke handicap. Hoezeer zij ook geleden mogen hebben aan gedragsstoornissen: zij hebben onze arts-patiëntrelatie nooit verziekt. Hoe beperkt onze mogelijkheden ook waren: aan wederzijds respect was geen gebrek.

Paul Koch
december 2004

Deel I   De handicap

Inleiding

De Nieuwspraak was de officiële taal van Oceanië en ze was uitgedacht om te
voorzien in de ideologische behoefte van ENGSOC, het Engelse Socialisme.
In het jaar 1984 was er nog niemand die de Nieuwspraak gebruikte als het enige
communicatiemiddel, hetzij om te spreken, hetzij om te schrijven. (........) Men ver-
wachtte dat de Nieuwspraak ten slotte zo tegen het jaar 2050 de Oudspraak (of
beschaafde taal, zoals wij het zouden noemen) moest hebben verdrongen.
Inmiddels won zij gestadig terrein, daar alle partijleden de neiging hadden meer
en meer woorden en grammaticale constructies van de Nieuwspraak in de dage-
lijkse omgangstaal te bezigen.
(George Orwell, 1984)

'Vanouds bevinden zich veel oligofrenen in psychiatrische ziekenhuizen', begon de spreker. Er ging een huivering door de zaal. Hij keek op maar zag niets wat de orde verstoorde en vervolgde zijn betoog. Het geroezemoes verstomde langzaam maar hij hield het ongemakkelijke gevoel dat zijn publiek niet meer echt luisterde. Hij was uitgenodigd om te spreken over de mogelijkheden van modern hersenonderzoek ter gelegenheid van de opening van één van de vijf SGLVG-klinieken die ons land rijk zou worden: klinieken voor sterk gedragsgestoorde licht verstandelijk gehandicapten. Hem was verzekerd dat de huiver voor het medische model had plaatsgemaakt voor leergierigheid vanwege de hoop dat vanuit die hoek een frisse bijdrage aan de behandeling van gedragsstoornissen geleverd kon worden. Aan de grootte van het gehoor te zien klopte dat ook. De titel van zijn voordracht was prikkelend: 'Temper Tantrums ten gevolge van atrofie van de Vermis van het Cerebellum'. Hij was ervan overtuigd dat die voor de aanwezigen na afloop van zijn verhaal met sprekende voorbeelden uit de praktijk en fraaie plaatjes van CT-scans, geen abracadabra meer zou zijn.
Na afloop waren er geen vragen.
'Waarom luisterde de zaal niet?', vroeg ik – want die spreker was ikzelf – aan de orthopedagoog die mij later die dag naar de trein bracht. 'Was het verhaal te technisch?' 'U had het over oligofrenen', was het antwoord. Dat was 1984.

Oudspraak en Nieuwspraak

Wie zich beroepshalve wil bezighouden met mensen met een verstandelijke handicap zal zich allereerst de beginselen van de Nieuwspraak eigen moeten maken.

Zotten, onnozelen en zwakzinnigen heetten ze vroeger. Mans (1998) beschreef vijf eeuwen cultuurgeschiedenis: hun gedaantes, hun betekenis, de ellende en de zorg die hun ten deel viel, de mythen en rituelen die zin moesten geven aan hun bestaan en, vanaf de tijd van de Verlichting, de op wetenschap gebaseerde bemoeienis die de plaats innam van acceptatie. Twee hoofdrichtingen ontwikkelden zich: de medische en de pedagogische richting. Het waren artsen en onderwijzers, de opvoedkundigen bij uitstek, die met professionele inzet begonnen te sleutelen aan zwakzinnigheid.

Artsen beschouwden zwakzinnigheid als een bijzondere vorm van krankzinnigheid en spraken van oligofrenie. Bij zwakzinnigheid ging het vooral om een beperking van de aanleg of remming van de ontwikkeling van psychische functies. Bij krankzinnigheid lag het accent op een tijdelijk of blijvend verlies van psychisch functioneren door ziekelijke processen of schadelijke invloeden. In werkelijkheid werd dat onderscheid niet zo absoluut gezien. Een zwakke aanleg is dikwijls de basis voor ziekte zoals ziekte dat is voor beperkingen. In symptomatisch opzicht waren de verschillen ook niet zo groot. Zowel achterlijkheid als geestesziekte leidde tot geestelijke afstomping, gebrek aan wilskracht, emotionele instabiliteit en impulsiviteit.

Rustige oligofrenen werden anergisch of torpide genoemd; onrustige erethisch. Waren ze thuis of in de buurt niet meer te handhaven, dan werden ze opgenomen in een geneeskundig gesticht. Met of zonder krankzinnigenverklaring.

Er waren echter ook mensen die beseften dat een geneeskundige behandeling van aangeboren idiotie niet zinvol was. Die zagen meer heil in aangepaste arbeid en onderwijs dan in pogingen tot genezing. In 1891 werd het eerste speciaal voor zwakzinnigen bedoelde instituut in Nederland opgericht: 's Heeren Loo te Ermelo. Toch zou het nog tot ver in de tweede helft van de afgelopen eeuw duren voordat op grote schaal zwakzinnigen uit krankzinnigeninrichtingen werden overgeplaatst naar meer geëigende voorzieningen. Financiering via de Algemene wet bijzondere ziektekosten *(AWBZ, 1968) zou het uiteindelijk mogelijk maken dat de zorg voor zwakzinnigen zich aan het ziektemodel ontworstelde.*

What's in a Name?

Daar bleef het niet bij. De volgende vraag was wat, na de dokters, de pedagogen in de zwakzinnigenzorg te zoeken hadden. Krankzinnigen moesten beter gemaakt worden. Kinderen moesten worden opgevoed. Maar zwakzinnigen waren geen van beide. Zij waren goed zoals zij waren en hadden als burger dezelfde rechten als ieder ander. In Nederland kwam een symbolisch einde aan het medische en pedagogische model met de revolutionaire Dennendal-affaire uit 1974 (Tonkens, 1999). Andere landen kenden soortgelijke ontwikkelingen die alle één ding gemeen hadden: zelfontplooiing en normalisatie stonden centraal.

Parallel daaraan ontwikkelde zich de behoefte om op een politiek correcte manier over deze mensen te spreken.

Zwakzinnigen: eeuwenlang waren ze beschouwd als vreemde schepsels voordat ze werden erkend als menselijke wezens. Toen die erkenning kwam werd wel opgemerkt dat hun geestkracht gering was. Dikwijls nog geringer dan die van dieren. Vandaar de term oligofrenie: met een beperkt bevattingsvermogen. Soms zelfs geen weet hebbend van de dingen des levens: idioot.

Vanaf het begin van de twintigste eeuw, vooral sinds de introductie van de intelligentietests waarmee de schoolrijpheid van kinderen moest worden vastgesteld, werd zwakzinnigheid gezien als een intellectueel gebrek. Het intelligentiequotiënt (IQ) werd het criterium voor de ernst van zwakzinnigheid. Idioot *was iemand met een IQ lager dan 30,* imbeciel *degene die een IQ had tussen 30 en 50 en een* debiel *had een IQ tussen 50 en 70.*

Vanaf eind jaren zestig van de vorige eeuw veranderde de terminologie. Wiens IQ boven de 70 lag en daarmee minder dan 2 standaarddeviaties beneden het gemiddelde bleef werd als normaal – zij het zwak – begaafd beschouwd. Tussen de 50 en 70 was men licht geretardeerd, tussen de 30 en 50 matig en daaronder ernstig geretardeerd.

Niet langer bepaalde een aangeboren hersenafwijking of een intellectueel tekort dat iemand geestelijk gehandicapt *was en moest worden opgevangen binnen de* zwakzinnigenzorg, *maar de vraag of iemand zichzelf voldoende maatschappelijk kon redden.*

Naarmate de integratie van de individuele geestelijk gehandicapte in de maatschappij vorderde werd duidelijk dat een handicap geen absoluut maar een relatief gegeven was. Men begon het in toenemende mate ongepast te vinden iemand te identificeren met zijn handicap. Iemand is niet gehandicapt maar heeft *een handicap en die handicap hangt af van de sociale context. Niet het kleine of beschadigde brein op zichzelf, niet het persoonlijk tekort, maar de* belemmering die iemand door zijn ontwikkelingsstoornis ontmoet bij maatschappelijke integratie *werd de definitie van wat rond 1980 verstandelijke handicap ging heten* (WHO-ICIDH, 1980).

Nog was het niet genoeg.

In de Oudspraak wordt iemand die een bakkerij heeft een bakker genoemd en iemand die voetbalt een voetballer. Maar voor verstandelijk gehandicapten eist de Nieuwspraak dat zij mensen met een verstandelijke handicap *genoemd worden.*

Mensen met mogelijkheden *is ook wel voorgesteld, maar dat heeft het niet gehaald.*

De meest recente term in de Nederlandse Nieuwspraak is: mensen met een verstandelijke beperking.

Wie zijn klassieken kent weet dat dit de letterlijke vertaling is van het woord oligofrenie.

Handicap

In 1934 vond de eerste 'trans-World' luchtrace plaats: de Mac Robertson Race van Engeland naar Australië, in ons land beter bekend onder de naam Londen-Melbourne Handicaprace. *Die race werd gewonnen door een speciaal gebouwde lichte tweepersoons- jager: de Comet. Verrassenderwijs kwam een zwaar Nederlands passagiersvliegtuig, de DC-2 Uiver, als tweede over de streep. Dankzij zijn handicap zelfs als eerste. Onder het motto 'veiligheid vóór snelheid' versloeg het* KLM-*toestel zijn snellere concurrenten.*

Het woord handicap heeft een unieke betekenis. Het is vermoedelijk afkomstig uit de Engelse paardensport aan het einde van de negentiende eeuw. Een handicaprace was een wedren voor paarden van verschillende jaren en snelheid, waarbij aan de zwakkere een voorsprong werd gegeven. Om een heterogene groep deelnemers gelijkwaardige kansen te bieden in een competitie worden handicaps toegekend: in de golfsport, bij bowling, bij wandeltochten, bij rally's.

Een mooiere metafoor is niet denkbaar voor een samenleving waarin mensen met al hun verschillende gaven en gebreken dezelfde weg moeten gaan. Als wij niemand willen uit- sluiten en elkaar gelijkwaardig willen behandelen zullen wij elkaar handicaps moeten gunnen: een voorgift voor de zwakkere, extra ballast voor de sterkere.

De ironie wil dat het woord handicap een negatieve klank heeft gekregen, omdat het gebruikt wordt voor wat het juist niet is: extra ballast voor de zwakkere.

*Uit de internationale classificaties is het woord handicap verdwenen. De International Classification of Impairments, Disabilities and Handicaps (*WHO-ICIDH, *1980) werd ver- vangen door de International Classification of Functioning, Disability and Health (*WHO-FIC-ICF, *2002).*

In plaats daarvan wordt nu het begrip verstandelijke beperking *gepropageerd, ontleend aan de nieuwe definities van het* AAMR-*model: 'Mental retardation is a disability characte- rized by significant limitations.....before age 18' (*AAMR, *2002; Luckasson e.a., 2002; Buntinx, 2003). Het is de vraag of deze nieuwe term winst oplevert en zo ja, voor wie.*

Jan des Bouvrie, Nederlands bekendste meubelontwerper en binnenhuisarchitect, is dys- lectisch. Dyslexie is een ontwikkelingsstoornis. Tot de normale verstandelijke ontwikkeling van een kind hoort dat het rond zijn zesde levensjaar kan leren lezen.

Wie dat niet kon werd vroeger op school door onderwijzers en klasgenoten voor dom ver- sleten, dus geplaagd, niet uitgenodigd voor verjaardagsfeestjes, sociaal geïsoleerd en maatschappelijk gedebiliseerd.

Tegenwoordig is er bij het basisonderwijs meer besef voor het feit dat specifieke beperkin- gen van schoolse vaardigheden iets anders zijn dan een verstandelijke handicap, maar ver- standelijke beperkingen zijn het zeker.

Jan des Bouvrie ontsnapte aan de noodlottige maatschappelijke gevolgen van zijn ontwikkelingsstoornis door het lezen over te laten aan anderen die daar beter in waren en zich te concentreren op zaken waarin juist hij weer goed was.

Ontwikkelingsbeperkingen zijn een feit. Dat veranderen wij niet. Wat wij wel kunnen veranderen is de handicap. Die kennen wij elkaar toe in het menselijk verkeer. Door iemand te identificeren met zijn ontwikkelingsbeperking, of dat nu leesblindheid is of een beperkt IQ, beperken wij zijn ontwikkeling.

Een handicap is op te heffen, een beperking niet. Een handicap is relatief, een beperking ligt vast. Een handicap is de basis voor gelijkwaardigheid, een beperking rechtvaardigt bemoeizucht.

Termen als normalisatie *en* zorg op maat *suggereren dat het doel van dit zorgaanbod bereikt kan worden door de beperking op te heffen. Dat kan natuurlijk nooit als de oorzaak van de beperking een ontwikkelingsstoornis is. Door de beperking als selectiecriterium te gebruiken verzekert de zorgaanbieder zich van een vaste schare hulpbehoevenden. Door de leeftijd waarbinnen de beperking moet zijn ontstaan op te rekken tot 18 jaar wordt die schare ook nog eens sterk uitgebreid.*

Daarom kies ik voor het woord handicap om de doelgroep aan te geven van mijn patiënten. Het gaat in dit boek over psychiatrie bij mensen met een verstandelijke handicap.

De beperking die zij ondervinden van hun ontwikkelingsstoornis is niet ongedaan te maken, maar het nadeel dat zij ervan ondervinden is op te heffen door het toekennen van een handicap. Niet alleen aan hen maar ook aan mezelf.

Verstandelijke handicap, stoornis en beperking

Ik gebruik in dit boek het begrip verstandelijke handicap *in de betekenis van* een voorgift die aan iemand vanwege een ontwikkelingsstoornis moet worden toegekend ten behoeve van sociale en maatschappelijke integratie.

Ik gebruik ook de woorden beperking *en* stoornis, *maar alleen om kwantitatieve en kwalitatieve aspecten van functies te omschrijven, niet van personen.*

Kennis van iemands functionele beperkingen is een voorwaarde bij het bepalen van de juiste handicap, evenals kennis van iemands vermogens. Dat geldt voor alle deelnemers aan het maatschappelijk spel en heeft betrekking op alle gaven en beperkingen, niet uitsluitend de intellectuele. Omdat de reden van de voorgift, een ontwikkelingsstoornis, opgenomen is in het begrip verstandelijke handicap, blijven andere belemmeringen op de weg naar maatschappelijke integratie buiten beschouwing. Hoewel een mens zich zijn leven lang kan blijven ontwikkelen, moet een ontwikkelingsstoornis zoals in deze context wordt bedoeld zich gemanifesteerd hebben vóór het twaalfde levensjaar. Oorzaken die na deze ontwikkelingsfase ontstaan kunnen tot beperkingen van de verstandelijke vermogens leiden, tot ziekten en gebreken en tot maatschappelijke problemen, maar nooit tot een verstandelijke handicap.

De handicap van de psychiater

De psychiater die te maken krijgt met mensen met een verstandelijke handicap wordt onvermijdelijk geconfronteerd met zijn eigen beperkingen. Hij is gewend individuele patiënten te behandelen maar de verstandelijk gehandicapte is nooit los verkrijgbaar. Vragen komen altijd van anderen – familieleden, begeleiders, schoolkrachten, werkmeesters – als die tegen hun eigen beperkingen aanlopen. Het gaat niet meer samen. In hulpverlenerstaal: de cliënt vertoont uitdagend of onbegrepen gedrag, het nette woord voor gedragsstoornissen.

Wat moet een psychiater daarmee, die geen gedragsdeskundige maar een ziektedeskundige is? Hij is academisch opgeleid maar moet een toontje lager zingen. Hij is een praatdokter, zo wordt hij meestal aangekondigd. Maar het is onzeker of zijn patiënt – als die al iets te zeggen heeft – namens zichzelf spreekt. De anamnese is niet betrouwbaar, symptomen zijn onherkenbaar en onderzoek vraagt om nooit getrainde vaardigheden.

De psychiater die mensen met een verstandelijke handicap behandelt kan maar beter meteen erkennen dat ook hij een handicap heeft. Hij en zijn patiënt hebben moeite elkaars wereld te begrijpen en weten in het begin absoluut niet wat ze met elkaar aan moeten. Het belangrijkste wat ze delen op zo'n moment is hun vermogen tot interactie en de wens – of op zijn minst de noodzaak – om samen iets te doen.

De les van de gehandicapte

In dat samen iets doen met zijn patiënt ziet de psychiater van alles: opwinding of juist rust, gewilligheid of verzet, hij ziet kiezen en bewegen, vlucht en toenadering. Levensverrichtingen ziet hij, geen uitval. Mensen doen niet mee aan onze samenleving met de functies die ze niet hebben of met het stuk brein dat ze missen, maar met wat ze wel in huis hebben.

'Ik kan u niet vertellen wat er mis is aan u, ik kan u wel zeggen wat ik in orde vind', hield Oliver Sacks zijn patiënten voor.

Het eerste deel van dit boek, dat handelt over De handicap, laat niet zien wat er mis is maar wat er in orde is aan mensen bij wie een verstandelijke beperking is vastgesteld.

1   'Dokter, mag ik u een kus geven?'

Haar faam was haar al vooruitgesneld. Ik kende Anna als de coryfee van de organisatie die dagcentra en woonvoorzieningen exploiteerde ten behoeve van mensen met een verstandelijke beperking. Wanneer de burgemeester een lintje kwam doorknippen ter gelegenheid van de opening van een nieuwe vestiging was zij het die een gedicht mocht voorlezen. Ze had de koningin rondgeleid door het nieuwe dagcentrum en bij de presentatie van een boek met verhalen en schilderijen van kunstenaars uit het eigen atelier van het centrum was ze op de televisie geweest. Dat was een enorm succes. De kwaliteit van de werken was zonder meer hoog en de kunstenaars hadden op onnavolgbare wijze het unieke van hun kunnen gedemonstreerd. Maar de show werd gestolen door Anna die op hilarische wijze, als een vrouwelijke Jack Spijkerman, de presentaties aan elkaar had gepraat.

'Zij is wel de laatste vrouw met een Down-syndroom die ik verwacht met de vraag of er sprake is van dementie', dacht ik toen ik de vraag van haar begeleiders had gelezen in de verwijsbrief van de huisarts. Hij zelf had niet veel verstand van verstandelijk gehandicapten, schreef hij. Hij stuurde haar graag door. De psycholoog van het dagcentrum had enkele observaties beschreven die me erg intrigeerden.

Hoe wilt u het hebben, dokter?

Als ik zie hoe Anna binnenkomt wordt mijn nieuwsgierigheid alleen maar groter. Zij stelt zich voor, kijkt de kamer rond en ziet het blad met koffie en kopjes dat ik altijd klaar heb staan. 'Zal ik even inschenken? Dat doe ik met alle liefde en plezier', zegt ze. Zonder het antwoord af te wachten vraagt ze mij hoe ik mijn koffie hebben wil. Haar woonbegeleidster en de psycholoog, die zijn meegekomen, bedient ze daarna. Zij weet hoe die hun koffie wensen. Ten slotte schenkt ze zichzelf in. Het geheel wordt keurig gepresenteerd met schoteltje en al. Ze vraagt of we een koekje willen. Dan gaat ze zitten.

'Wat kan ik voor jullie doen?', vraag ik. 'Daar hebben we het in de thuissituatie al over gehad', zegt Anna, 'ik wil hulp om af te vallen'. Ik vertel haar dat ze dan bij mij aan het verkeerde adres is en dat ze voor zoiets beter naar de huisarts kan gaan. 'Ik ben maar een psychiater. Weet je wat dat is? Waarom moest je naar de psychiater?'

Ze begint me dat uit te leggen maar loopt daarin vast. Ze vindt het goed als ik haar begeleidsters laat vertellen waarom die met haar naar mij toegekomen zijn.

Dat zullen we nog wel eens zien

Anna, 43 jaar nu, was het eerste kind van haar ouders. En zo groot was hun schrik toen ze hoorden dat hun dochter het syndroom van Down had dat zij ook het enige bleef. 'Uw kind zal nooit zelfstandig worden en zal niet leren lezen en schrijven', voorspelde de dokter. 'Ze zal naar een speciale school voor gehandicapten moeten.'

'Dat zullen we nog wel eens zien' had vader gezegd. En lang voordat iemand het *Samen naar School*-project bedacht had kregen haar ouders het voor elkaar dat Anna, toen die de leerplichtige leeftijd bereikte, naar de gewone lagere school ging. Het was een vrolijk en spontaan kind dat zich gemakkelijk aanpaste en de eerste jaren verliepen uitstekend. Maar toen ze 8 was moesten de ouders bij het schoolhoofd komen. 'Ze zal nooit leren lezen, schrijven en rekenen, dat zult u begrijpen', zei het hoofd en hij adviseerde voor Anna een zmlk-school: voor Zeer Moeilijk Lerende Kinderen.

'Dat zullen we nog wel eens zien', had vader opnieuw gezegd en hij begon dagelijks met haar te oefenen. Na jaren van inzet en geduld kon Anna lezen, schrijven en rekenen.

De zmlk-school, waarop zij niettemin terecht was gekomen, was zeer verguld met haar talentvolle leerlinge. Als de Inspectie op bezoek kwam liet men Anna een stukje voorlezen om te laten zien dat deze vorm van onderwijs vruchten afwierp.

Als zij 20 is verlaat ze de school en gaat ze naar het Dagverblijf voor Ouderen.

Moeders steun en toeverlaat

In het dorp waar ze woonde kende iedereen haar. Dankzij haar vriendelijke en beleefde manier van doen en dankzij haar goede geheugen voor adressen, verjaardagen en telefoonnummers was ze een hulp en toeverlaat voor welwillende en wat vergeetachtige ouderen. Moeder nam haar mee op visite bij de notabelen in het dorp. En net als moeder begroette zij die met een kus.

Als haar vader overlijdt en Anna achterblijft met haar moeder wordt hun band nog hechter. Ze doen werkelijk alles samen. Dit zijn de gloriejaren van Anna, de jaren van haar openbare optreden.

Maar dan wordt moeder ziek. Lichamelijk kan ze steeds minder aan en ze begint dingen te vergeten. Anna neemt steeds meer taken over van haar moeder. Ze belt zelfs naar het dagcentrum om te zeggen dat ze vandaag niet kan komen omdat moeder hulp nodig heeft.

Een buurvrouw die besluit om eens een kijkje te nemen nadat ze Anna en haar moeder al geruime tijd niet meer gezien heeft, schrikt van wat ze daar rond het middaguur aantreft. Moeder ligt nog in bed, Anna is nog niet aangekleed. Het ruikt er niet erg fris. Aan de keuken, maar ook aan de rest van het huis is zo te zien al weken niets meer gedaan. Als de buurvrouw vraagt of de gezinshulp niet geweest is zegt Anna: 'Ze komen de afspraken niet na. Kunt u mij helpen om dit probleem op te lossen?'

De buurvrouw helpt en ook professionals worden ingeschakeld. Moeder wordt opgenomen in een verpleeghuis waar ze na enkele maanden overlijdt. Anna gaat naar een gezinsvervangend tehuis. Ze is dan 42.

Anna voelt zich snel thuis in haar nieuwe situatie en de andere bewoners mogen haar graag. Vooral vanwege haar burleske grappen. Aan tafel laat ze een luidruchtige scheet en als er door de groepsleiding op wordt gereageerd laat ze er nog een. Of ze zegt: 'O, pardon mevrouw'. De rest ligt in een deuk. Ook met boeren weet ze de lachers op haar hand te krijgen. Ze reageert direct, imiteert de reacties van anderen en fungeert als aanjager in de groep.

De groepsleiding verbaast zich over haar geringe vaardigheden in vergelijking met de faam die haar vooruit was gesneld. Men veronderstelt dat de terugval te maken heeft met rouwverwerking en biedt Anna speltherapie. Hoewel ze daar goed op reageert komen haar veronderstelde vaardigheden niet terug. Men denkt nog aan een depressie, maar daarvoor is ze toch te vrolijk en ze weet ook bij haar huisgenoten de stemming er goed in te houden. Mensen met het syndroom van Down worden vroeger dement en achteruitgang in vaardigheden en decorumverlies horen bij dementie, weet de groepsleiding. Vandaar hun vraag aan de psychiater. De psycholoog heeft haar getest. 'Anna heeft een uitstekend geheugen', zegt ze, 'maar ze imiteert vooral en echoot. Ze praat de ander naar de mond. Dwangmatig bijna. Er komt weinig uit haarzelf. Als ze niet weet wat er van haar verwacht wordt voert ze rituelen op. En als dat niet lukt raakt ze in paniek.'

Ze wil aandacht

Nu ze zelf niet aan het woord is schuift Anna onrustig op haar stoel terwijl ze regelmatig kucht en bromt en gezichten trekt naar ieder van ons. 'Dat doet ze altijd, om aandacht te trekken', zegt haar begeleidster. 'Ach ja, als ik me maar kan aanpassen', zegt Anna. 'Jij denkt zeker: laat ik maar een beetje gek doen als ik bij de psychiater ben?', zeg ik. 'O dokter, mag ik u een kus geven?', veert Anna op. 'Nee, dat mag je niet', kaats ik terug, verrast door zoveel gretigheid. Verbijsterd zakt ze op haar stoel. De tranen springen haar in de ogen. Dan omhelst ze de psycholoog, die zich laat overrompelen. En meteen lacht ze weer. Ook naar mij.

Ik ben het met haar begeleidsters eens: er is een probleem. Dementie is niet aan de orde. Een depressie evenmin. Dat zij reageert zoals zij doet omdat ze aandacht wil zegt me als neuropsychiater niets. Haar wijze van interactie wel.

Zij reageert op een stereotiepe manier: niet vanuit zichzelf maar als echo van de ander. Onwillekeurig, snel en impulsief. Bijna dwangmatig, noemde de psycholoog het. Als er geen ander is, is zij niemand. Maakt de ander haar het volgen onmogelijk, dan raakt ze in paniek.

Ook haar motoriek is snel en stereotiep. Dat oogt vaardig zolang ze in het brandpunt van de belangstelling staat en weet wat er van haar verwacht wordt. Maar zijn er geen verwachtingen dan aarzelt ze. Letterlijk, door op en neer te schuiven op haar stoel. En ze gaat grimassen maken.

Ten slotte zijn er de stereotiepe geluiden die zij produceert als er niets te reproduceren valt. Primitieve oergeluiden maakt ze dan, van vóór de menselijke beschaving.

Ticstoornis

Tics noemen we dat, die plotselinge snelle onwillekeurige stereotiepe en reflexmatige manier van reageren op prikkels van binnen en van buiten. En de combinatie van mentale, motorische en vocale tics staat bekend als het Gilles de la Tourette-syndroom, genoemd naar de Franse arts Gilles de la Tourette (1857-1904) die het fenomeen in 1885 beschreef (zie ook hoofdstuk 8).

De noodzaak om tics te behandelen hangt vooral af van de last die ermee gepaard gaat. Anna werd er zozeer door meegesleept dat het de moeite waard leek te proberen ze enigszins te beteugelen. Ik stelde voor haar een lage dosering haloperidol *te geven en dan maar eens een tijdje te bekijken hoe het verder met haar zou gaan.*

'Met mij gaat het ontzettend prima', viel Anna met de deur in huis toen ik haar een maand later op controle terugzag. 'Niet dus', dacht ik bij mezelf. 'Hebben de pilletjes geholpen?', vroeg ik haar begeleidster, Anna's eigen oordeel negerend. 'O ja hoor, heel goed dokter', probeerde die opnieuw. Op dat moment zag ze in een flits, evenals ik, een bedenkelijke frons op het voorhoofd van haar begeleidster. 'O, nou ja, eigenlijk niet', herstelde ze met een vragende blik naar ons beiden of ze het nu goed had gezegd.

Ik besloot de dosering *haloperidol* nog iets te verhogen: van tweemaal een halve naar tweemaal een hele milligram. Haar begeleidster legde ik uit waarop ze moest letten.

Psychiatrie en het syndroom van Down

Ik heb me er altijd over verbaasd waarom ik als psychiater van mensen met een verstandelijke handicap zo zelden mensen met het syndroom van Down te zien kreeg. Dat deze bekendste genetische oorzaak van een ontwikkelingsstoornis vrijwaart voor psychiatrische complicaties ligt niet voor de hand. Waarschijnlijker is het dat dit komt omdat het gevolg ervan een *harmonische retardatie* is. Zeker de eerste tien levensjaren weerspiegelt die alle fasen van een normale ontwikkeling, zij het vertraagd en tot een zeker plafond. 'Mongooltjes', zoals ze vroeger vertederend werden genoemd, zijn in de ogen van het grote publiek vriendelijk en meegaand, zoals het verhaal van Anna bij uitstek illustreert. Schiet hun aanpassingsvermogen te kort en worden ze lastig, dan wordt hun gedrag vergeleken met dat van een kind en zo vergoelijkt. Maar veel ouders en familieleden die 25 jaar of langer te maken hebben gehad met de koppigheidsfase van een peuter denken daar minder romantisch over. Een beperkt niveau is gemakkelijker te verdragen dan stagnatie van de ontwikkeling. Zelfs aanpassing gaat dan vervelen.

Bij een kind dat zijn eigen identiteit ontwikkelt zijn dit soort dingen van tijdelijke aard. Een jaar later weet het beter en komen er weer andere problemen. Dat houdt de vaart erin.

De stagnatie in de ontwikkeling bij harmonisch geretardeerden is wellicht de belangrijkste reden waarom psychiatrische ziekten bij mensen met het syndroom van Down zo moeilijk herkend worden.

Dat gebeurt pas als met het ouder worden apathie en passiviteit of agressie en nachtelijke onrust zodanige vormen aannemen dat begeleiders die niet langer kunnen wijten aan luiheid, aandacht vragen, verwenning of dwingelandij. Maar dan schiet de gedachte direct door in de richting van Alzheimer-dementie (zie hoofdstuk 15).

Kraijer veroorzaakte indertijd opschudding door aan te tonen dat het er niet altijd zo harmonisch aan toe ging bij mensen met het syndroom van Down en dat er bij hen zelfs sprake kon zijn van een pervasieve ontwikkelingsstoornis (Kraijer, 1995). Maar ook dan gaat het nog om de gevolgen van een ontwikkelingsstoornis en niet om een psychiatrische ziekte in engere zin.

Behalve dementie zijn het vooral stemmingsstoornissen die op latere leeftijd beschreven worden bij het syndroom van Down (Verberne, 1999). Klaarblijkelijk wordt bij hen in psychiatrisch opzicht veel door de vingers gezien. Anders gezegd: aangenomen mag worden dat de ziekte van Alzheimer en depressie bij hen gemakkelijk worden overgediagnosticeerd, terwijl overige psychiatrische ziektebeelden worden ondergediagnosticeerd. Een voorbeeld van dat laatste was het Tourette-syndroom bij Anna.

Het Tourette-syndroom bij Anna was moeilijker te herkennen dan te behandelen. En eenmaal behandeld was de uitwerking ervan op haar begeleiders minstens zo groot als op haarzelf. Omdat zij voordien de lachers op haar hand kreeg als ze 'sorry' zei zonder haar gedrag te veranderen werd dat gezien als een negatieve manier van aandacht trekken. Dáárop werd ze aangesproken. Maar Anna wist best hoe ze zich diende te gedragen en wilde niets liever dan dat. Hoe meer ze haar tics probeerde te onderdrukken, hoe sterker die zich opdrongen.

Met wat *haloperidol* waren er minder tics. Minder tics betekende minder spanning en minder spanning betekende nog minder tics. Op de duur zou ze de haloperidol weer kunnen missen, verwachtte ik. Onbelemmerd kon ze weer laten zien waar ze goed in was: zich aanpassen.

Is dat Anna? Of laat Anna alleen maar zien wat wij willen zien: aan ons aangepaste mensen. Zijn wij daarom zo tevreden met haar? Ook op het spreekuur gebeurt dat. 'Het gaat goed met jou, nietwaar Anna?' Anna knikt en wij zijn tevreden. En dat nu eens niet door háár beperking, maar door de onze.

Twee maanden later zag ik Anna voor het laatst. Iedereen was tevreden en Anna dus ook. Het begeleidingsteam was niet meer bang voor dementie en had het als een verademing ervaren dat ze minder aandacht trok met haar boeren en scheten, grollen en grappen. Ook de vrees dat ze door het medicijn aan spontaniteit zou inboeten bleek ongegrond. Ze was gewoon aangenaam aanwezig in de groep en niemand miste echt haar onstuimige uitvallen.

Ik adviseerde de *haloperidol* nog minstens een half jaar voort te zetten en dan in overleg met de huisarts te proberen of de dosering geminderd en wellicht zelfs uitgeslopen kon worden. Als dat niet zou lukken was het ook niet erg. 'Misschien heb je over een tijdje de pilletjes niet meer nodig, maar je kunt er ook oud mee worden', zei ik bemoedigend tegen Anna bij het afscheid. Ook Anna wilde dus iets vriendelijks terugzeggen, maar ze trok het verkeerde kaartje uit haar leenwoordenboek. 'Dokter, ik zal u missen als kiespijn', riep ze stralend en ze gaf mij een dikke afscheidszoen.

2 De man die een maagd moest bekennen

'Geachte koningin Beatrix.
Hierbij heb ik de behoefte u enige dingen te vertellen die mij van het hart moeten.
Wij leven, zo kun je het wel zeggen, in een zeer bewogen tijd op elk gebied.De
technische vooruitgang, de ruimtevaart en de gezondheidszorg: allemaal dingen
van belang, ook in deze tijd.
Persoonlijk waardeer ik u als koningin enorm en dat is voor ons land erg belang-
rijk. U begeeft zich veel onder alle lagen van de bevolking en het sociale leven.
Ook uw moeder waardeerde ik zeer als landsvrouwe, evenals uw vader.
Ik schrijf u deze brief onder het genot van muziek van Ravel en Moussorgsky op
mijn stereo. Ik vind dat prachtig gewoon.
Maar om verder te gaan: er zijn toch dingen waar ik het absoluut niet mee eens ben
o.a. de lage straffen bij misdrijven. Je leest toch de laatste tijd niets anders dan elkaar
naar het leven staan met wapens en dergelijke. Verder het verslavingsprobleem. Vele
mensen houden zich bezig met occulte dingen. Zelf vind ik dat we in een materiële tijd
leven met ieder voor zich en God voor ons allen. Maar alleen geld maakt de mens niet
gelukkiger, dacht ik'.

Defectschizofrenie

De brief in het dossier van Gerard bevat zes kantjes, met hoekige blokletters volgeschreven van links boven tot rechts onder. De leegloop van de kerken en de toename van het aantal moskeeën komen aan bod, de neergang van de medische zorg door bezuinigingen, het terrorisme en de aanslag op het World Trade Centre, ontwikkelingen op stedenbouwkundig gebied, jaloezie, hebzucht en abortus. 'Gaat het verder goed met uw gezin?'
Hij eindigt met de eenzaamheid waarin veel mensen, vooral kinderen, verkeren nu steeds meer vrouwen een baan hebben. Maar somber is hij niet. 'Wat hebben wij een prachtige zomer gehad! Wat een goede zaak voor de horeca, vooral aan de kust.' Hij besluit met een verwijzing naar de Openbaring van Johannes 1:3 ('want de tijd is nabij') en spreekt de verwachting uit dat de Wederkomst van de Verlosser aanstaande is.

Hij was drie maanden eerder ter crisisinterventie opgenomen na een daad van agressie. De waarschijnlijkheidsdiagnose luidde *schizofrenie bij een thans 47-jarige man die zich nooit heeft willen laten behandelen en die zich steeds meer sociaal begint te isoleren*. Antipsychotica bleek hij slecht te verdragen. Bovendien hadden ze '…geen enkel effect op zijn narcistische inslag, zijn neiging zichzelf te verheerlijken, zijn grootheidswanen en zijn preoccupaties. Zijn zelfinzicht is niet in overeenstemming met de realiteit. Het ontbreekt hem ten enenmale aan empathie', aldus zijn psychiater.

Die was blij met de omstandigheid dat er na opname geen sprake meer bleek te zijn van probleemgedrag en stelde de diagnose bij: *defectschizofrenie*. Hij reserveerde een plaats voor Gerard op een van de verblijfsafdelingen van het psychiatrisch ziekenhuis.

Een groot huis met veel mensen

Gerard was de oudste uit een gezin van twee kinderen, had speciaal onderwijs genoten op een bekend pedologisch instituut in zijn geboortestad en had, nadat het gezin verhuisd was naar het platteland, via relaties van zijn vader een baantje gekregen bij een bedrijf in de buurt. Toen hun ouders overleden waren had zijn tien jaar jongere zus, amper 20 jaar oud, de zorg voor hem overgenomen. Maar naast haar werk en studie werd dat toch wat veel voor haar, zeker toen hij begon te verzuimen op zijn werk. Hij wilde geen verplichtingen, zei hij. Zijn nieuwe chef, die zijn vader niet meer gekend had, ontdeed zich van hem bij een reorganisatie. Gerard zelf wilde terug naar de stad waarin hij was opgegroeid.

In die stad werd een gezinsvervangend tehuis gevonden: groot, met veel bewoners nog. Gerard vond er zijn weg, dag in dag uit, zo'n tien jaar lang. Hij bezocht de bibliotheek of een museum en 's avonds was hij te vinden op de publieke tribune bij de gemeenteraadsvergadering waar hij een vaste plaats had en iedereen hem kende. Hij schreef kritische brieven naar belangrijke personen, politici en de krant. De ontvangstbevestigingen bewaarde hij in een map maar antwoord kreeg hij nooit.

Toen de woonvoorziening gemoderniseerd moest worden en de bewoners kleinere groepjes moesten vormen met wie zij wilden wonen, bleef Gerard over. Het team, verdeeld over de vraag of hij nog wel op zijn plaats was daar, liet hem testen. Zijn intelligentie was normaal, dat wil zeggen: hij scoorde globaal genomen een gemiddeld IQ. Op onderdelen bleek de verdeling van zijn verstandelijke vermogens *disharmonisch* te zijn, met uitschieters zowel naar boven als naar beneden. Verbaal en wat algemene ontwikkeling betreft zat hij boven het gemiddelde. Performaal, in praktische opzicht, duidelijk daaronder. Hij was traag, faalangstig en perfectionistisch volgens de toelichting. Hij kon zich niet concentreren en verloor zich in onbenullige details. 'Hoe is het mogelijk dat iemand gedurende zo lange tijd als verstandelijk gehandicapte door het leven is gegaan, en dat de persoon in kwestie dit ogenschijnlijk gedwee met zich heeft laten gebeuren', verzuchtte de psychodiagnosticus aan het eind van zijn verslag. Hij adviseerde het team van het gezinsvervangend tehuis Gerard opnieuw te laten indiceren.

Gerard, die volhield het liefst in zijn geboortestad en '…in een groot huis met allemaal mensen om me heen…' te wonen, werd opnieuw geïndiceerd.

Hij kreeg een flat waar hij samen met twee huisgenoten begeleid zelfstandig ging wonen.

Steeds vaker kwamen er klachten binnen bij zijn begeleidingsteam dat hij op straat mensen lastig viel met indringende vragen en verhalen. Men regelde een plaats op een dagcentrum en tegen alle verwachtingen in ging hij daar ook naar toe. De agoog van het centrum zag kenmerken van autisme bij hem en paste de begeleiding daarop aan. Korte tijd daarna deed zich een geweldsincident voor dat tot opname in de psychiatrie leidde.

Vindt u dat? Dan blijf ik toch

Ik zag hem op een zaterdagmiddag tijdens mijn dienst op verzoek van de verpleging, omdat hij te kennen had gegeven het psychiatrisch ziekenhuis te willen verlaten en niet bereid was te wachten tot na het weekeinde, als zijn behandelaar er weer was.

Gevraagd naar de reden van zijn haast verklaarde hij dat hij die middag om 4 uur op het stationsplein in Breda moest zijn, alwaar hij werd verwacht door een maagd die hij zou bekennen en een kind zou schenken. Dat zou belangrijk zijn voor de wereld.

Hij zag er aanzienlijk jonger uit dan ik op grond van het dossier had verwacht. Zijn woordkeus, betoogtrant en stijl waren die van een ontwikkeld man in goeden doen. Hij was bereid tot een gesprek, maar dan wel 'echt van mens tot mens. Je neemt jezelf nu eenmaal mee'. Zijn geheugen was uitstekend en hij bevestigde tot in detail de voorgeschiedenis zoals ik die in het dossier gelezen had, met steeds uitvoeriger uitweidingen naarmate ik ontvankelijk bleek voor meer details. Maar op vragen naar betekenissen en achtergronden raakte hij van slag en in plaats van uitleg te geven begon hij zichzelf steeds uitvoeriger te herhalen. Hij kon absoluut niet aangeven waarom hij speciaal onderwijs had genoten, waarom zijn jongere zus voor hem had moeten zorgen of waarom hij in de zorg voor mensen met een verstandelijke handicap terecht was gekomen. Hij voelde zich noch lichamelijk, noch geestelijk ziek of gehandicapt en meende dat hij niet verwend was, noch lui noch gemakzuchtig. Hij vermeed dat soort vragen en probeerde mij liever uitspraken te ontlokken waarover hij kon discussiëren. Hij vertelde over de rapporten die hij had gelezen op het gemeentehuis en over de tentoonstellingen die hij had gezien. Geboeid liet ik hem praten. Wat er met hem aan de hand was wist ik niet, maar defectschizofrenie leek mij hoogst onwaarschijnlijk.

Ik was de tijd volledig vergeten maar hij attendeerde me erop dat hij nu toch wel echt moest gaan als hij nog op tijd in Breda wilde aankomen. Ik wist niet wat te doen. Hem overtuigen om te blijven was me niet gelukt en langer praten wilde hij niet meer. Ik ook niet trouwens. Om hem tegen zijn zin vast te mogen houden zou ik de burgemeester om een juridische maatregel tegen hem moeten vragen, maar of hij die zou krijgen betwijfelde ik. En om hem weer medicatie te geven leek me niet alleen zinloos maar ook onjuist en riskant. Ik moest er echter niet aan denken wat er op het stationsplein in Breda zou gaan gebeuren als ik hem liet gaan.

Het was eruit voordat ik me realiseerde wat ik zei: 'Ik laat je niet gaan. Ik vind je knettergek. Ik houd je hier.'

'O ja? Vindt u dat? Nou, dan blijf ik toch!'

Wij namen hartelijk afscheid van elkaar. Hij bedankte voor het fijne gesprek en beloofde de maandag daarop met zijn eigen psychiater verder te praten.

Ontwikkelingsstoornis of ziekte

Dat er bij Gerard sprake was van een psychische stoornis was wel zeker. Dat het om een geestesziekte ging, met name schizofrenie, was minder overtuigend. Waren het wel waanideeën die hem bezielden toen hij aangaf naar Breda te willen en waarom capituleerde hij zo snel en onvoorwaardelijk toen ik stopte met argumenteren en met klare taal aangaf wat er ging gebeuren?

Ongetwijfeld was er bij hem al heel vroeg sprake geweest van een stoornis in de ontwikkeling van zijn verstandelijke vermogens. Niet in de zin van retardatie zoals het testonderzoek had vastgesteld; zwakzinnig was hij niet. Maar hij had zijn schoolse vaardigheden wel verworven binnen een pedologisch instituut dat toentertijd de naam had moeilijk lerende kinderen van welgestelde ouders op te nemen maar waarvan achteraf gezegd moet worden dat het veelal kinderen waren bij wie wij heden ten dage de diagnose *pervasieve ontwikkelingsstoornis* zouden stellen.

Met die term wordt niet de gebruikelijke *retardatie* bedoeld, de vertraagde en beperkte ontwikkeling van op zichzelf normale verstandelijke vermogens, maar een *kwalitatief* afwijkende verstandelijke ontwikkeling die *indringende* gevolgen heeft voor alle aspecten van iemands persoonlijkheid. Terwijl geretardeerden blijven steken in een fase waar alle mensen normaal gesproken doorheen gaan, laten mensen met een pervasieve ontwikkelingsstoornis een type ontwikkeling zien dat, ongeacht hun niveau, niet normaal is voor welke leeftijd dan ook.

In gedragstermen wordt dat type ontwikkelingsstoornis aangeduid met de naam *autisme of daaraan verwante stoornis* (Van Berckelaer-Onnes, 2004). De intensiteit en de kleur van autisme kunnen per individu en levensfase sterk variëren, zodat ook wel gesproken wordt van *autismespectrumstoornissen*. Typerend voor de handicap die zo'n pervasieve ontwikkelingsstoornis met zich meebrengt is een afwijkende of minstens eigenaardige vorm van contact. Met niet te ernstig geretardeerden kunnen de meeste mensen nog wel omgaan.

Autisme roept algauw angst en onzekerheid op, zowel bij de autist als bij zijn omgeving. Ongelukkigerwijze gebruikte Leo Kanner, aan wie wij het begrip autisme als ontwikkelingsstoornis danken (Kanner, 1943), hetzelfde woord autisme waarmee Bleuler de eigenzinnige en wereldvreemde logica van de schizofreen bedoelde (Bleuler, 1911). Deze inhoudelijke denkstoornis, die ook het tijdelijke gevolg kan zijn van ernstige depressies of (genees)middelengebruik, heeft als ziektesymptoom *(state-dependent)* niets te maken met autistisch gedrag ten gevolge van een pervasieve ontwikkelingsstoornis *(trait-dependent)*. En mocht het toestandsbeeld bij volwassenen erg op elkaar lijken: de anamnese levert het verschil. Autisme ten gevolge van een pervasieve ontwikkelingsstoornis is niet te genezen.

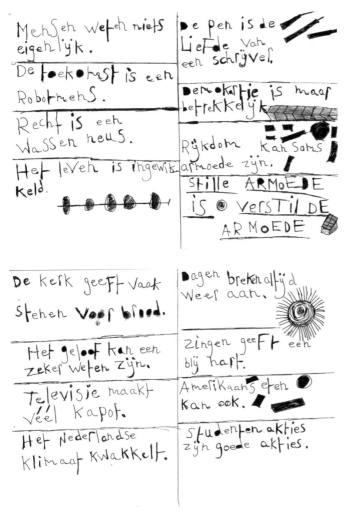

Gerards aforismen

Autisme en schizofrenie

Gerard was niet veranderd de laatste jaren. Gerard was altijd zo geweest. Zoveel werd mij wel duidelijk toen zijn zus met een oud schriftje vol aforismen van hem op de proppen kwam, en vertelde hoe zij hem kende. Hij was zijn leven lang bezig geweest met recht en onrecht in de wereld. Vroeger meer vanuit een ethisch-beschouwelijke invalshoek, de laatste jaren meer vanuit een politieke. Maar veel variatie had hij nooit vertoond. Als iemand al eens een blijk van interesse toonde ging dat gauw over. Ook van zijn kant. Hij dweepte wel met namen maar had geen vrienden. Hij moest het, intellectueel gezien, hebben van kortdurende en wisselende contacten. Hij was erg eenzaam maar had zijn beste tijd toen hij in het grote gezinsvervangende tehuis woonde. Op de flat was hij steeds angstiger geworden. Op de afdeling tussen de psychiatrische patiënten leek hij zich wel thuis te voelen maar ze was het met me eens: hij hoorde daar eigenlijk niet. Dat vond hij zelf ook. Hij was er om de anderen te observeren en te helpen, dacht hij.
Gerard was niet schizofreen. Gerard was een autist. Een autist van het Asperger-type om precies te zijn, vanwege zijn normale intelligentie in combinatie met een opvallend verbaal vermogen.

De diagnose autisme wordt in de reguliere psychiatrie gemakkelijk gemist.
Het is soms moeilijk om een volwassen autist van een volwassen schizofreen te onderscheiden. Dat kan alleen met voldoende kennis van de voorgeschiedenis en die ontbreekt meestal. Zeker bij een eerste opname.

Medicatie

Wat wanen zijn voor de schizofreen zijn preoccupaties voor de autist. Die lijken als twee druppels water op elkaar maar zijn bepaald niet hetzelfde. Antipsychotica helpen tegen psychotische wanen, niet tegen autistische preoccupaties. Toegediend in lage dosering hebben zij een onverschilligmakend effect en dat kan helpen tegen de angst. Maar neuroleptica of tranquillizers met een sufmakend effect werken averechts bij autisten, die vóór alles grip willen houden op hun omgeving. Zeker als het spannend wordt. Ook bij Gerard was dit het geval. Zijn rust keerde pas terug binnen het gestructureerde en van persoonlijke verantwoordelijkheid gespeende klimaat van de psychiatrische afdeling. Zonder medicatie.

John Nash

John Nash, een Amerikaanse Nobelprijswinnaar die bekend staat als de schizofreen die vanwege zijn wiskundig talent de Nobelprijs voor economie kreeg en wiens leven bij het grote publiek bekend werd dankzij de film A beautiful mind, *probeerde eens in verwarde toestand bij de ambassades van zijn land in Europa zijn paspoort in te leveren omdat hij zich beschouwde als wereldburger. Overal waar hij zich meldde werd hij als beroemde landgenoot door de ambassadeur zelf ontvangen of door hoge diplomaten die hem met kracht van argumenten van zijn plannen probeerden te weerhouden. Hoe meer zij op hem inpraatten, hoe hardnekkiger hij volhield. Slechts eenmaal liet hij zich overtuigen en nam hij zijn paspoort weer terug. Dat was toen een klerk, niet wetend wie hij voor zich had, simpelweg verklaarde dat het voor een Amerikaan onmogelijk was zijn staatsburgerschap op te geven.*

Gerard reageerde net zo. Een autist capituleert voor feiten, niet voor argumenten.

John Nash was niet schizofreen. John Nash was, evenals Gerard, een autist. Een autist kan geniaal zijn, zeker op wiskundig gebied. Een schizofreen niet meer. Wie zijn biografie leest, ziet dat Nash vanaf zijn vroegste ontwikkeling in sociaal opzicht ondoorgrondelijk en ontoegankelijk was. Voor wie hem kende was zijn 'ziekte' geen verandering '… maar slechts een verheviging van het feit dat hij in wezen niet met anderen in contact stond en onkenbaar was' (Nasar, 2002).

Diagnostiek is een hiërarchisch proces, wat inhoudt dat de diagnose schizofrenie niet gesteld mag worden als de symptomen op grond van de voorgeschiedenis al aan een pervasieve ontwikkelingsstoornis kunnen worden toegeschreven.

Autisme is een handicap en een handicap dient niet als ziekte behandeld te worden.
John Nash knapte weer op toen hij in een beschermende omgeving werd opgevangen en hij zijn antipsychotica had laten staan. Bij Gerard ging het precies zo.
Een autist kan de Nobelprijs winnen. Een schizofreen kan dat niet.
Gerard overigens ook niet.

3   De hoerenloper

Hij wil iets voor het slapen en tegen seksuele ontremming. Niet voor zichzelf, maar voor de 28-jarige Harry die hij begeleidt.

Harry woont sinds kort in een dependance, samen met twee andere mannen van dezelfde leeftijd, die daar al langer zitten. Tot een half jaar geleden woonde hij bij zijn ouders maar die waren onderhand op leeftijd gekomen en vonden het beter dat professionele hulp de zorg van hen overnam.

Harry was behoorlijk zelfstandig en had een baan als vakkenvuller bij een supermarkt. Na zijn verhuizing moest hij wel een heel eind fietsen voor zijn werk maar dat was voor Harry geen bezwaar. Hij was gezond en het was iedereen veel waard dat hij niet van baas hoefde te veranderen. Daarom hadden alle partijen ook snel toegehapt toen er een plaats in de dependance vrijkwam. De ouders omdat de verhuizing vroeg of laat toch moest plaatsvinden en er zich nu een mooie gelegenheid voordeed. De voorziening omdat hij direct kon komen en er geen extra personele aanpassing nodig was. Eenmaal per week werd de dependance bezocht door een woonbegeleider die informeerde of hulp gewenst was en die dan zo nodig ook individuele contacten had met de bewoner. Het zorgplan van Harry vermeldde: 'per week ontvangt hij twee uur persoonlijke aandacht'.

Slapeloosheid en ontremming

Het ging de laatste tijd niet goed met Harry. Als de begeleider op de dependance kwam lag hij meestal op bed en hij klaagde over zijn buik. Van zijn werk kwamen klachten: hij maakte slordige fouten en werd regelmatig slapend aangetroffen in het magazijn. Dat was helemaal niets voor hem.

Een bezoek aan de huisarts leverde niets op. De huisarts dacht aan spanningen en had wat *oxazepam* voorgeschreven. Zijn ouders hielden niet zo van medicijnen en vonden dat hij er als een zombie bijliep. Zij meldden hem ziek. Zijn huisgenoten hadden gehoopt dat hij nu alle corveetaken zou overnemen en dat het eten klaar was als zij 's avonds van hun werk terugkwamen, maar dat viel tegen. Van het aanbod om overdag naar de hoofdvoorziening te komen maakte hij geen gebruik. Hij fietste wat rond; waarheen wist niemand.

Op een nacht zag een van de medewerksters, terugkomend van een feest, hem toevallig in zijn eentje over straat fietsen. Zij vroeg wat hij daar deed en waarom hij niet in bed
lag, en hij vertelde dat hij maar wat was gaan fietsen omdat hij niet kon slapen. De volgende dag, tijdens het gesprek met zijn begeleider, werd duidelijk dat hij niet alleen
overdag maar ook 's nachts veel rondfietste.

Het was in diezelfde tijd dat zich een gladde jongen in een te grote auto bij de hoofdvestiging meldde met een rekening voor bewezen diensten aan Harry door een van zijn dames.
Harry werd op het matje geroepen en bekende. Hem werd verboden nog langer een
prostituee te bezoeken en hij kreeg twee weken huisarrest.

En hij moest mee naar de psychiater.

Het onderzoek

Omdat er verder geen gegevens zijn wil ik graag eerst kennismaken met Harry zelf en
eens horen waar hij mee zit. Ik vraag zijn begeleider buiten te wachten en probeer me
zo snel mogelijk een beeld te vormen van Harry.

Hij praat gemakkelijk, is duidelijk goed opgevoed en de zekere terughoudendheid die ik
meende te bespeuren toen zijn begeleider er nog bij was maakt plaats voor vertrouwe-
lijkheid als ik hem met koffie en wat koekjes aan het werk zet.

Om me snel te kunnen oriënteren over iemands inzet, schoolse vaardigheden en ontwikkelingsniveau vraag ik mijn patiënten hun naam en adres voor me op te schrijven
waarna we wat testjes gaan doen in de vorm van tekeningen. Zo'n doe-sessie is beter
voor de opbouw van contact dan alleen maar praten, wat meestal neerkomt op moeilijke vragen van mij en moeizame antwoorden van de ander.

Een mooi alternatief om iemand snel te leren kennen is het medisch onderzoek. Zeker als
iemand zelf lichamelijke klachten heeft of tekenen wel heel erg kinderachtig vindt, wat
merkwaardigerwijs slechts hoogst zelden het geval is. Met stethoscoop, reflexhamer,
bloeddrukmeter, oogspiegel en onderzoekbank zijn reacties op afstand en nabijheid
moeiteloos te peilen en wie op verzoek van een vreemde gewillig met zijn voeten tegen
elkaar gaat staan, de ogen sluit en met zijn rechterwijsvinger naar zijn neus gaat is zeker
niet van plan moeilijk te gaan doen. Maar Harry was gezond. Bovendien had zijn huisarts
hem al nagekeken. We hielden het dus bij koffie inschenken en tekeningen maken.

Hij komt gezellig naast me zitten en laat zien wat hij kan. Hij tekent op verzoek een huis,
een mens en een fiets en ondertussen hoor ik hem uit over zijn werk. Hij wordt veel
geplaagd en voelt zich dikwijls eenzaam. Maar zijn baas neemt het goed voor hem op.
Hij vindt het jammer dat zijn ouders hem ziek hebben gemeld. Hij vindt het ook jammer
dat hij niet meer bij hen woont. Hij wilde, net als zijn oudere broers, ook wel uit huis
maar nu woont hij op een flat met twee anderen die bijna nooit thuis zijn als hij er is of

anders op hun eigen kamer voor de televisie zitten, meestal tot diep in de nacht. Ze hebben hem wel eens films laten zien en hebben hem verteld dat die dames ook op boten in het kanaal te zien zijn. Op een avond, toen hij alleen thuis was en maar weer wat ging fietsen, is hij langs het kanaal gereden en heeft hij daar eens rondgekeken. Er stond zo'n mevrouw die vroeg of hij binnen wilde komen en dat heeft hij toen gedaan. Zij begon zich uit te kleden en wilde gekke dingen met hem doen maar hij zei dat dat niet hoefde en ze heeft toen koffie voor hem gezet. Als hij zin had mocht hij weer terugkomen en dat heeft hij toen wel eens gedaan. Toen ze dat op de hoofdvestiging in de gaten kregen zijn ze vreselijk boos geworden en mocht hij er niet meer naar toe.

Die daar met dat knotje

Ondertussen had Harry zijn tekeningen gemaakt van het huis en de fiets en die bevestigden wat ik vermoedde. 'En teken nu eens een man en een vrouw?'
Toen hij klaar was vroeg ik hem: 'Wat is nu de vrouw?'
'Dat zie je toch zo', was het antwoord: 'die daar met dat knotje'.
We hebben zijn begeleider weer binnengeroepen en we hebben gesproken over zijn verlangen om weer aan het werk te gaan, zijn eenzaamheid op de flat met die twee andere bewoners die altijd weg waren en dat hij dikwijls bang was 's nachts. Voor zijn ouders en de zorgcoördinator hebben we samen een kopie gemaakt van zijn tekeningen. Toen die, na aanvankelijk ongeloof en ontkenning, ten slotte akkoord waren gegaan met 'terug'-plaatsing naar de hoofdvoorziening, het gezinsvervangend tehuis waar 24-uursnabijheid van zorgkundigen al voldoende was, verdween het slaapprobleem als sneeuw voor de zon. En ook naar kopjes koffie met die vrouw in badpak taalde hij niet meer.

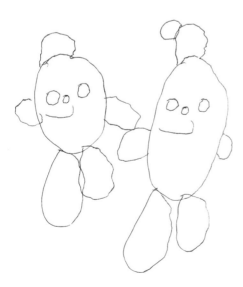

Eenzaam en bang

Psychiatrische diagnostiek heeft geen zin als niet eerst een redelijk inzicht is verkregen in de aard en het niveau van de ontwikkelingsstoornis die aan de verstandelijke handicap ten grondslag ligt.

Harry kon op het moment dat zijn ouders daaraan toe waren zó snel worden uitgeplaatst naar een voorziening die bij hem leek te passen, dat een goede analyse van zijn mogelijkheden en beperkingen achterwege was gebleven.

Praktische vaardigheden had hij duidelijk, maar zijn verstandelijke en emotionele ontwikkeling was daarbij ver achtergebleven. Ongetwijfeld was er bij Harry sprake van een *disharmonisch profiel:* disharmonie niet alleen tussen zijn verbale en performale capaciteiten maar ook op onderdelen. Hij sprak meer woorden dan hij kon begrijpen: niet moeilijk voor mensen met een goed geheugen. Hij kon nauwelijks lezen en schrijven maar had daar op zijn werk geen moeite mee omdat hij goed had afgekeken bij anderen waar alles moest staan.

Uitgesproken disharmonie is typerend voor (meervoudige) specifieke ontwikkelingsstoornissen en voor een pervasieve ontwikkelingsstoornis. Van dit laatste was bij Harry absoluut geen sprake. Hij had niet alleen behoefte aan menselijk contact maar genoot ook van gezelligheid en leefde daarvan op. Als het hem daaraan ontbrak verpieterde hij en viel hij terug tot het laagste niveau waarop hij nog enigszins harmonisch was: dat van een kleuter.

Ook volwassen mensen zijn dikwijls eenzaam en bang in de nacht. Zij zoeken elkaar op. Peuters zijn al gerustgesteld als zij wakker worden en de vertrouwde geluiden in huis horen. Daarom had Harry vanzelfsprekend behoefte aan 24-uursnabijheid van zorgkundigen. Niet aan 24-uursbegeleiding. Nog minder aan één-op-één-bemoeienis. Zelfs zijn baas op het werk had dat goed begrepen.

Zoals trouwens ook de begeleidster in het gezinsvervangend tehuis die mij vertelde dat ze haar naaimachine altijd meeneemt naar haar werk en dat ze gemerkt had dat niemand meer 's avonds alleen op zijn kamer zat als zij dienst had.

4   Narcissus, Hazenoog en Guldenmond

Mijn wensen gaan niet naar functies uit. Maar zij zullen mij
opgelegd worden.
(Hermann Hesse, Narziss und Goldmund)

Hazenoog

Hazenoog zal ik haar noemen. De officiële medische term luidt *lagophthalmus*, naar het Griekse woord voor hazenoog. Hazen slapen met open ogen, en dat deed zij ook vanaf haar geboorte. Er waren meer problemen. Ze had moeite met drinken en moest algauw met halfvaste voeding worden bijgevoerd, dan verslikte ze zich minder. Ze kon echter ook haar mond niet ver genoeg open doen en evenmin goed dicht. Ze kwijlde verschrikkelijk. Moeder had het eerst aan de bel getrokken. Al na een paar dagen. Zij zag iets aan het gezicht van haar baby maar wist niet wat. De dokter vond dat je er in zo'n vroeg stadium nog niet veel van kon zeggen. Door de dikke oogleden van de pasgeborene waren haar hazenoogjes nog niet te zien. Haar oren waren wel wat verfrommeld en het ene leek wat hoger te staan dan het andere, maar een geboorte is niet niks en alles moest zich nog wat zetten. Het kind kreeg voldoende binnen, bewoog armpjes en beentjes en lag er verder vredig bij.

Drie maanden na haar geboorte bevestigde de neuroloog dat de spieren van haar aangezicht, mond en tong en ook de overige slikspieren en de spieren die het mogelijk moesten maken dat de ogen naar links en rechts draaiden, niet goed werkten. De diagnose luidde: *syndroom van Moebius*.

> Bij het *syndroom van Moebius* zijn de kernen van een aantal hersenzenuwen die in het verlengde merg liggen (de overgang tussen hersenen en ruggenmerg) niet goed aangelegd. Met als gevolg dat de spieren die door die zenuwen moeten worden aangestuurd onderontwikkeld blijven en niet goed functioneren. De ogen kunnen niet goed gesloten worden en er zijn problemen met slikken en articulatie. Maar vooral: door het spierverlies is het aangezicht vervormd. De ogen staan naar binnen gedraaid en er is geen mimiek. De patiënt ziet er niet uit.

Voor een jong kind is dat geen probleem. Het beziet de wereld van binnen uit en laat graag zien wat het allemaal kan. Hazenoog was leergierig, vaardig en voorlijk in zelfredzaamheid. Ze leefde zoals een kind moet leven: 'onbekommerd, onbezorgd en optimistisch', zoals in een vroeg verslag over haar te lezen stond.

De zorgen waren voor ouders, dokters en leerkrachten. Moeder had achter het expressieloze gezicht al snel haar eigen kind herkend en het geaccepteerd. Ook de dokters vonden haar uniek vanwege haar zeldzame aandoening, maar zij vonden dat er wel wat aan moest gebeuren. Om oogbeschadiging te voorkomen werden enkele spiervezels van kauwspieren die nog wél werkten verlegd naar het oog dat het minst goed werkte, in de hoop dat ze het dan zou kunnen sluiten. De oogspleet werd wel kleiner maar het oog raakte nog steeds gemakkelijk ontstoken. Daarom werd van eenzelfde operatie aan de andere kant afgezien. Dat oog werd wel rechtgezet. Jammer alleen dat haar gezicht nu ook nog asymmetrisch was geworden.

De leerkrachten gingen ervan uit dat iemand met zo'n dom gezicht ook dom moest zijn en voorspelden dat het 'imbecielenonderwijs' het hoogst haalbare was. Het lukte een logopedist heel aardig om haar mondmotoriek te verbeteren en haar spraak verstaanbaar te maken. Taalbegrip had ze in voldoende mate en al spoedig was ze de beste leerling van de ZMLK-school. Ze leerde lezen, schrijven en rekenen en jaar in jaar uit werd vastgesteld dat ze meer bereikt had dan men had verwacht. Maar de hulpverleners schreven keer op keer dat gewaakt moest worden voor overdreven verwachtingen. Als bijzonderheid werd gerapporteerd dat er geen gedragsproblemen waren. Alleen dat ze weinig contact met anderen zocht hoewel ze, als het initiatief van anderen uitging, daar plezierig en prettig op reageerde. 'Zij heeft een normaal gedragspatroon', vermeldt een verslag ongevraagd. 'Ze is een lief en rustig meisje, zeer sociaal en coöperatief, zeer gemotiveerd en met een groot doorzettingsvermogen. Ze functioneert op een hoog niveau en haar relaties met kinderen en volwassenen zijn prima.'

Met dat eindoordeel ging ze haar voortgezette vorming in. En haar puberteit.

Ook dat ging jarenlang goed, hoewel achteraf kan worden opgemerkt dat ze zich wat veel terugtrok op haar kamer. Om te lezen, naar ze zelf zei. Ze deed het uitstekend in de werkplaats en werd door de werkmeester en haar collega's zeer gewaardeerd.

Haar eerste psychiatrische opname kwam als een complete verrassing. Ze was ruim 20 jaar en begon plannen te maken om op zichzelf te gaan wonen. Ze ging ook meer uit en bezocht met enkele vriendinnen regelmatig de disco. Kort tevoren had ze zich bij de RIAGG gemeld met de vraag of men haar kon helpen haar verlegenheid te overwinnen en haar zelfvertrouwen te versterken. Dat soort therapieën deed men niet bij verstandelijk gehandicapten, was het antwoord, en zij werd verwezen naar een psychiater die haar medicijnen gaf.

Kort daarop werd zij in verwarde toestand 's nachts op straat aangetroffen, angstig roepend dat ze niet wist wie ze was en dat ze geen armen en benen meer had. Een acute opname volgde. Ze reageerde met heftige spierkrampen op de antipsychotica die ze kreeg en op verzoek van haar psychiater namen wij haar over in onze kliniek voor psychiatrie bij mensen met een verstandelijke handicap. Haar gevoelens van *depersonalisatie* en *derealisatie* verdwenen na het uitsluipen van de psychofarmaca en toen ze weer bij zinnen was kon ze ons duidelijk maken hoezeer ze de laatste tijd geworsteld had met zichzelf, haar uiterlijk en haar toekomst. Alles wat ze daarover vertelde en ook de manier waarop ze dat deed was in strijd met het beeld van een verstandelijk beperkte vrouw dat van haar bestond. Inderdaad was er bij haar sprake van een stoornis in de ontwikkeling van haar hersenen en waren de lichamelijke gevolgen daarvan onmiskenbaar aanwezig. In de toestand waarin ze werd opgenomen, waarbij het medicatie-effect haar gebrek aan mimiek nog eens versterkte en haar angst en verdriet haar gelaat in afschuwelijke grimassen wrongen, leek er geen twijfel aan te bestaan dat ze verstandelijk gehandicapt was. Maar naarmate het ontregelende effect van de medicatie was weggetrokken en ze weer in alle rust op verhaal begon te komen, bleek dat haar ontwikkeling weliswaar traag was verlopen maar dat ze nog altijd haar plafond niet had bereikt. Zeker niet wat haar persoonlijkheidsontwikkeling betrof.

Lichamelijk waren er geen nieuwe problemen bijgekomen. EEG en beeldvormend onderzoek van de hersenen leverden niets bijzonders op.

> Vooral de normale scanbevindingen verrasten, omdat ze toch zulke duidelijke neurologische uitvalsverschijnselen had. Het verlengde merg is een kleine, compacte structuur. Daarom is het mogelijk dat de uitwendige vorm normaal is, terwijl toch de functie ernstig gestoord is. Dat het EEG normaal was verraste minder. EEG-afwijkingen lopen meer parallel aan de dynamiek van veranderingsprocessen in de hersenen door actieve ziekteprocessen, psychofarmaca, epilepsie en dergelijke. Bij haar was de aandoening chronisch. Zij was er zelfs mee geboren. En dan is het EEG dikwijls normaal, hoe ernstig de neurologische uitval ook moge zijn.

Ze werd zonder medicatie ontslagen maar kreeg wel persoonlijke begeleiding. Binnen een half jaar decompenseerde ze opnieuw, maar nu konden we zien hoe dat gebeurde. Ze had steeds meer hooi op haar vork genomen, werd drukker, sliep niet meer en raakte uitgeput. Klassieke antipsychotica verdroeg ze slecht en remden haar motoriek. Moderne antidepressiva, SSSRI's, maakten haar onrustig. Ze herkende haar eigen lichaam niet meer en dat versterkte haar angst en verwarring. We moesten de psychiatrische diagnose en het medicatiebeleid herzien.

Hoe verklaarbaar de diagnose depressie *ook leek te zijn vanuit haar groeiend bewustzijn omtrent haar gebreken, op zoek naar de snelste en meest effectieve manier om haar weer*

toegankelijk te maken voor het gewone menselijke contact kozen we voor een neuropsychia-
trische strategie. Haar mimiekloze gezicht zette ons op het spoor.

De hersenstam speelt een belangrijke rol bij het reguleren van emoties. Het lag voor de
hand dat niet alleen bepaalde neurologische symptomen het gevolg waren van de onder-
ontwikkeling van haar hersenstam maar ook een met de leeftijd toenemende instabiele
stemming. De toevoeging van een stemmingsstabilisator (lithium) *maakte de combinatie*
van een atypisch antipsychoticum (sulpiride) *en een klassiek antidepressivum* (clomipramine) *effectief, in een zo geringe dosis dat zij geen last meer had van bijwerkingen.*
Zonder de stemmingsstabilisator, of met lithium *alléén, redde zij het niet.*

De psychiatrische diagnose luidde ten slotte: *organische bipolaire stemmingsstoornis bij*
een vrouw met het syndroom van Moebius. Een verstandelijke handicap hoort niet per
se tot dat syndroom; een psychiatrische ziekte evenmin. Hazenoog had structureel een
ontwikkelingsstoornis met lichamelijke en psychische gevolgen, maar de bijkomende
bipolaire stemmingsstoornis begon haar op latere leeftijd te ontregelen. Dankzij *lithium*
als stemmingsstabilisator wist zij steeds beter de beperkingen van haar handicap in haar
persoonlijk leven te integreren. Of te omzeilen.

Sinds de psychofarmaca haar behoeden voor psychiatrische ontregelingen heeft ze
gestaag weer grip op haar leven gekregen.
Zij is een sterke vrouw die heeft geleerd te profiteren van de begeleiding die haar wordt
geboden. Ze maakt zich op en kleedt zich smaakvol en het is onvoorstelbaar hoe haar
getekende gelaat de expressie heeft gekregen van haar sterke en opgewekte persoonlijkheid. Meer dan acht jaar na haar opname heb ik haar mogen volgen. Op het laatst
zag ik haar nog slechts twee keer per jaar voor een goed gesprek.

Guldenmond

Guldenmond was het zeer gewenste eerste kind van haar ouders en het feit dat ze zich
gemakkelijk verslikte, veel kwijlde, wat achterbleef in haar motoriek en moeite bleek te hebben met haar articulatie toen ze haar eerste woordjes wilde zeggen deed daar niets aan af.
Ze was een mooie baby die graag lachte en, naarmate ze zich ontwikkelde, goed
begreep wat er tegen haar gezegd werd. Ze luisterde graag naar verhaaltjes en kon
zichzelf al snel aan- en uitkleden. De logopedist wist aardig wat te verbeteren aan haar
mondmotoriek, zodat haar verstaanbaarheid steeds minder problemen gaf, evenals het
slikken. Dat ze vrij lang nat bleef 's nachts viel bij het eerste kind niet zo op.
Het advies van de logopedist om haar toch eens neurologisch te laten nakijken omdat
haar mondmotoriek afwijkend bleef en zij ook duidelijk problemen had met de verwerking van informatie, bleef in de la liggen toen bleek dat ze normaal schoolrijp werd

bevonden en over een woordenschat beschikte die bij haar leeftijd paste. Dat ze haar tong niet naar links en rechts kon bewegen viel verder niemand op. En dat ze een hoog stemmetje had, ijl en met een gouden klank, had wel iets aandoenlijks.

Guldenmond werd, net als Hazenoog, omschreven als een onbezorgd en optimistisch kind, handig en vol energie, sociaal zeer vaardig en zeer zelfredzaam.

Toen in de laatste klas van de basisschool haar ouders bij toeval ontdekten dat klasgenootjes haar pestten en dat dit al geruime tijd speelde, kwam dat voor iedereen als een verrassing. Zelf had ze er nooit over geklaagd en toen er met haar over gesproken werd lachte ze het probleem weg. Elke morgen ging ze welgemoed naar school en als ze vertelde wat ze had meegemaakt ging het over wat ze geleerd had. Nooit over het nare gedrag van andere kinderen.

Haar schoolprestaties waren redelijk, iets onder het gemiddelde. Ze had vooral moeite met tempo en flexibiliteit. Wat ze hoorde verwerkte ze op een andere manier dan wat ze zag en over wat ze gedaan had wist ze meer te vertellen dan over wat ze dacht of voelde. Maar misschien was dat ook wel goed zo, want het beschermde haar tegen kinderverdriet en allerlei vage angsten.

Het vervolgonderwijs was praktisch gericht en ze werkte naar behoren. Ze kon goed opschieten met haar ruim één jaar jongere zus die wel heel erg goed kon leren en het deerde haar niet dat die haar in hun puberteitsjaren begon in te halen.

Guldenmond werd voor het eerst psychotisch toen ze een jaar of 17 was. Onder invloed van de aanstaande examens en de pesterijen op school, zo luidde de verklaring. Nu pas begon ze erover te klagen, zij het in vage en algemene termen die niet goed duidelijk maakten wat haar nou precies dwarszat of wie wat had gedaan.

De kinderpsychiater ontfermde zich over haar en hoewel hij een *reactieve depressie* het meest waarschijnlijk achtte begon hij haar vanwege haar angst en opwinding eerst te behandelen met een antipsychoticum onder de diagnose *psychotische depressie*. Op een *klassiek* antipsychoticum reageerde ze met heftige *extrapiramidale bijwerkingen*: ze stond stijf en begon weer flink te kwijlen. Het *atypisch* antipsychoticum *olanzapine* (Zyprexa) had, in lage dosering, wel minder bijwerkingen maar ze herstelde slechts langzaam. Haar examen werd afgelast en ze kreeg een getuigschrift van haar school dat haar in staat stelde stage te lopen. Ze legde zich neer bij haar beperkingen en toen zij een plaats kon krijgen in een nieuw opgezette beschermende woonvorm voor hogere niveaus besloot ze die te accepteren. Zij was nog net haar jongere zus voor, die op kamers zou gaan om aan de universiteit te studeren.

Kort daarna werd ze opnieuw psychotisch, terwijl ze nog *olanzapine* nam. Verhoging van de dosering had slechts kortdurend effect. De kinderpsychiater zag geen heil in verdere verhoging en besloot haar, mede gezien haar leeftijd, naar onze kliniek door te verwijzen.

Ze was ondertussen weer tijdelijk bij haar ouders ingetrokken en bleek daar zozeer te zijn opgeknapt dat we besloten de *olanzapine* voorzichtig af te bouwen. Het was duidelijk geworden dat haar psychische decompensatie een reactie was geweest op omstandigheden in de woonvoorziening die niets met haar te maken hadden, maar die zij zich wel had aangetrokken. Zonder medicatie zouden we haar bovendien beter kunnen onderzoeken en testen op haar sterke en zwakke kanten.

Guldenmond bleef kwetsbaar. Praten over zichzelf of over haar problemen ging niet goed. Ze raakte geëmotioneerd als ze van alles en nog wat probeerde uit te leggen en dan verloor haar ijle gouden stemgeluid zijn bekoring. Sterker: het begon te irriteren.
Ze kon nog steeds haar tong niet naar links of rechts bewegen maar haar slik- en articulatieproblemen waren sterk afhankelijk van spanning en van haar medicatie.
Ook bij Guldenmond leidde een neuropsychiatrische analyse uiteindelijk tot de diagnose: *organische bipolaire stemmingsstoornis* en ook zij kreeg een stemmingsstabilisator. Niet lithium maar *natriumvalproaat* (Depakine).

> Het verschijnsel van een gestoorde intonatie en eentonige zinsmelodie wordt *dysprosodie* genoemd, naar het Griekse woord prosodios dat 'plechtige optocht' betekent. Volgens de Grieken behoren woorden de omheining van de tanden te verlaten in feestelijke optocht, dansend en met muziek. Dat was het meest opvallende bij Guldenmond: haar spraak was dysprosodisch, zonder het ritme en de melodie die de opeenvolgende woorden tot zinnen aaneensmeden.
>
> De onopvallende afwijkingen van haar tongmotoriek, maar ook andere die de neuroloog kent als *pseudo-bulbaire verschijnselen*, wijzen erop dat er bij Guldenmond – evenals bij Hazenoog – sprake moet zijn geweest van een stoornis in de ontwikkeling van de hersenstam. Bij Hazenoog lag de oorzaak in die hersenstam zelf. Bij Guldenmond was de oorzaak hoger gelegen in de hersenen. Om precies te zijn: in die gebieden van de hersenschors die de kernen van de hersenzenuwen in het verlengde merg aansturen. Van hersenschors (cortex) naar hersenstam (bulbus): corticobulbair. En dat aan beide zijden.
>
> Zo'n aandoening kan tijdens het leven ontstaan onder invloed van doorbloedingsstoornissen of andere ziekteprocesssen en wordt dan het *Foix-Chavany-Marie-syndroom* genoemd (Weller, 1993). De opvallendste symptomen zijn slik- en spraakstoornissen, maar geen afasie. De taalcentra in de hersenen blijven buiten schot en de patiënt blijft gewoon beschikken over de taalvaardigheden die hij vóór het ontstaan van de aandoening had.
>
> Het Foix-Chavany-Marie-syndroom kan echter ook ontstaan als bij de aanleg van de hersenen zenuwcellen niet op het juiste moment op hun geëigende plaats in de hersenschors terechtkomen. Men spreekt dan van het *Worster-Drought-syndroom*.
>
> Bij het Worster-Drought-syndroom zijn dus niet alleen de corticobulbaire verbindingen niet goed aangelegd, maar ook de cortex zelf niet. Met name de spraakcentra en de meer naar

voren gelegen delen van de frontale hersenschors zijn daardoor minder goed ontwikkeld. Ook kunnen zij, omdat het probleem zich dubbelzijdig voordoet, minder goed functies van elkaar overnemen. Bij vroege en eenzijdige hersenbeschadigingen zou dat nog wel mogelijk zijn geweest, zodat de functionele schade beperkt zou zijn gebleven.

Haar logopedist had gelijk: het was niet alleen een articulatiestoornis bij Guldenmond. Er waren hogere centra van de hersenen bij betrokken. Naast haar spraak- en slikstoornissen had ze een taal- en informatieverwerkingsprobleem dat Hazenoog niet had. Die had alleen een gestoorde motoriek van aangezicht en mond, maar dankzij haar overige vermogens kon zij haar communicatieve en intellectuele mogelijkheden in de loop van de jaren verder ontwikkelen. Guldenmond had in haar eerste tien levensjaren bij haar vergeleken weliswaar een voorsprong, maar naarmate ze ouder werd kreeg zij meer last van haar beperkte executieve functies.

De lokalisatie van de ontwikkelingsstoornis bij Hazenoog en Guldenmond was niet alleen bepalend voor hun handicap maar ook voor hun latere psychiatrische complicaties. Stamfunctiestoornissen gaan gepaard met affectieve instabiliteit. Cognitieve en vooral executieve functiestoornissen maken de verwarring alleen maar groter als het eenmaal is misgegaan. En bijwerkingen van psychofarmaca wreken zich vooral op de meest kwetsbare neurologische systemen.

Hazenoog en Guldenmond werden beiden in de eerste fase van verwardheid met antipsychotica behandeld, maar de bruikbaarheid daarvan werd beperkt door ongewenste effecten op hun psychomotoriek. Ze begonnen weer te kwijlen, hun spierspanning nam toe en daarmee ook hun angst, die eigenlijk had moeten verdwijnen. Hazenoog werd zelfs delirant. Antidepressiva hadden een soortgelijk effect. Pas nadat stemmingsstabilisatoren hun werk hadden gedaan, kon bepaald worden of aanvullende medicatie nog nodig was en in welke dosering. Bij Hazenoog werd dat, naast *lithium* als stemmingsstabilisator, het antipsychoticum *sulpiride* en het antidepressivum *clomipramine*. Guldenmond kreeg al van een zeer geringe dosering *lithium* ernstige tremoren; *natriumvalproaat* (Depakine) als stemmingsstabilisator verdroeg ze wel. Of dat voldoende is zal in haar nieuwe leefomgeving moeten blijken.

Zichtbare en onzichtbare gebreken

Hazenoog was geboren met duidelijk zichtbare gebreken, die bleken te wijzen op een stoornis in de aanleg van de hersenstam. Ook Guldenmond had verschijnselen die daarop wezen, maar die waren alleen herkenbaar voor de specialist.

Beiden hadden ze aan het einde van hun tweede decennium een ontwikkelingsniveau bereikt vergelijkbaar met dat van een twaalfjarige. En beiden bleken toen, behalve aan hun handicap, te lijden aan een psychiatrische ziekte: een stemmingsstoornis.

Maar wie naar hun wordingsgeschiedenis kijkt kan zich niet aan de indruk onttrekken dat voor Hazenoog het glas toen halfvol was en voor Guldenmond halfleeg.

Waarom dit verschil? Waarom kreeg Guldenmond het moeilijker dan Hazenoog? Dat heeft niets te maken met de zichtbaarheid of de omvang van de gebreken, maar alles met de basale psychische functies die zijn aangedaan.

Lichamelijk was Guldenmond beter af dan Hazenoog en ze was normaal schoolrijp. Maar dat was een valkuil. Concrete en praktische zaken had ze in het eerste decennium van haar leven verbaal goed kunnen verwerken, zowel in haar eigen denkproces als in haar communicatie met anderen. Dat dit trager, met een ongebruikelijke intonatie en een moeizame articulatie verliep, hinderde toen niet. Die beperkingen werden wel een probleem toen ze ouder werd en persoonlijke gevoelens en emoties onder woorden moest gaan brengen. Vanaf haar puberteit dus.

Hazenoog werd gehinderd door haar expressieloze lichaamstaal en slechts in geringe mate door haar gesproken taal. Guldenmond had een volstrekt normale lichaamstaal maar haar woorden klonken vreemd en hun inhoud dekte steeds minder de lading.

Terwijl Hazenoog haar beperkingen met het ouder worden steeds beter wist te overwinnen kreeg Guldenmond er steeds meer last van, zozeer zelfs dat ze de identiteit die ze tot haar twaalfde jaar had opgebouwd dreigde te verliezen. En dit los van de psychiatrische complicaties waaraan beiden in vergelijkbare mate leden.

Narcissus

En Narcissus, de mythische figuur die zo verrukt was toen hij zichzelf weerspiegeld zag in het water?

Narcissus, dat zijn wij: de hulpverleners, de professionals die beperkingen vaststellen en de gevolgen daarvan voorspellen. Ouders niet, tenzij die zelf de hulpverlener gaan spelen. Wij laten ons door onze eigen schijn bedriegen bij het stellen van de norm en vinden wat wij van onszelf herkennen normaal. Vooral in het contact met anderen.

Communicatie tussen mensen komt tot stand via lichaamstaal en gesproken taal. Die communicatie moet bij voorkeur eenduidig zijn: lichaamstaal moet de vlag zijn die de gesproken lading dekt. Soms kan dat niet. De lichaamstaal van Hazenoog bleef in expressieve mogelijkheden lange tijd ver achter bij de ontwikkelingen van haar verbale vermogens. Dat heeft haar persoonlijkheidsontwikkeling geremd maar uiteindelijk niet in doorslaggevende mate beperkt. Naarmate ze zich als persoonlijkheid ontwikkelde, begon haar lichaam een herkenbaarder taal te spreken. Pas tóen zag Narcissus dat ze niet zo verstandelijk gehandicapt was als hij aanvankelijk dacht.

Guldenmond was mooi om te zien en had een gemakkelijk herkenbare lichaamstaal, niet alleen als kind maar ook toen ze als vrouw begon te rijpen. Haar verbale taalstoornis werd de eerste tien jaar van haar leven nauwelijks opgemerkt, omdat de inhoud nog concreet was. Toen haar persoonlijkheid complexer werd sprak ze nog steeds de woorden die

Narcissus kende, maar wat ze beleefde en hoe ze zich voelde toen ze gepest werd ontging hem, omdat ze zich met woorden groot hield. Haar ouders kregen geen gehoor bij de leerkrachten toen zij de pesterijen ter sprake brachten en moesten haar ten slotte op een andere school plaatsen. 'Zij lijkt geen lijdensdruk te ervaren', schreef haar psychiater nog toen zij al psychotisch was. Ook ik was, evenals de psycholoog die haar testte, aanvankelijk erg positief gestemd over haar herstelkansen en haar mogelijkheden. Ongetwijfeld omdat we meer oog hadden voor onszelf in de spiegel van haar mooie woorden en haar gave uiterlijk dan voor haar onvermogen.

Dat ze zo weinig inzicht heeft in haar eigen lijden, in tegenstelling tot Hazenoog, bevestigt nog eens extra dat haar aanlegstoornis vooral haar hersenschors betreft. Niet alleen de gebieden waar de spraakcentra gelokaliseerd zijn, maar ook frontaal, waar oordeel en kritiek zetelen. Op de MRI-scan van haar hersenen waren, ondanks haar onmiskenbare neurologische en psychische uitvalsverschijnselen, geen afwijkingen te zien.

Is er nog hoop voor Guldenmond?

Ja, zolang eigen ambitie en verwachtingen van anderen haar niet opleggen wat ze niet aankan. Zolang ze maar niet hoeft uit te leggen hoe ze zich voelt en hoe het met haar gaat. Indirect zal dan ook haar psychiatrisch toestandsbeeld verbeteren.

Als Narcissus beseft dat het beter is te wensen wat je kunt dan na te streven wat gewenst wordt, en als Narcissus laat merken dat het zelfrespect van iemand niet afhangt van zijn beperkingen maar van het persoonlijk ervaren van invloed (Heijkoop, 1995), dan zal Guldenmond minder lijden.

5   De opperman

De huisarts vroeg me of ik langs wilde gaan bij het gezinsvervangend tehuis in zijn praktijk omdat daar een man was opgenomen van 68 jaar die veel problemen gaf.

Ik kende de voorziening. Er woonden alleen wat oudere dames, er moest hoognodig eens wat nieuw bloed bijkomen maar de woning was eigenlijk te krap. Enkele jaren geleden was het bijna zover. De Inspectie had er een man van 35 jaar ondergebracht die al geruime tijd opgesloten zat in het souterrain van een privé-pension waar het daglicht hem niet kon bereiken. Maar nadat 'de jongeman' de dames enkele malen de stuipen op het lijf had gejaagd door in zijn handen te klappen terwijl hij met een blad koffie de huiskamer binnenkwam had hij het bij hen verbruid.

De dames hadden het aanvankelijk wel spannend gevonden, een heer van hun leeftijd, maar ook deze keer was de vreugde van korte duur. Hij rookte vieze sigaren op het toilet en in de woonkamer, eiste 's avonds een borrel – daarna méér dan één – en weigerde zich te verschonen. Wie hem daartoe met zachte hand probeerde te verleiden kon rekenen op verbaal en zo nodig fysiek geweld.

's Nachts dwaalde hij door het huis en liep soms ongevraagd de kamers van de dames binnen. De huisarts schreef hem een slaapmiddel voor en toen dat niet hielp iets krachtigers. Daarop was hij onvast ter been geworden maar hij dwaalde nog steeds rond, niet alleen 's nachts door het huis maar ook overdag buiten de deur. Er ontstonden gevaarlijke situaties. De leiding van het huis vroeg zich af of zij hem nog wel de zorg konden bieden die hij nodig had.

De man in kwestie, Tinus, leefde op toen hij hoorde dat er een dokter voor hem op bezoek was gekomen. Hij praatte gemakkelijk. Dit was zijn verhaal.

Zijn toren

Hij was geboren en getogen aan de rand van een middelgroot stadje in een landelijk gebied en dat moet letterlijk worden opgevat. Zijn leven lang was zijn actieradius niet groter geweest dan vijf kilometer rond het ouderlijk huis. Zijn vader was een keuterboertje met een gemengd bedrijf: wat dieren en wat land, voldoende om alles wat leefde op die anderhalve hectare te onderhouden. Tinus, de jongste, had nog een zus en twee broers. Hij had goede herinneringen aan zijn jeugd. Door de week liep hij met de kinderen uit de buurt naar de lagere school in de stad. 'Hij kon goed leren', spotten zijn broers, 'want hij heeft het acht jaar gedaan'. Daarna werkte hij tot zijn twintigste bij zijn ouders op de boerderij. In het seizoen hielp de buurt elkaar. Als er niets te doen was zat hij op een stoel tegen de gevel en groette hij de passanten. Iedereen kende hem.

De oorlogsjaren had hij spannend gevonden maar ellende was de buurt en het gezin bespaard gebleven.
Kort vóór de capitulatie hadden de Duitsers zich in het stadje verschanst, waarna zij, alvorens zich terug te trekken, de toren van de plaatselijke kerk hadden opgeblazen. Die had in zijn val niet alleen een groot deel van het schip van de kerk verwoest, maar ook veel van de huizen daaromheen.
De naoorlogse tijd was er een van opbouw. Met het boerderijtje viel niet veel meer te verdienen dus ging Tinus in de bouw. Hij werd opperman bij een aannemer in de stad. Hij ontmoette zijn vrouw die ook uit de buurt kwam en ze kregen een zoon op wie hij erg trots was.
Trots was hij ook op de toren die hij mee had helpen opbouwen en die hij, als hij op zijn stoel voor het huis zat, in de verte kon zien.
Een opperman moest stenen sjouwen. Hij moest ze optassen op zijn schouder en naar boven brengen. Steeds meer ladders klom hij op naarmate de bouw van de toren vorderde. Soms werd hem wel eens een geintje geflikt en kon hij de stenen weer beneden oprapen, maar hij had een goed humeur en men mocht hem graag. In de ornamenten van de kerk had de beeldhouwer zelfs zijn kop uitgehakt, zoals dat ook bij oude kathedralen gebeurde.
Toen de toren er weer stond was zijn rug versleten en raakte hij in de WAO. Van zijn uitkering en het land om het huis kon hij met zijn gezin goed leven. Hij deed de boodschappen in de stad. In elke winkel kende men hem. Zijn vrouw kwam weinig buiten maar er was veel aanloop, en naarmate zijn zoon opgroeide kwam er ook jong volk over de vloer.

Zijn verstandelijke beperking

Acht jaar geleden sloeg het noodlot toe. Zijn vrouw overleed na een kort ziekbed. Zijn zoon kreeg verkering, trouwde en verhuisde. In het begin zette Tinus nog wel in het voorjaar de moestuin op maar hij pootte van alles te veel. De aanloop thuis was met zijn vrouw en zoon verdwenen. In de stad maakte hij zijn praatjes als hij boodschappen deed, maar die werden wat eenzijdig. De slijter had na verloop van tijd niet veel nieuws meer te vertellen. Bovendien kreeg hij steeds meer last van zijn benen. Hij miste zijn vrouw, hij miste zijn zoon, hij miste zijn aanloop en de buurt veranderde. Er kwamen jonge mensen die niet wisten wat nabuurschap betekende. Die ook niets wisten van de toren.

Iemand moet de GGD hebben gewaarschuwd die hem in ernstig verwaarloosde toestand aantrof in zijn huis. Hij werd opgenomen in het ziekenhuis, in bad gestopt, bijgespijkerd en daarna getest. Hij bleek nauwelijks te kunnen lezen en schrijven en had een IQ van 63. De psycholoog concludeerde dat hij een verstandelijke beperking had en de SPD werd ingeschakeld. Die spande zich in om een woonvoorziening voor hem te vinden nadat hij geïndiceerd was. Dat viel niet mee. Terug naar huis kon niet meer; langer in de kliniek hoefde niet meer. De burgemeester werd ingeschakeld.

De deal

Het toeval wilde dat het gezinsvervangend tehuis waarin hij ten slotte terecht zou komen een aanvraag voor verbouwing bij de gemeente had gedaan. Die toestemming kwam sneller dan gebruikelijk en de indicatie was snel rond. Hij kreeg een plaats op het logeerbed. Aanvankelijk vond hij het allemaal wel best. Alleen snapte hij niet waarom iedereen zich zo druk maakte als hij sigaren rookte. Hij vond die vrouwen maar zeuren. Pas geleidelijk aan besefte hij dat hij tussen verstandelijk gehandicapten terecht was gekomen. 'Denken ze soms dat ik ook een mongool ben?' Hij miste zijn eigen lieve vrouw.

De indicatie

Wat moet een psychiater met zoiets? Andere pillen tegen nachtelijke onrust? Meer? En dan maar hopen dat ze effect hebben en geen ongewenste bijwerkingen. Psychotisch was hij niet. Depressief evenmin. Zijn verhaal was gedetailleerd, maar samenhangend en chronologisch. Hij leefde op als hij het over zijn vrouw en de kerktoren had maar trok zich weer terug in zijn eigen gedachten als de laatste jaren ter sprake kwamen. Ja, het was hier wel goed van eten en drinken maar hij miste zijn huis en zijn land. Elke dag onder de douche? Thuis waste hij zich aan de gootsteen. Ze hadden hem in het ziekenhuis wel wat tegen de pijn in zijn benen gegeven maar veel had het niet geholpen. Ze hadden wat suiker bij hem ontdekt en hij moest pilletjes voor de bloedverdunning nemen maar verder was alles goed. Waarom hij 's nachts niet sliep? Er was altijd wel gestommel op de gang en dat haalde hem uit zijn slaap. Dan begon hij te piekeren over hoe het verder moest en miste hij zijn vrouw. Hier blijven wilde hij voor geen goud ter wereld, behalve dan voor het eten. Maar dan moesten ze wel ophouden zich te bemoeien met wat hij opschepte.

In zijn levensomstandigheden was de laatste jaren enorm veel veranderd. Hij had veel verloren en had in zijn eentje gedaan wat hij kon, maar hij was er niet in geslaagd zichzelf staande te houden. Nu hij in het gezinsvervangend tehuis woonde waren er pro-

blemen tussen hem en zijn huisgenoten, maar die waren niet aan stoornissen bij hem te wijten. Het waren zogezegd cultuurverschillen tussen hem en zijn omgeving en de maatschappij had nogal drastisch ingegrepen in zijn bestaan, zonder hem te vragen wat hij wilde. Ongetwijfeld met de beste bedoelingen, maar toch.

Lichamelijk *waren er wat kwalen en verschijnselen die aandacht en behandeling vroegen en die wel problemen konden geven als ze verwaarloosd werden: zijn suiker en ontstolling. Hij dronk te veel – had dat thuis ongetwijfeld nog meer gedaan – maar zijn geheugen was nog goed en nu er weer voor hem gezorgd werd en hij goed te eten kreeg was het gevaar voor een alcoholdelier of een Korsakov-syndroom wel geweken.*

Waar ik mee bleef zitten was een man die nauwelijks kon lezen en schrijven, die als hij in de Randstad op de lagere school had gezeten ongetwijfeld naar het speciaal onderwijs zou zijn verwezen, maar die had gewerkt, was getrouwd, samen met zijn vrouw zijn zoon had opgevoed en bij wie nu, op 68-jarige leeftijd, werd vastgesteld dat hij verstandelijk gehandicapt was. Althans: dat hij op grond van zijn IQ was aangewezen op de zorg voor mensen met een verstandelijke handicap.

Geen pak van hetzelfde laken

Klopte dat wel? Een verstandelijke handicap wordt bepaald door sociaal-maatschappelijk onvermogen vanwege een ontwikkelingsstoornis. Die ontwikkelingsstoornis had hij wel, maar was hij ook verstandelijk gehandicapt?

Dat hij beperkingen had op basis van een ontwikkelingsstoornis stond buiten kijf. Niet alleen had hij problemen gehad met het verwerven van schoolse vaardigheden maar zeker ook zou er een IQ lager dan 70 bij hem zijn vastgesteld als hij op de lagere school was getest. Dat was toen niet gebeurd maar was ook helemaal niet nodig geweest. Zijn vermogens waren voldoende om op te kunnen groeien in een gemeenschap, eerst samen met zijn schoolkameraden, later als huisvader en opperman. Hij had de kost verdiend met zijn handen en kon trots terugzien op het resultaat. Dat hij zich in zijn eentje niet staande kon houden had niets te maken met zijn IQ maar alles met het wegvallen van zijn netwerk.

Hij was zijn leven lang verstandelijk beperkt geweest maar niet verstandelijk gehandicapt. Dat word je ook niet meer op je oude dag.

Die nuance was de indicatiecommissie ontgaan. Die maakt voor elk IQ onder de 70 een pak van hetzelfde laken. Zijn nieuwe huisgenoten en begeleiders zagen wel een verschil maar wisten niet goed waarom. Zij vonden hem psychisch gestoord en riepen de dokter te hulp. Ook hij voelde zich een vreemde eend in de bijt. Dat ze dachten dat hij thuishoorde tussen mensen met een verstandelijke handicap had hem meer gekrenkt dan hij wilde toegeven. Hij voelde zich diep ongelukkig.

Er was geen enkele reden om Tinus onder te brengen binnen de categoriale zorg en nog minder om hem als psychiatrisch patiënt te behandelen, liet ik zijn huisarts weten. Hij zou het prima doen in het plaatselijke verzorgingshuis tussen zijn kennissen en leeftijd-genoten, was mijn verwachting.

Hoe het hem daarna vergaan is weet ik niet. Als hij niet in het verzorgingshuis zit moet hij misschien nog geïndiceerd worden en als hij wel een indicatie heeft staat hij wellicht nog op de wachtlijst. Misschien is hij overgeplaatst naar een ander gezinsvervangend tehuis. En konden ze hem ook daar de zorg niet bieden die hij nodig had. Misschien is hij ergens opgenomen in de psychiatrie. Misschien is hij intussen overleden.

Intermezzo

De plaats van de psychiater

Wat de psychiatrie te bieden heeft aan mensen met een verstandelijke handicap is niet helemaal hetzelfde als wat de reguliere geestelijke gezondheidszorg biedt aan haar clientèle. De GGZ biedt naast psychiatrie als medische oriëntatie op geestelijke gezondheid – een defini- tie van Trimbos – ook psychosociale en maatschappelijke ondersteuning. Mensen die klach- ten hebben moeten zichzelf aanmelden. Dat kan zijn voor problemen met andere mensen op het werk of in relaties, voor problemen met de maatschappij (verslaving, asociaal gedrag) en voor problemen die iemand met zichzelf heeft zoals angst, dwang, klachten van depressieve aard en dergelijke. Intern worden ze doorverwezen naar hulpverleners: maatschappelijk werkenden, sociaal-psychiatrisch verpleegkundigen, GZ-psychologen. Mocht het misgaan, of als er psychosen in het spel zijn, dan wordt de crisisdienst of de psychiater ingeschakeld. Tot zo ver is er niet veel mis.

Maar dan gaat de GGZ-moloch met de klagers aan de haal. Hun reden van bezoek wordt, voorzien van het achtervoegsel -stoornis, als 'diagnose' geclassificeerd volgens het Diagnostic and statistical manual of mental disorders *('de DSM-IV', 1994). Normale klachten en problemen van het leven vallen op die manier niet meer te onderscheiden van psychische stoornissen. Nemen de klachten toe of komen de hulpverleners er niet uit, dan wordt hun cliënt automatisch een patiënt voor de psychiater. Dit komt omdat het 'medisch-psychiatrische discours' in principe op alle GGZ-cliënten van toepassing wordt verklaard (Hutschemaekers; zie Maassen, 2004). De psychiater krijgt de functie van 'long stop': hij vangt de ballen op die anderen laten schieten. Hij voelt zich de 'playing captain' van het team en wordt ook zo gezien. Volgens onderzoekers zou ruim 40% van de mensen in ons land ooit in hun leven aan een psychiatrische stoornis hebben geleden, bij ruim 23% van de mensen zou dat in het voorafgaande jaar het geval zijn geweest (Bijl, Van Zessen & Ravelli, 1997).*

Ook de psychiatrische co-morbiditeit *(letterlijk: het lijden aan meerdere psychiatrische ziekten tegelijk) is dankzij deze wijze van boekhouden extreem hoog.*

Gelijkwaardige disciplines

Psychiatrie bij mensen met een verstandelijke handicap kan en moet zich beperken tot de eigen discipline: de medische.

De psychiater kan *zich beperken tot zijn kerntaak omdat – sinds 1968 – de zorg voor mensen met een verstandelijke handicap in ons land zich aan het medische model heeft ontworsteld. Zorgkundigen, psychologen en orthopedagogen kunnen uitstekend op zichzelf passen en kunnen daarop worden aangesproken. De psychiater komt er hoogstens bij als gast. Op indicatie.*

De psychiater moet *zich beperken tot zijn kerntaak omdat psychiatrische ziekten hersenziekten zijn en de dokter de enige is die dergelijke aandoeningen kan onderkennen en behandelen. Doet hij het niet, dan doet niemand het.*

De casussen in dit boek illustreren het duidelijk: de cliënt in de zorg voor verstandelijk gehandicapten vraagt er niet zelf om maar wordt *naar de psychiater gebracht, vrijwel altijd vanwege gedragsproblemen. Nu is de psychiater geen gedragsdeskundige maar een ziektedeskundige. Van gedrag weet hij alleen dat het een interactief fenomeen is: er zijn minstens twee partijen bij betrokken. Voordat hij de cliënt als een patiënt gaat behandelen moet hij er zeker van zijn dat de andere betrokkenen hun eigen werk naar behoren hebben gedaan.*

Vier aandachtsgebieden

Er zijn vier aandachtsgebieden die bewaakt moeten worden, elk met hun eigen commandant die daarvoor verantwoordelijk is.

De commandanten opereren niet alléén, maar altijd samen met de cliënt of diens vertegenwoordiger.

De aandachtsgebieden zijn ontleend aan de systematiek van de DSM *en weerspiegelen de eerste vier 'assen', maar dan in omgekeerde volgorde.*

De biotoop. *Wat is de invloed van omgevingsfactoren, huiscultuur en milieu op het gedrag van de cliënt? Veel normale reacties op onaangepaste en abnormale omstandigheden worden ten onrechte gedragsstoornis genoemd en in de terminologie van de* DSM *tot psychiatrische aandoening verheven. Agressie is daarvan een voorbeeld.*

Commandant van de biotoop is de mentor of persoonlijk begeleider.

De somatiek. *Bij reacties op lichamelijke ziekten, klachten en gebreken moeten de lichamelijke aandoeningen behandeld worden.*

Commandant van de somatiek is de huisarts, al dan niet samen met de AVG *(arts voor verstandelijk gehandicapten).*

De verstandelijke handicap. *Overvraging en ondervraging roepen dezelfde reactie op: frustratie. Om die te voorkomen moet bekend zijn wat de zwakke en sterke kanten van de cliënt zijn. Het gaat hier om structurele,* trait-dependent *psychische kenmerken ('perso-*

nality traits'), om de baseline *van de cliënt. Ook al kunnen de beperkingen en stoornissen die aan zijn handicap ten grondslag liggen volgens de* DSM *geclassificeerd worden: het zijn* geen *psychiatrische stoornissen (Weisblatt, 1994).*

Commandant van de handicap is de psycholoog (agoog).

De psychiatrische ziekte. *Het gedrag op zichzelf is niet bepalend voor de vraag of er sprake is van een psychiatrische aandoening maar de afwijking van de 'baseline'. Incidentele, ziekelijke,* state-dependent *psychische stoornissen ('the state of being ill') zijn het die wijzen in de richting van een psychiatrische complicatie (Weisblatt, 1994).*

Commandant van de psychiatrische ziekte is de psychiater.

De psychiater is de laatste in de rij en wordt pas uitgenodigd op gemeenschappelijk verzoek van de overige commandanten en zeker nooit buiten de huisarts om.

Drie typen ontwikkelingsstoornis

Omdat aan de psychische stoornissen op zichzelf niet goed te zien is of ze trait- dan wel state-dependent zijn, of ze te maken hebben met een ontwikkelingsstoornis dan wel met een geestesziekte, is het belangrijk dat de psycholoog en de psychiater het eens zijn over het type ontwikkelingsstoornis dat ten grondslag ligt aan de verstandelijke handicap.

In principe kunnen drie typen worden onderscheiden, ongeacht de oorzaak van de ontwikkelingsstoornis.

Retardatie of algehele kwantitatieve beperking *van de ontwikkeling. Zeker in het begin zijn de fasen die doorlopen worden normaal, maar vertraagd en tot een zeker plafond. Het ontwikkelingsprofiel is* harmonisch *maar ontwikkelingsleeftijd en kalenderleeftijd lopen steeds verder uiteen. Het* IQ *ligt onder tweemaal de standaarddeviatie van het normale en is lager dan 70. Dit type werd vroeger met* zwakzinnigheid *aangeduid en wordt door velen, ten onrechte, als enige vorm van verstandelijke handicap beschouwd. Eufemistisch wordt zwakzinnigheid ook wel* zwakbegaafdheid *genoemd. Zwakbegaafd echter is iemand met een normale, zij het zwakke, begaafdheid. Die is dus niet verstandelijk gehandicapt.*

Specifieke (of meervoudige specifieke) ontwikkelingsstoornis. *Hierbij gaat het om een of meer specifieke beperkingen in de ontwikkeling van psychische functies. De bekendste voorbeelden zijn beperkingen in de ontwikkeling van schoolse vaardigheden, zoals dyslexie. Maar ook expressieve en receptieve taalontwikkelingsstoornissen, onvermogen om lichaamstaal te herkennen, beperkingen in de beleving van tijd en andere specifieke neuropsychologische functiestoornissen behoren tot dit type. De beperkingen kunnen enkelvoudig voorkomen maar ook meervoudig. Afhankelijk van de vraag welke functie is uitgevallen en wat de omgeving van iemand verwacht, kan het uiteindelijke effect beperkt blijven maar ook desastreus zijn. Specifieke ontwikkelingsstoornissen gaan altijd gepaard met een disharmonisch ontwikkelingsprofiel.*

Pervasieve ontwikkelingsstoornis. *Ook dit type stoornis leidt tot een disharmonisch ontwikkelingsprofiel, maar het wordt vooral gekenmerkt door een* allesdoordringende, kwalitatief afwijkende ontwikkeling. *Autisme of daaraan verwante stoornis heet de handicap die het gevolg is van een pervasieve ontwikkelingsstoornis. Autisme is geen fase van een normale ontwikkeling, zoals niet kunnen spreken of niet kunnen lezen dat wél is. Het leidt tot een* primaire contactstoornis, *gepaard gaande met fundamentele angst en onzekerheid. Een meervoudige specifieke ontwikkelingsstoornis die communicatieve functies betreft, kan sterk lijken op een pervasieve ontwikkelingsstoornis maar mag er niet mee worden verward (Wing, 1979).*

Autisme op basis van een pervasieve ontwikkelingsstoornis is geen ziekte en valt dus ook niet te genezen, evenmin als zwakzinnigheid of dyslexie. Autisme kan wel een symptoom zijn van een psychiatrische ziekte zoals schizofrenie. De anamnese is beslissend. Diagnostiek is een hiërarchisch proces en als autisme op grond van de anamnese al aan een pervasieve ontwikkelingsstoornis kan worden toegeschreven moet men van goeden huize komen om ook nog eens de diagnose schizofrenie te stellen. Bij kinderen is het belangrijk om tijdig te ontdekken of er sprake is van een ontwikkelingsstoornis, maar omdat ze nog in hun ontwikkelingsfase verkeren is het vaststellen ervan niet alleen moeilijk maar ook riskant. Psychiaters voor volwassenen hebben het in dat opzicht gemakkelijker dan kinderpsychiaters.

Interessant is de vraag of een pervasieve ontwikkelingsstoornis niet een variant is van de specifieke ontwikkelingsstoornis, waarbij het specifieke defect een zeer basale functie betreft. Bijvoorbeeld een executieve stoornis die planning en uitvoering ontregelt, een defect in het vermogen om zich in een ander te verplaatsen (*theory of mind*) of een centrale coherentiestoornis (zie Van Berckelaer-Onnes, 2004).
De zintuigfysiologie kent het begrip *constancy*: het vermogen dat het brein in staat stelt om in een voortdurend veranderende wereld de onveranderlijke fysische objecten te herkennen waardoor het zichzelf onafhankelijk maakt van die veranderingen (Zeki, 1993). Een zuigeling leert al heel snel zijn moeder te herkennen, of zij nu een rode of groene jurk draagt, naar zweet ruikt of naar Chanel, en of zij zich nu in het volle daglicht of in de schemering over de wieg buigt. Dankzij dit specifieke vermogen ordent de pasgeborene de wereld om zich heen en legt hij de basis voor zijn unieke identiteit. Is dit het basale vermogen dat ontbreekt bij iemand met een pervasieve ontwikkelingsstoornis?
NB: dit is uitdrukkelijk *niet* het begrip *constancy* dat psychoanalytici hanteren. Die bedoelen daarmee dat de moeder voor het kind een *holding environment*, een vaste en veilige omgeving, moet creëren (Winnicott, 1965).

Psychiatrie is zeker niet het belangrijkste probleem in de zorg voor mensen met een verstandelijke handicap. Toch wordt het dikwijls wel als een onoverkomelijk probleem ervaren: 'kunnen wij dit wel aan?'

Hoe psychiatrie eruitziet bij mensen met een verstandelijke handicap is het thema van deel II van dit boek: De ziekte.

Deel II De ziekte

Inleiding

Het is nu wel aardig om de gevolgen van dit tekort als psychische stoornissen te betitelen, maar dat is zelfbedrog en het betekent een inflatie voor de psychiatrie om de behandeling van deze problemen aan de dokter te delegeren en dan maar te hopen dat er – komt tijd komt raad en met geld kan alles – genezing optreedt.

(C.J.B.J. Trimbos, 1972)

Wanneer sociale, culturele en persoonlijke oorzaken tot maatschappelijke incompetentie leiden is het onjuist de slachtoffers hiervan te bestempelen tot patiënten met individuele pathologie.

Toen prof. dr. C.J.B.J. Trimbos deze woorden schreef, waarschuwde hij voor de valse verwachtingen van een welvaartsmaatschappij die op het punt stond de overstap te maken van behoeftegestuurde naar vraaggestuurde zorg. Zijn waarschuwing was profetisch. De neiging om asociaal, atypisch en crimineel gedrag als ziek te bestempelen en met medische macht en middelen te bestrijden in plaats van met onderwijs, opvoeding en maatschappelijke aandacht, is nu de praktijk van alledag.

Ook de zorg voor mensen met een verstandelijke handicap is, wat dat betreft, een kind van haar tijd.

Gedragsstoornis

De neiging om probleemgedrag bij een cliënt niet in zijn context te beoordelen maar te behandelen als een stoornis van het individu, kan niet los worden gezien van de manier waarop over psychische stoornissen wordt gedacht. Hoewel het DSM-systeem nadrukkelijk stelt dat problemen tussen mensen onderling en tussen mens en maatschappij geen psychische stoornissen zijn, kent het wel classificaties voor gedragsstoornissen. Gedragsstoornis, Oppositioneel-opstandige gedragsstoornis, Gedragsstoornis niet anderszins omschreven: zij hebben een eigen diagnostische code. En hoewel de criteria geen andere zijn dan interactieproblemen en overtredingen van geschreven en ongeschreven wetten, staan zij als reden voor behandeling op hetzelfde niveau als schizofrenie (DSM-IV-TR 2000, zie onder code 312.xx, 313.81 en 312.9). Daar heeft een psychiater, die een ziektedeskundige is en

*geen gedragsdeskundige, dus niets aan. Hij kan wel iets met gedrags*veranderingen,
*maar gedrags*stoornissen *zijn geen psychiatrische categorie.*

Het is dan ook onjuist om uitdagend of storend gedrag met medicatie te behandelen. Dat
mag volgens de regels van de kunst alleen als het aannemelijk is dat de gedragsproblemen
op dit moment bij deze persoon symptomatisch zijn voor een psychiatrische ontregeling.
Evaluatie van het effect is dan de proef op de som.

Stoornis

Het woord *stoornis* belemmert de weg naar een juiste diagnose als niet wordt aangegeven
binnen welke context het wordt gebruikt.

'Stoornis' betekent slechts dat er sprake is van een ontregeling van de normale gang van
zaken. Wat normaal is moet iedere discipline voor zich aangeven. In het medische domein
heet de normale gang van zaken *fysiologisch* en de afwijkende *pathofysiologisch*. In het
agogische domein gaat het om *normaal* of *afwijkend* gedrag. Sociaal-maatschappelijk
gesproken is gedrag *aangepast* of *onaangepast*, *sociaal* of *asociaal*, *maatschappelijk* of
onmaatschappelijk. Justitie stelt als norm dat iemand zich houdt aan de wet; zo niet dan is
er sprake van *wetsovertreding*.

Combinaties van woorden als *gedragsstoornis* en *ziek gedrag* overschrijden de domein-
grenzen en hebben geen andere dan een overdrachtelijke betekenis. Die moet vooral niet
letterlijk worden genomen.

Psychische stoornis

Bij mensen met een verstandelijke handicap is de situatie nog ingewikkelder. De ontwikke-
lingsstoornis die aan hun handicap ten grondslag ligt gaat nu eenmaal gepaard met psy-
chische stoornissen, zoals we in het eerste deel van dit boek hebben gezien. Die trait-
dependent *psychische stoornissen zijn moeilijk te onderscheiden van de* state-dependent *stoornissen, die symptomatisch zijn voor een psychiatrische ziekte (zie Intermezzo).*

Nog geraffineerder ligt het bij zaken als angst *en* agressie. *De symptoomdrager is daarbij*
zo gemakkelijk te identificeren en de sociale impact is zo groot, dat er nauwelijks nog
behoefte is om de aanleiding of de oorzaak op te sporen en aan te pakken. Toch moet
bedacht worden dat angst en agressie normale ethologische en fysiologische reactievormen
zijn, die horen op te treden als de integriteit en autonomie van een levend wezen bedreigd
worden. Wie die reacties op zichzelf, in navolging van de DSM, *als een psychische stoornis*
beschouwt en psychofarmaca geeft, herstelt niet maar ontregelt de fysiologie van het indi-
vidu. Een integratieve *diagnose moet voorkomen dat bij geretardeerde of disharmoni-*
sche mensen de normale respons die past bij hun primitieve emotionele en adaptieve
niveau, wordt gezien als psychiatrische stoornis (Dosen, 2004).

Psychische en gedragsstoornissen

Het is verstandig om publicaties die onderscheid maken tussen psychische en gedragsstoornissen bij mensen met een verstandelijke handicap kritisch te lezen. Want psyche uit
zich niet anders dan in gedrag. Maar als de auteur met 'psychische stoornis' een psychiatrische stoornis bedoelt, dan is dat geen goed teken. Zo verdient het ook aanbeveling sta-
tistieken over psychiatrische stoornissen bij verstandelijk gehandicapten met wantrouwen
te bezien. Worden naast stemmingsstoornissen en psychotische stoornissen ook angststoornissen, gedragsstoornissen en persoonlijkheidsstoornissen vermeld, dan is dat zoiets
als treinen die vergeleken worden met het spoor.

Psychiatrische ziekte

*Ziekte is een proces. Je was niet ziek, je wordt ziek en als het goed gaat, word je ook weer
beter. Sommige ziekten zijn niet of moeilijk te genezen, sommige worden chronisch en aan
sommige ga je dood. Hoe dan ook: ziekte wordt gekenmerkt door een ontwikkeling en een
beloop.*
*Ziekte is iets incidenteels, niet iets structureels. Dat geldt ook voor ziekteverschijnselen, of
die nu psychisch of lichamelijk van aard zijn.*

Psychopathologie

In de psychiatrie zijn twee tradities herkenbaar. De eerste traditie gebruikt de termen
psychopathologie, geesteziekte en de al helemaal oude term zielsziekte, als metafoor.
Naar analogie van lichamelijke ziekten en ongevallen zou iemand die zich abnormaal
gedraagt psychotisch (zielsziek) kunnen zijn of een geestelijk trauma (psychotrauma) kunnen hebben opgelopen. Hij heeft daarmee de status van patiënt verkregen. De behandeling geschiedt bij voorkeur door psychoanalytici, die niet per se arts hoeven zijn maar die in
de geest van Freud de oorsprong van het psychotrauma proberen te analyseren. Genezing
is het gevolg van het opnieuw beleven en dan adequaat verwerken van het trauma.
Behandeling kan ook met andere psychotherapeutische methoden worden uitgevoerd,
door psychologen (in de betekenis van zielkundigen).
De tweede traditie beschouwt geesteziekte als een hersenziekte, met niet alleen lichamelijke symptomen maar ook met symptomen die zich uiten in gedrag.
Beide tradities maken gebruik van psychofarmaca. De eerste om de patiënt geschikter te
maken voor het ondergaan van een psychotherapie. De tweede als geneesmiddel, vanwege het herstellende effect op de fysiologie van de hersenen. Moderne wetenschappen als
psychofarmacologie en neuropsychologie bieden daarvoor de wetenschappelijke basis.
Psychofarmacologie bestudeert de invloed van farmaca (geneesmiddelen) op het gedrag.
Neuropsychologie bestudeert de samenhang tussen hersenfuncties en gedrag. Psyche en
gedrag vormen binnen deze traditie een twee-eenheid. Wie de psyche wil leren kennen
moet het gedrag bestuderen. Er is geen andere uiting van de psyche dan in de vorm van

gedrag. De psycholoog is geen zielkundige maar een gedragskundige, een etholoog. De therapie die hij beoefent is gedragstherapie.

Hoewel er nog altijd psychiaters zijn die zeggen 'medische psychotherapie' te beoefenen (een *contradictio in terminis*) of 'biologische psychiatrie' (een pleonasme), is het duidelijk dat zij alleen als arts geneesmiddelen kunnen voorschrijven en recht doen aan hun medische opleiding. Zij hoeven zich daarvoor niet te excuseren met het woord biologisch, zoals zij ook best psychotherapie kunnen bedrijven, als zij dat willen. Dat laatste dan wel als concurrent van psychotherapeuten die geen arts zijn, en niet op grond van hun medische opleiding.

Zenuwartsen (specialisten in zenuw- en zielsziekten) die in de eerste helft van de afgelopen eeuw waren opgeleid met een combinatie van neurologie en psychiatrie, beoefenden hun vak meestal in de eerste traditie. Voorzover zij hun opleiding daarná kregen, behoorden zij meer tot de tweede traditie. Thans zijn de opleidingen neurologie en psychiatrie geheel gescheiden. Neuropsychiaters houden zich bezig met hersenfuncties en gedrag vanuit de psychiatrische discipline, gedragsneurologen vanuit de neurologische discipline. Zij werken liever samen met neuropsychologen en gedragskundigen dan met zielkundigen.

Dat de symptomen van een psychiatrische ziekte en die van een ontwikkelingsstoornis soms als twee druppels water op elkaar lijken, zou kunnen verklaren waarom het zo lang heeft geduurd voordat die twee zorggebieden definitief uit elkaar werden gehaald. Maar nog steeds komen mensen met een verstandelijke handicap in de psychiatrie terecht. Volwassenen met een pervasieve ontwikkelingsstoornis kunnen, als de anamnese gene-geerd wordt, gemakkelijk worden aangezien voor schizofreen, zoals schizofrenen op hun oude dag geïndiceerd worden voor de verstandelijk-gehandicaptenzorg wanneer het IQ plaatsbepalend wordt geacht.

Het probleem van psychiatrie bij mensen met een verstandelijke handicap is niet zozeer of bepaalde psychiatrische ziekten bij hen in meer of mindere mate voorkomen en hoe die te behandelen zijn, maar hoe de ziekte te herkennen is. Dat lossen classificatiesystemen niet op en dat lossen vragenlijsten niet op. Dat vraagt om een klinische diagnose *door de psychiater zelf, inclusief onderzoek, om een goede anamnese en een schets van het beloop. Pas daarna is het tijd voor de* Questionnaires.

Eerst de psychiatrische diagnose, dan pas de vragenlijst

Hoe de gemiddelde stoornis eruitziet die met behulp van vragenlijsten over klachten kan worden vastgesteld bij een representatief deel van de normale populatie, is te vinden in het *Diagnostic and statistical manual of mental disorders* (DSM-III, 1980 tot DSM-IV-TR, 2000). De betrouwbaarheid als classificatiesysteem moge hoog zijn, de validiteit voor psychiatrische diagnostiek is dat niet. Dat is met name te zien aan de populatie die per definitie buiten tweemaal de standaarddeviatie van het gemiddelde IQ = 100 valt; in ons geval bij mensen die gehandicapt zijn door een ontwikkelingsstoornis. Zij lijden niet aan enge onbekende ziekten, zoals medewerkers van reguliere GGZ-instellingen, die 'niet doen aan mensen met een verstandelijke handicap', vrezen.

Een verstandelijke handicap is geen uitsluitscriterium voor psychiatrie. Integendeel: mensen met een verstandelijke handicap bewijzen dat ook aan de uitersten van het intelligentiespectrum aan dezelfde ziekten en kwalen wordt geleden als in het midden; meer zelfs. De psychiatrie zou erbij winnen als zij, dankzij deze populatie, de basale psychopathologische processen zou leren onderscheiden van toevallige, situatie- en cultuurgebonden symptomen. Maar dan moet ze weer terug naar haar enige reden van bestaan: *medische* oriëntatie op geestelijke gezondheid. Dat zou de zozeer gewenste *ontmedicalisering* van het maatschappelijk leven kunnen inluiden.

Grote psychiatrie

Er is geen reden om te veronderstellen dat mensen die gehandicapt zijn door een ontwikkelingsstoornis aan andere psychiatrische ziekten zouden lijden dan hun niet-gehandicapte medemensen. Hoogstens liggen de gevoeligheden voor het ene of het andere ziektebeeld wat anders. Ik heb aangegeven waarom de beschikbare cijfers niet betrouwbaar zijn.

Het allerbelangrijkste is de vraag hoe we psychiatrische aandoeningen kunnen herkennen binnen het bonte palet van psychische en somatische variabelen bij deze patiëntengroep.

Belangrijker dan de symptomen op zichzelf zijn, in navolging van Kraepelin, het ziekelijke beloop *en de eventuele* oorzaken *criteria die tot de herkenning van een psychiatrische ziekte kunnen leiden.*

Aan classificatiediagnostiek op basis van klachten en stoornissen hebben we niets.
We beperken ons tot de grote psychiatrie.

Er is nog een andere reden om ons als psychiater te beperken tot hoofdlijnen.
De belangrijkste rechtvaardiging voor goede diagnostiek is een goede behandeling.
Het belangrijkste behandelinstrument waarover alleen wij beschikken zijn psychofarmaca. *Welnu: er zijn talloze psychofarmaca; er zijn echter maar vier groepen psychofarmaca die er toe doen. Het heeft geen zin méér diagnoses te stellen dan we met de ter beschikking staande middelen kunnen behandelen.*

De psychiatrische ziektebeelden die we in ieder geval moeten proberen te herkennen zijn onder te brengen in de volgende vier hoofdgroepen:

1 Psychotische stoornissen. *Als ze symptomatisch of* reactief *zijn moeten ze behandeld worden naar de oorzaak. Zijn ze dat niet of lukt dat niet, dan staan ons* antipsychotica *ter beschikking, waartoe ook de* neuroleptica *behoren.*

2 Affectieve stoornissen. *Ook die kunnen reactief of symptomatisch zijn en moeten dan zo mogelijk naar de oorzaak behandeld worden. Zijn ze dat niet, dan vallen ze op vanwege het* episodische, *cyclische of* periodieke *karakter van de ontregelingen. De*

medicijnen die ons dan specifiek ter beschikking staan zijn antidepressiva *en* stemmingsstabilisatoren.

3 Angststoornissen en slaapstoornissen. *Het heeft zin deze groep apart te noemen omdat ze het indicatieterrein zijn van de veilig geachte* benzodiazepines, *die veel gebruikt worden als slaap- en kalmeringsmiddelen. Daardoor worden hun symptoomvervuilende en andere negatieve effecten, vooral bij chronisch gebruik, gemakkelijk over het hoofd gezien.*

4 Neuropsychiatrische aandoeningen. *Hieronder vallen de organische ziektebeelden zoals dementie, Tourette-syndroom, de gevolgen van niet-aangeboren hersenletsel en van syndromale aandoeningen, maar vooral ook epilepsie in al haar vormen. De geneesmiddelen die hiervoor ter beschikking staan zijn meer bekend bij neurologen dan bij psychiaters.*

Hoever we komen met het beloop van gedragsveranderingen als leidraad en het zoeken naar de oorzaak *en de onderliggende* pathofysiologie, *zullen we zien in de hoofdstukken van deel II, De ziekte.*

Het medische model

Psychiatrie betekent: geneeskunst van de psyche. Wie psyche vertaalt met *ziel* zal zich af moeten vragen of de ziel wel ziek kan zijn. Het antwoord is wat mij betreft: nee, hoewel ik zelf gespecialiseerd ben in zenuw- en *zielsziekten.* Met die ziel moet dus iets anders bedoeld zijn. Wie psyche vertaalt met *geest,* krijgt al wat meer voet aan de grond. *Geestesziekte* is een term die nog wel gebruikt kan worden en die ik in dit boek graag hanteer om op een kernachtige manier de psychische symptomatologie aan te duiden van wat in feite synoniem is met *psychiatrische ziekte.* Dat psychiatrische ziekten hersenziekten zijn en daarmee een vorm van lichamelijke ziekte, wordt behalve door oorzaken die we kennen en lichamelijke symptomen die ermee gepaard gaan, ook bevestigd door het succes van behandelingen met *psychofarmaca.* Die grijpen niet aan in de geest maar in het lichaam. Vanzelfsprekend kunnen wij ook alle andere middelen waarmee wij de toestand van zieke mensen kunnen verbeteren inzetten bij het voorkomen en behandelen van geestesziekten.

6   Zo erg is het nog nooit geweest

'Zo erg is het nog nooit geweest', zei de verpleegkundige die drie maanden tevoren op de afdeling was komen werken en die nu voor het eerst de bewoners van haar groep mocht presenteren tijdens het grote maandelijkse patiëntenoverleg. Zij gaf ook aan wat er van de psychiater verwacht werd: meer medicatie, omdat de verpleging de veiligheid van Dina en de anderen op de afdeling niet langer kon garanderen.

Eikenhorst

Dina was ik wel eens op de afdeling tegengekomen in de drie jaar dat ik mij nu met de psychiatrische zorg van de 'patiënten' op Eikenhorst bezighield. Opgevallen was ze me niet.

Op Eikenhorst waren rond 1975 de veertig diepst zwakzinnigen van het psychiatrisch ziekenhuis bijeengebracht, nadat de overheid ter bevordering van doelmatigheid in de zorg besloten had de 'verkeerde-beddenproblematiek' aan te pakken. Reductie van de bedprijs voor een zwakzinnige zou de directies van de grote inrichtingen stimuleren om capaciteit over te hevelen naar de zwakzinnigenzorg, zo was de verwachting. In werkelijkheid zat daar niemand te wachten op die moeilijke gevallen uit de psychiatrie. Die bleven dus waar ze waren, maar wel alvast op aparte afdelingen en met een bezetting conform de bedprijs.

De meeste verpleegkundigen kwamen net van school of hadden geen ambities meer; de teamleden werkten parttime. Pas afgestudeerde artsen die nog een half jaar stage moesten lopen waren verantwoordelijk voor de psychiatrische behandeling. De directeur maakte zich zorgen. 'Die mensen hebben iets aan hun hersenen en jij weet iets van hersenen', was het argument waarmee hij mij als specialist aan die afdeling koppelde. Ik was kort daarvoor als neuroloog in dienst gekomen van het psychiatrisch ziekenhuis en had nog wat tijd over. Blij was ik niet met deze nieuwe taak, maar met wat ik van zwakzinnigheid wist kon ik er ook niet veel tegen inbrengen. Ik had bovendien een gecombineerde opleiding achter de rug, dus inclusief psychiatrie. Een van de twee specialisaties moest wel bruikbaar zijn. Het verschil tussen zwakzinnigheid en krankzinnigheid zei me niets. Voor mij was het één pot nat.

Zwakzinnigheid en krankzinnigheid

Hoewel de eerste speciaal voor zwakzinnigen bedoelde inrichting in Nederland, 's Heeren Loo te Ermelo, dateert van 1891 (Mans, 1998), zou het tot de tweede helft van de vorige eeuw duren voordat men op bredere schaal ten behoeve van huisvesting, training, begeleiding, behandeling en bejegening consequenties ging verbinden aan het onderscheid tussen zwakzinnigheid en krankzinnigheid.

Te oordelen naar de situatie van 1970 moet zo'n 20 tot 40% van de patiëntenpopulatie van Algemeen Psychiatrische Ziekenhuizen, de erfgenamen van de Psychiatrische Inrichtingen, bestaan hebben uit wat wij nu mensen met een verstandelijke beperking noemen. Niet een kritische visie op het onderscheid tussen geesteszieke en verstandelijke handicap, maar de totstandkoming van een eigen financieringssysteem voor de zwakzinnigenzorg had ertoe geleid dat de vraag waar iemand thuishoorde steeds luider werd gesteld.

Toen Dina, die inmiddels 55 jaar oud was, in het begin van de jaren zestig van de vorige eeuw op 35-jarige leeftijd vanuit een tehuis voor debiele vrouwen in de psychiatrie werd opgenomen, was ook dáár alles één pot nat. Als reden voor opname vermeldde het dossier: 'ongedisciplineerdheid, erotische ontremming en agressieve gedragsstoornissen bij een torpide oligofreen'. Het ontbreken van een psychiatrische diagnose was geen probleem. Veel psychiaters behandelen nog steeds gedragsstoornissen, hoe dan ook omschreven, alsof het ziekten zijn. Het opnamedoel was: 'te worden bijgeschaafd, ter resocialisatie'.

Waanzin

Het gedragsprobleem zoals de verpleegkundige dat beschreef was alarmerend. Dina was de laatste weken verbaal agressief geworden. Ze had het over 'buik opensnijden' en 'ogen uitsteken'. Ze sliep niet meer, at niet meer en kroop jammerend over de grond. Als iemand probeerde haar te helpen gromde zij en sloeg zij van zich af. En omdat ze ook nog incontinent was geworden en met haar ontlasting begon te smeren werd zij van de slaapzaal afgehaald. Ze kreeg de separeerruimte die voor zulke gelegenheden gebruikt kon worden als eenpersoonskamer.

Algauw moest continu de deur op slot en kort daarna durfde niemand meer bij haar naar binnen. Ze leek totaal waanzinnig. Ze verscheurde haar kleren, dreigde en krijste naar wie een poging waagde haar te benaderen en wie haar wilde verzorgen of eten bracht werd met ontlasting en voedsel bekogeld. Nadat ze ook nog het raampje van de separeerdeur had dichtgesmeerd was akoestisch contact de enige mogelijkheid die restte.

Zoiets had de jonge verpleegkundige nog niet eerder meegemaakt. Haar collega's van de groep evenmin. Geen van allen had het daar langer dan een jaar volgehouden.

Dina was, voorzover ik mij haar voor de geest kon halen, een wat ouwelijke, diep zwakzinnige vrouw die meestal rustig in haar eigen hoekje op zaal zat en met wie verbaal contact nauwelijks mogelijk was. Op haar manier beleefde zij plezier aan de groep, de maaltijden en 'de therapie', zoals de dagbesteding werd genoemd. Soms was ze nadrukkelijk aanwezig, meestal echter onopvallend.

Mijn eerste gedachte was: 'Hoe kun jij nou weten dat het nog nooit zo erg is geweest? Je komt pas kijken'. En om mijn irritatie wat te verbergen bladerde ik in mijn eigen aantekeningenschrift om te zien wat voor medicatie Dina eigenlijk had en hoe ik de verpleging tegemoet kon komen. Daarbij viel mij iets bijzonders op.

Vrijwel exact één jaar daarvoor en met precies dezelfde woorden ('zo erg is het nog nooit geweest'), had een voormalige collega van deze verpleegkundige ook om verhoging van de medicatie gevraagd. En het jaar dáárvoor, zag ik nu, idem.

Ook ik had, evenals mijn voorgangers, vanwege alle onsmakelijke details waarschijnlijk, weinig behoefte gevoeld om haar te onderzoeken en had zonder verder na te denken voldaan aan het verzoek van de verpleging. Klaarblijkelijk was daarmee de rust hersteld, want in mijn aantekeningen van een maand later kon ik niets meer over Dina vinden. De verpleging was er niet op teruggekomen; ikzelf evenmin. De apotheek verlengde de recepten totdat ze werden ingetrokken. Zo kon het gebeuren dat Dina in de loop der jaren een waslijst aan psychofarmaca had opgebouwd waarvan het effect nooit geëvalueerd was en die zelfs voor patiënten in een psychiatrisch ziekenhuis ongehoord lang was.

Ik kon en wilde niet nog eens doseringen verhogen of nieuwe middelen toevoegen. De huisarts kende haar met chronische obstipatie. Op overzichtsfoto's van haar buik was te zien dat uit haar van aanleg lange darmstelsel door jarenlang psychofarmacagebruik de rek en peristaltiek verdwenen waren. Er was zo'n ophoping ontstaan van lucht en ontlasting dat haar maag en ingewanden omhoog waren gedrukt tot in haar borstholte. Dat op zijn beurt veroorzaakte weer kortademigheid en hoge bloeddruk. Ineens begreep ik een opmerking waaraan ik nooit eerder aandacht had besteed: als voorbeeld van haar ongedisciplineerdheid werd haar neiging genoemd om van tafel op te staan en lopend te gaan eten. De internist had ontdekt dat de 'slikklachten' waarvoor hij haar had onderzocht te maken hadden met mechanische belemmeringen. Veel kon hij er helaas niet meer aan doen.

Voor mij stond het vast dat nog meer medicatie ontoelaatbaar was.

En trouwens, terzijde, wat probeerden wij nu eigenlijk met al die psychofarmaca te genezen? Dat er problemen waren was duidelijk, maar wat was de psychiatrische diagnose?

Psychiatrische diagnoses worden sinds de jaren tachtig van de vorige eeuw onder één noemer gebracht en geclassificeerd met behulp van statistisch relevante criteria die zijn ontleend aan de normale populatie en die beschreven staan in het Diagnostic and statistic manual of mental disorders *('de DSM').*

Los van het feit dat mijn groep zwakzinnigen statistisch gesproken geen deel uitmaakte

van de normale populatie was het gedrag van Dina niet goed te herkennen in de beschrij-
vingen van de DSM. *Als ik de reden van haar behandeling wilde classificeren zou ik*
genoegen moeten nemen met atypische gedragsstoornis (312.90)*, de toenmalige vari-*
ant van gedragsstoornis niet anderszins omschreven (312.9)*, maar die recht-*
vaardiging van haar medicamenteuze polypragmasie sprak me niet zo aan.

Ik realiseerde me op dat moment dat ik helemaal niet wist hoe grote psychiatrie, zoals schi-
zofrenie of depressie, eruitzag bij diep zwakzinnige mensen. Afgaande op de medicatie die
de mensen op Eikenhorst kregen – niemand was zonder – moesten zeer velen lijden aan
een combinatie van schizofrenie (langdurige behandeling met antipsychotica), ernstige
angststoornissen (langdurige behandeling met benzodiazepines) en epilepsie (meerdere
soorten hooggedoseerde anti-epileptica). Depressief was niemand, dat wil zeggen: antide-
pressiva waren tot dan toe aan patiënten op Eikenhorst niet voorgeschreven. Later
begreep ik dat tot dan toe in de psychiatrische literatuur zelfs werd betwijfeld of zwakzinni-
gen wel depressief konden zijn (Sovner & Hurley, 1983). Als zij het leven al zat waren
misten zij het niveau om zich dat te realiseren.

De vraag werd er niet minder spannend om. Wat was er, psychiatrisch gesproken, met
Dina aan de hand?

Periodieke waanzin

Hoe gek Dina ook was, één ding leek waarschijnlijk: over enige tijd zou de waanzin weer
verdwenen zijn. En even waarschijnlijk was dat die over een jaar opnieuw de kop zou
opsteken. Er zat een periodieke regelmaat in haar psychische ontregeling, als eb en vloed.
Die regelmaat en de terugkeer tot haar 'baseline', als we tenminste de negatieve gevolgen
van haar medicatie even buiten beschouwing lieten, was opvallend.

De enige psychiatrische ziekte met zo'n uitgesproken periodiek beloop is de periodieke
stemmingsstoornis. *De meest tot de verbeelding sprekende variant daarvan is de*
manisch-depressieve ziekte. *Zou Dina manisch-depressief zijn?*

Hoe ziet een manische fase eruit bij diep zwakzinnigen? En hoe een depressieve fase? De
vraag of er bij haar sprake was van overdreven zelfoverschatting was al even dwaas als
de vraag of zij leed aan een negatief zelfbeeld. Ze sliep slecht en at slecht, maar dat kon
ook vanwege haar ingewanden zijn. Meer of minder spraakzaam viel moeilijk vast te stel-
len bij iemand die nooit veel zei. Gedachtevlucht of juist vertraagd denken was evenmin
een bruikbaar criterium. Luidruchtiger dan gewoonlijk was ze wel. Prikkelbaarder ook.
Ze schreeuwde meer en dreigde meer. Hoorde dat bij de manie of bij de depressie? Grote
aankopen doen had ze zich nooit kunnen veroorloven, en de smerigheid in de separeer
zien als haar variant op het verwaarlozen van haar taken ging ook wat ver. Alleen seksu-
eel ontremd gedrag zou onder de DSM-*criteria voor manie kunnen vallen. Was dat niet de*
reden geweest waarom zij indertijd was opgenomen? Echter: niemand had sedertdien
enige activiteit op dat gebied bij haar waargenomen. Ook niet tijdens haar gekte.

Als er al sprake was van een psychiatrische ziekte bij Dina dan leed zij aan een periodieke stemmingsstoornis. Of die bipolair was of niet was moeilijker vast te stellen, maar als de periodes zo lang duren als bij haar hoefde dat voor de behandeling niet veel uit te maken

Lithium

Een periodieke stemmingsstoornis, dat was waarschijnlijk haar psychiatrische diagnose. Het effect van de behandeling met een *stemmingsstabilisator* zou de proef op de som moeten worden.

Als *stemmingsstabilisator* komen in aanmerking: *lithium*, *carbamazepine* (Tegretol) en *natriumvalproaat* (Depakine). Lithiumcarbonaat is een in de natuur voorkomende zout-verbinding; de twee andere middelen zijn bekende middelen tegen epilepsie.

Ze was altijd al met anti-epileptica behandeld omdat zij vroeger toevallen zou hebben gehad. De keuze viel dus op lithiumcarbonaat. Alle andere psychofarmaca die zij gebruikte zoals slaapmiddelen, lichte en zware kalmeringsmiddelen en de onvermijde-lijke anti-Parkinsonmiddelen die tot doel hadden de ongewenste bijwerkingen daarvan weer te bestrijden, werden gestaakt.

Zij knapte in korte tijd op, wat niet bijzonder was: in het verleden gebeurde dat dus ook spontaan binnen enkele maanden. Wat wel bijzonder was: het jaar daarop belandde zij niet meer in de separeer. En het jaar dáárop evenmin.

Met enkel lithiumcarbonaat en nog een heel geringe dosis van een mild neurolepticum was zij niet alleen weer zichzelf geworden, maar ook gebleven.

Dokter, dokter, buik opensnijden

Vanaf die tijd hadden Dina en ik een speciale band met elkaar. Als zij mij zag riep ze me toe: 'dokter, dokter, oog uitsteken, tand uittrekken, buik opensnijden'. Niets in haar doen en laten wees op angst of agressie. Ze was vrolijk, ze reageerde op haar omgeving, meer dan ze ooit tevoren had gedaan. Waarom dan die enge taal? Ze weet wie ik ben, dacht ik; ze kent mij bij mijn functie. Zij heeft ooit een oogbeschadiging opgelopen, zij heeft een zeer slecht gebit, ze moet regelmatig naar de huisarts en de internist vanwege haar ingewanden die haar last en pijn bezorgen. En hoewel ik haar nooit aan den lijve onderzocht heb en ook geen witte jas draag zoals die anderen ben ik voor haar één van hen: een dokter. Dina kan abstraheren en extrapoleren! Ver gezocht? Dina begreep heel veel, verzekerde haar zus me later.

Wat niet ver gezocht is maar vaststaat, is dat door de ziektegeschiedenis van Dina mijn carrière uiteindelijk een andere kant is opgegaan dan mij aanvankelijk voor ogen stond. Ik begreep dat zwakzinnigheid niet beschermt tegen psychiatrische ziekten en dat het de kunst is het gedrag van de patiënt als bondgenoot te zien en niet als tegenstander. De psychiater die gedrag, de zichtbare uiting van de psyche, gestoord noemt en gaat behandelen vernietigt het spoor dat hem naar de ziekte wijst. Van Dina heb ik geleerd hoe op het onbekende terrein van mensen met beperkingen dat spoor toch te volgen is.

Ruim twee jaar ging het goed met Dina. Toen kreeg ze lichamelijke complicaties die het noodzakelijk maakten het lithiumgebruik te staken. Met natriumvalproaat en zo nodig wat extra dempende medicatie heeft ze de rest van haar dagen op de geriatrieafdeling van het psychiatrisch ziekenhuis doorgebracht. Sporadisch kortdurend gesepareerd. Incidenteel in de Zweedse band. 'Iemand die het goed doet op onze afdeling.'
68 jaar is ze geworden.

7   De stratenmaakster en de dood

Ze vraagt zich 's ochtends af of ze wel heeft geslapen. Ze voelt zich al moe voor de dag begint. Ze vertelt dat ze de nachten heel erg lang vindt duren en zich steeds omdraait op de andere zij. Ze zegt dat ze het moeilijk vindt om 'los' te gaan slapen. Ze heeft liever de armen gekruist voor haar borst, dat geeft een gevoel van bescherming. Ze droomt van een doodskop met een geraamte, zonder armen en benen. Ze kan niet uitleggen wie het is of waar ze hem ziet, dat vindt ze moeilijk. Maar ze is wel heel erg bang. 's Avonds durft ze niet te gaan slapen. Ze ziet er tegen op om naar boven te gaan. Terwijl ze dit alles zo vertelt begint ze te huilen.

De verwijsbrief heeft Brigitte aangekondigd als een 29-jarige vrouw die woont in een gezinsvervangend tehuis en werkt als stratenmaker. Ik verwacht een boom van een vrouw te zien maar ze oogt met haar 1,60 meter als een kind, zeker als ze huilt.

> *Het is een doodshoofd met een geraamte. Zijn holle ogen kijken me heel erg aan.*
> *Het zijn donkere gaten. De nacht duurt heel lang.*
> *Ik word wakker van de radio.*

Oranje boot

Als ze haar verhaal gedaan heeft en ik naar haar werk informeer verdwijnen haar tranen even snel als ze gekomen zijn. Levendig en geanimeerd gaat ze verder.
Ja, ze is stratenmaker en ze doet niets liever dan dat. Ze kan het zó snel dat haar hulpje dat de stenen moet aankruien haar niet kan bijhouden! Ze tekent patronen uit die ze leggen kan. Tekenen is haar hobby.
Ze heeft speciaal onderwijs gehad omdat ze moeite had met lezen, rekenen en schrijven, maar ze wil absoluut leren schrijven en oefent nog steeds. Ze wil een vriend zoals haar oudere zus. Ze wil eigenlijk een jongen zijn. Haar vader had graag nog een jongen gehad, misschien laat ze zich wel ombouwen.
Haar vader is overleden toen ze 10 jaar was. Hij is het die haar troost in de nacht. Ze ervaart een arm om zich heen die ze aan haar vader toeschrijft. Ze vertelt hoe ze met

hem een oranje boot aan het opknappen was. Ze kreeg schuurpapier (maakt de beweging) en weet zich alle details voor de geest te halen. Levendige en kleurrijke herinneringsbeelden hebben de plaats ingenomen van de zwarte dreiging van het doodshoofd. Alsof, nadat haar aandacht even was afgeleid, de röntgenfoto van haar dode vader ineens een kleurenfoto is geworden.

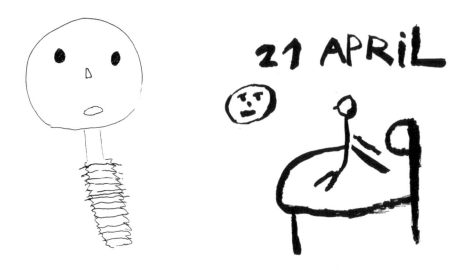

Debiliteitspsychose

Ze was in stuitligging geboren, had zich aanvankelijk traag ontwikkeld en kreeg medicijnen tegen epilepsie tot ze 12 jaar oud was. Na het overlijden van haar vader was ze moeilijker geworden en aan het begin van haar puberteit was ze zo dwars dat ze in een internaat voor zeer moeilijk opvoedbare kinderen terechtkwam. Daar ging het lange tijd goed.
Na een discoavond – ze was net 17 jaar – moest ze plotseling worden opgenomen vanwege waanideeën die gepaard gingen met gevoelens van angst, dreiging en opwinding. Een lichamelijke oorzaak zoals epilepsie of drugsgebruik kon niet worden aangetoond.
De psychiater sprak van een *debiliteitspsychose*: een psychiatrische ontregeling die hij toeschreef aan chronische overvraging en onzekerheden over de toekomst bij een verstandelijk gehandicapte vrouw.
Ze kreeg een kalmeringsmiddel (het neurolepticum *thioridazine*) met een licht dempend en antipsychotisch effect en daar reageerde ze goed op. Ze verhuisde van het internaat naar het gezinsvervangend tehuis.

Schizofrenie?

Ongeveer een jaar later werd ze opnieuw psychotisch, tijdens een vakantie. De psychiater noemde het nu een chronisch psychotisch toestandsbeeld en dacht aan *schizofrenie*. Hij verving de *thioridazine* door een specifiek antipsychoticum (*penfluridol*). De psychose verbleekte maar ze bleef schuw en maakte een vlakke en trieste indruk.

Bij psychologisch onderzoek dat volgde scoorde ze op de IQ-test lager dan voorheen. Maar wat verraste was dat zij volgens het projectiemateriaal meer op mensen gericht was en innerlijk meer bewogen was dan men op grond van haar beperkte niveau en de psychiatrische diagnose voor mogelijk had gehouden. Géén schizofrenie wellicht? Maar wat dan? De *penfluridol* werd gestaakt en zij fleurde op. Totdat haar dromen haar begonnen te kwellen.

Traumaverwerking

Vanwege de inhoud van haar dromen, haar angsten, haar verlangens en haar emoties kreeg ze spel- en bewegingstherapie en waren er regelmatig gesprekjes om haar te helpen alles te verwerken.

Het effect was averechts. Ze hoorde harde voetstappen van – naar haar zeggen – dinosaurussen (haar favoriete dier). Ze zag Billy Idol, haar popidool, die tegen haar praatte. Ze ging zich regressief gedragen: liep rond met haar knuffelbeest dat ze stevig omklemd hield en plaste in haar broek. In de zeldzame momenten dat ze helder was vroeg ze om een pil die haar van haar 'enge dromen' moest afhelpen. In die toestand leerde ik haar kennen. Wat was er met haar aan de hand? Wat was er aan te doen?

Psychische invloeden

Brigitte was duidelijk van slag en dat was vanuit haar levensomstandigheden en ervaringen wel enigszins te verklaren. Ze had veel meegemaakt en was op een cruciaal moment, aan de vooravond van haar puberteit, geconfronteerd met de dood van haar vader. Zou die haar ook verlaten hebben als zij, zoals hij gehoopt had, een jongen was geweest? Hij verscheen als troostende aanwezigheid met armen die haar veilig omklemden wanneer ze geplaagd werd door haar nachtmerries waarin ze zijn dode aanwezigheid vreesde.

Haar tekeningen leken sterk op elkaar en drukten steeds dezelfde situatie uit. Bij het beschrijven ervan hanteerde ze een stereotiepe woordkeus en steevast raakte ze in tranen. Werd zij afgeleid of kon zij op een ander onderwerp worden gebracht dan droogden die snel op en werd zij weer de kleine jongensachtige meisjesstratenmaker, die wel eens worstelde met haar identiteit maar ook plezier en zelfrespect ontleende aan haar vak.

Haar therapeuten hadden een bron van psychische conflicten bij haar herkend als oorzaak voor haar dromen, maar het aanboren ervan had meer ellende dan troost gebracht. Op haar beste momenten zou ze een bepaalde psychotherapie misschien nog wel aankunnen, maar tijdens een inzinking zeker niet.

Zo'n inzinking met ontregeling van vitaliteit en zelfvertrouwen is ook geen geschikt moment om belangrijke nieuwe keuzes te maken voor het leven, bijvoorbeeld ten aanzien van wonen of werken. Gelukkig werd ze er ook niet toe gedwongen. Niemand voelde zich door haar bedreigd. Iedereen hoopte dat zij gauw weer beter zou worden.

Lichamelijke factoren

Psychische ontregelingen met veranderingen in aandacht en concentratie en met depersonalisatie- en derealisatieverschijnselen ('wie ben ik, waar ben ik, wat is er gebeurd?') zijn symptomatisch: verdacht voor een lichamelijke oorzaak. Wellicht zelfs organisch: veroorzaakt door een gestoorde hersenfunctie.

Epilepsie moet overwogen worden. Dat is in overeenstemming met de oorzaak van Brigittes handicap. Ze is er ook minstens twaalf jaar van haar leven voor behandeld geweest. Maar daarna was ze aanvalsvrij en heeft ze in ieder geval geen grote aanvallen (insulten) meer gehad.

Er zou wel sprake kunnen zijn van zogenaamde partiële aanvallen met complexe symptomatologie. Bijvoorbeeld in de vorm van een plotselinge stemmingsomslag: aanvalsgebonden of ictale gevoelens van woede, onlust, dreiging en schuld. Of interictale gedragsveranderingen: tussen de aanvallen door. Ook zijn er dissociatieve verschijnselen. Veel mensen kennen die in hun onschuldige vorm als déjà vu- en déjà vécu-belevingen. Zeer levendige droom- en herinneringsbeelden passen daar ook bij. Maar waarom heeft ze er dan jarenlang, zelfs zonder medicatie, geen last van gehad?

Onder belastende, vooral emotionele omstandigheden kunnen epileptische aanvallen weer geluxeerd worden, ook als ze zich lang niet meer hebben voorgedaan. Ze worden dikwijls geduid als 'psychisch' of gesimuleerd: bewust of onbewust bedoeld om te ontsnappen aan de realiteit.

Dat zijn ze niet per se. Maar ook niet per se niet.

Epilepsie, het grote alibi

In zijn roman *De Gebroeders Karamazov* noemt Dostojewski, die zelf aan dit soort aanvallen leed en die dus wist waarover hij het had, epilepsie 'het grote alibi'. Hij vertelt hoe Smerdjakov, de onwettige zoon, zijn tirannieke vader Fjodor Karamazov vermoordt. Om zichzelf een alibi te verschaffen en tegelijk zijn halfbroer Dmitri de moord in de schoenen te kunnen schuiven, simuleert hij een epileptische aanval die echter onverwacht in een echte epileptische aanval overgaat zodat zelfs de moordenaar niet meer weet of hij zijn vader met opzet heeft vermoord of in een epileptische schemertoestand. Nooit bestaat er zekerheid bij dit soort vragen, zelfs niet voor de epilepticus. Echte aanvallen of aanstellerij: het is een vals dilemma. Er is geen normaal mens die bij herhaling epileptische aanvallen simuleert.

Een proefbehandeling met anti-epileptica zou uitkomst kunnen bieden, maar het effect van die middelen op de psychische componenten van partiële aanvallen is moeilijk te beoordelen en het uiteindelijke resultaat is dikwijls teleurstellend. Het blijft echter een optie (zie ook hoofdstuk 10).

Ook een slaapstoornis *moet overwogen worden. Als die niet het gevolg is van slechte slaaphygiëne, ook niet van lichamelijke of psychiatrische aandoeningen, noch* secundair *is aan psychische problemen, dan gaat het om een primaire slaapstoornis.*

Primaire slaapstoornissen

Bij een *primaire slaapstoornis* is de gestoorde slaap geen gevolg maar de oorzaak van veel problemen en van lichamelijk en psychisch ongemak.

De gestoorde *slaapfysiologie*, zoals dat dan heet, uit zich op drie manieren:

door een teveel aan slaap, wat vooral lastig is overdag;

door een gebrek aan normale slaap 's nachts;

door een gestoord slaap-waakritme: men is wakker wanneer men moet slapen en slaapt wanneer men wakker zou moeten zijn.

Daarnaast zijn er afwijkende *slaappatronen (parasomnieën)* waarvan de nachtmerries en het slaapwandelen de bekendste zijn.

Voor de behandeling van slaapstoornissen is dit onderscheid van belang.

Als een slaapstoornis niet primair is maar het gevolg van omstandigheden of ziekten, dan is het zaak die oorzaken aan te pakken en zo goed mogelijk te behandelen.

Bij psychiatrische ziekten zoals vitale depressies hoort een ontregeld slaappatroon tot de kenmerkende verschijnselen. Dat wordt dan behandeld door de depressie te behandelen.

Bij gebeurtenissen die iemand uit de slaap houden maar die men niet goed kan beïnvloeden, kan men eventueel voor 1 à 2 weken de bekende *benzodiazepines* en verwante slaapmiddelen geven zoals *temazepam* (Normison), *nitrazepam* (Mogadon) en *oxazepam* (Seresta). Belangrijk is het zich te realiseren dat daardoor het normale fysiologische slaappatroon niet hersteld wordt. Die slaap verkwikt niet.

Voor de middellange en lange termijn is zo'n slaapmiddel daarom geen oplossing. Dan is er sprake van een chronisch ontregeld slaap-waakritme waarbij de oorzaak er allang niet meer toe doet maar waarbij de gestoorde slaapfysiologie zelf het probleem is geworden.

Bij Brigitte zat het hem inderdaad in de gestoorde slaapfysiologie. Haar nachtmerries bewezen dat. Hoewel haar vader een rol speelde in de inhoud van haar dromen waren die niet veroorzaakt door zijn overlijden. Ook een verband met de epilepsie waaraan zij vroeger had geleden lag niet voor de hand.

Behandeling en effect

Bij primaire slaapstoornissen, die zo duidelijk en zo lang niet alleen de nachtrust maar ook het functioneren overdag verzieken, heeft *pipamperon* (Dipiperon) dikwijls een verrassend goed effect.

Officieel behoort het tot de groep van de neuroleptica. Maar binnen die groep is het een buitenbeentje omdat het niet zozeer de overdracht van dopamine als wel van serotonine in de hersenen remt. In de reguliere psychiatrie wordt het weinig gebruikt. In de zorg voor mensen met een verstandelijke handicap had het jarenlang de naam een prima middel te zijn tegen gedragsproblemen. Pillen hebben geen voorkeur voor gedrag dus dat was onzin. Het heeft echter wel een normaliserend effect op het patroon en het ritme van de slaap, en zodoende indirect ook op het gedrag.

De laatste jaren is er in toenemende mate belangstelling voor primaire slaapstoornissen en de behandelmogelijkheden daarvan. Dan blijken er toch complexe factoren een rol te spelen binnen de biochemie en de fysiologie van het brein. Er zijn slaaplaboratoria en slaapklinieken waar men diepgaand onderzoek kan doen. Het door de pijnappelklier (een centraal in de hersenen gelegen orgaantje) en door de farmaceutische industrie geproduceerde hormoon *melatonine* kan een belangrijke rol spelen bij ontstaan en behandeling van slaapwaakritmestoornissen (Smits & Braam, 2003).

Maar niet altijd hoeft men zijn toevlucht te zoeken tot bijzondere middelen en laboratoria. Het zoeken naar een rationele verklaring en het systematisch uitvoeren van een proefbehandeling met evaluatie van het effect kan minstens zo snel tot resultaten leiden en daarmee indirect tot een diagnose. *Ex iuvantibus:* op grond van het middel dat helpt.

Verkwikkende slaap

Er viel veel te speculeren over wat er bij Brigitte aan de hand was en aan elke verklaring zat een behandelconsequentie vast. De zekerste was dat zij een slaapstoornis had en de eenvoudigste manier om die te behandelen was met een pil, zoals zij ook zelf vroeg. Aan coöperatie dus geen gebrek.

Pipamperon 40 mg voor het slapen had bij haar vrijwel direct effect. Met het verdwijnen van haar nachtmerries verdwenen haar angsten en ontstemmingen overdag. Alles wat zij in haar leven had meegemaakt bleef zoals het was en dat was goed. Het bleek allemaal niet de oorzaak te zijn van haar angstdromen maar slechts de vorm waarin zij die beleefde. Iemand verlossen van zijn angsten door hem van zijn verleden te verlossen lukt niet. Iemand verlossen van zijn slaapstoornis gaat wat gemakkelijker. Verlost van haar nachtmerries durfde zij zich weer over te geven aan de slaap. Zo verdween de dood uit haar slaap. Toen zij geen *pipamperon* meer gebruikte kwam die weer terug. Met een half tablet voor het slapen blijft hij nu al jaren weg.

Ze hoort er weer helemaal bij. Bij de levenden. Als stratenmaakster.

8   Een net pak voor een Hell's Angel

Franklin was een reus en een engel. De hand die hij gaf kwam van boven maar voelde merkwaardig licht en zacht. Licht was ook het blauw van zijn ogen en zacht was zijn blik. Maar verder was alles aan hem niet alleen groot maar ook hard en zwaar. Groot zijn bijna kaalgeschoren hoofd en zwaar zijn zwarte laarzen met ijzeren beslag. Beslagen waren ook de brede koppel en het korte vetleren jack dat hij droeg. Heavy metal had duidelijk niet alleen zijn muzikale voorkeur. Motorrijden mocht hij niet; zijn ouders waren er tegen dat hij zijn rijbewijs haalde. Maar hij zocht ze wel op, de mannen met hun grote motoren, en hij zocht ze op om over 'criminaliteit' en 'vandalisme' te praten, want die woorden fascineerden hem. Dat ze hem niet serieus namen ontging hem. Als zij hem zat waren begonnen ze de spot met hem te drijven en joegen hem weg. Dat voelde hij wel. Dan trok hij zich terug op zijn kamer en zijn begeleidster had hem wel eens met tranen in de ogen aangetroffen. Maar dat kwam van de Fisherman's, zei hij.
Hij adoreerde en imiteerde alles en iedereen, als het maar indruk maakte. Hij tekende doodshoofden, hakenkruizen en Davidsterren maar was van binnen zo zacht als was.

Franklin was een nakomertje. Zijn onverwachte komst werd door zijn ouders beleefd als teken van hoop. Zakelijk was het hun slecht vergaan, maar de vier oudste jongens stonden inmiddels op eigen benen en brachten soms zelfs wat geld in het laatje. Franklin werd gezien als de voorbode van een nieuwe, meer voorspoed brengende periode. Hij was te vroeg geboren. Hij was ook veel te groot en moest met de tang worden gehaald. Hij ontwikkelde zich traag en was vaak ziek. Zijn taal kwam laat op gang en toen hij ten slotte liep was dat breedsporig. Hoe harder hij liep, hoe verder hij zijn benen uitzwaaide en zijn armen naar voren strekte. Zijn lange lijf en zijn opvallend grote hoofd waren voor de dokters aanleiding geweest om aan het *Sotos-syndroom* te denken, maar zekerheid hadden ze niet gekregen. Zijn ouders hadden Franklin toen maar meegenomen naar alternatieve genezers, ook zonder resultaat. Ten slotte hadden ze hem allerlei activerende therapieën laten ondergaan, in een poging door stimulering zijn achterstand op te heffen. Maar het bleef tobben. Zijn ouders verweten zichzelf dat het aan hen gelegen had, vanwege alle spanningen waaronder ze geleden hadden.

Een onbenullig lijf

Franklin zelf leed er niet onder. Hij was als vrolijk en enthousiast jongetje aan de ZMLK-school begonnen en bleek toch ook wel leermogelijkheden te hebben. Als hij maar voortdurend gestimuleerd en aangemoedigd werd en liefst persoonlijk begeleid. Hij vond weinig aansluiting bij zijn groepsgenootjes die hem meden omdat hij zo hard en doordringend schreeuwde en met zijn lange armen breed om zich heen zwaaide als hij mee mocht doen. Ook als hij angstig, boos of geschrokken was of zich hulpeloos voelde trok hij luidkeels roepend en wild zwaaiend de aandacht. Als hij emotioneel werd begon hij te stotteren en was hij niet meer te verstaan.

'Het is een kwetsbaar kind dat zich emotioneel moeilijk kan uiten en snel gestresst is. Zijn stotteren belemmert hem in zijn emotionele uitingen, wat hem zeer frustreert. Hij maakt dan met zijn hand bepaalde bewegingen, de zinnen die hij uitspreekt worden steeds korter en ten slotte stoot hij alleen nog maar dezelfde klanken uit, wat hem zeer frustreert', vermeldde het schoolrapport. 'Maar hij is een redelijk goede leerling, die echter onzeker blijft en zich snel laat beïnvloeden door anderen.'

Grote broer

Als hij 15 is komt hij met een aantal kinderen die jonger zijn dan hij terecht in een woonvorm voor verstandelijk gehandicapten. Die zien tegen hem op en beschouwen hem als hun oudere broer; dat geeft hem zelfvertrouwen. Hij bloeit op en wordt ook rustiger, zoals een behulpzame en goedmoedige oudere broer betaamt.

Daardoor kan hij doorstromen naar een oudere groep en vanuit school mag hij stage gaan lopen. Hij wil niet langer bij de gehandicapten horen en zoekt contact met jongens uit de buurt. Hij meet zich een punkkapsel aan maar wordt niet echt geaccepteerd. Ook niet als hij gabber wil zijn en alleen nog merkkleding koopt. Zijn leeftijdgenoten accepteren hem niet echt. De zwaardere jongens, met hun meisjes en motoren, zijn wat toleranter. Totdat hij ook hen op de zenuwen werkt.

Hoe meer hij aansluiting zoekt en vindt bij ouderen, hoe meer hij ook tekortschiet. Bij de geringste vorm van kritiek raakt hij al in paniek. Als hij zich uit frustratie verstopt of de banden van de fiets van de conciërge kapot snijdt omdat die hem niet voor de zoveelste keer antwoord wil geven op dezelfde vragen, concludeert de school dat hij overvraagd is. Zijn programma wordt aangepast en er worden minder eisen gesteld. Hij krijgt creatieve therapie om hem te helpen zijn emoties te verwerken. Tijdens die therapie schildert hij wegen, fietspaden en verkeersborden. 'Zo weten de mensen waar ze heen kunnen en wat ze moeten doen', zegt hij. Maar de school blijft zich zorgen maken.

Tics, dwang en stotteren

'Sinds twee jaar vertoont Franklin in toenemende mate tics en dwangmatig gedrag' staat er in de aanvraag voor een psychiatrisch consult. 'Hij adoreert stoere mannen en wil zijn als zij. Hij belt ze diverse keren per dag op en stuurt ze reeksen brieven, maar hij wordt van dat alles steeds meer gespannen. Als hij rustig is kan hij in volledige zinnen spreken, maar bij spanning gaat hij stotteren, steeds heftiger en explosief. Hij is steeds minder goed te verstaan en gebruikt steeds meer stopwoorden.

Er is de laatste tijd veel veranderd en we verwachten minder van hem, maar hij komt niet echt verder. Hij kan alleen nog eenvoudig werk onder vaste begeleiding verrichten. Desondanks blijven zijn tics en dwangmatigheden bestaan. Is er sprake van een neurologische oorzaak of van een angststoornis? Is het mogelijk om hem met behulp van medicatie zo te beïnvloeden dat hij meer aankan?'

Jij tekent, ik lees nog even

Ik vraag Franklin naast me te komen zitten en laat hem wat tekeningen maken. Hij stottert en bromt en knort terwijl hij met onhandige gebaren een stoel aanschuift en er met zijn lompe lijf op neerplofT. Ik geef hem pen en papier en vraag hem een huis, een mens en een fiets te tekenen. Hij struikelt over zijn woorden als hij probeert uit te leggen hoe goed hij dat kan. Ik zeg hem dat hij over zijn woorden struikelt omdat hij me probeert uit te leggen hoe goed hij kan tekenen, maar dat het voor hem misschien wat gemakkelijker is als hij gewoon tekent. Ik wijs hem het midden van het vel papier en zeg: 'Begin maar met het huis, dat vind je vast het moeilijkste'. Hij schiet in de lach en schuift zijn stoel wat dichter naar me toe. En begint weer hele verhalen die ik nu wel wat beter kan verstaan. Hij is rechtshandig maar neemt de balpen in zijn vuist. Gejaagd maakt hij snelle, uitschietende bewegingen. Hij excuseert zich daar omstandig voor en wrijft voortdurend met zijn linkerhandrug over zijn linker wenkbrauw. Hij doet van alles, behalve tekenen.

'Neem de tijd', zeg ik tegen hem, 'ik lees ondertussen wel deze brief'. Ik verdiep me nog eens in zijn zorgplan en de gegevens die me waren toegestuurd. Langzaam komt hij tot rust. Terwijl hij ijverig tekent, met de tong uit zijn mond, realiseer ik me ineens hoe alles wat indertijd in peutervorm al zichtbaar was geweest nu nog steeds herkenbaar is bij deze grote man van leer en staal.

Hij had zich ontwikkeld, zonder twijfel. Zijn praktische en cognitieve vaardigheden waren vergelijkbaar met die van een zeven- à achtjarige. Rekenen vond hij moeilijk, daarvoor had hij nog steeds zijn vingers nodig. Schrijven ging beter, puzzelen helemaal. Zinnen nazeggen en geometrische figuren aanwijzen kon hij als geen ander, zoals hij ook zijn weg door doolhoven had kunnen vinden en direct zag welke onderdelen ontbraken bij onvolledige tekeningen. Psychologisch testonderzoek had dat allemaal vastgesteld. Hij had het hoogst gescoord op de onderdelen visuele waarneming, visuele inprenting en reproductie. Die indruk kreeg ik niet van zijn tekeningen die hij met zoveel vlijt voor mij maakte maar waartoe ik hem wel steeds moest uitnodigen. Alleen het mensje, erg klein, en in het huis zelf getekend, vond ik verrassend en gedifferentieerd. Van de fiets maakte hij niets, maar een fiets is ook moeilijk uit het hoofd te tekenen.

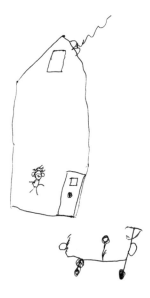

Het niveau van zijn tekeningen weerspiegelde beter zijn ontwikkelingsniveau dan zijn uiterlijk en paste ook beter bij zijn zachte pit dan bij zijn ruwe bolster. Hij was volkomen rustig geworden terwijl ik zat te lezen en hij met zijn opdracht bezig was. Toen hij klaar was schoof hij dicht naar me toe om het resultaat te bespreken. Nu hij de spanning van zich had afgeschud reageerde hij alert en met humor. Van dwangsymptomen of angst was niets meer te zien. Zo technisch naast elkaar bezig kon ik zelfs zijn problemen thuis en op het werk ter sprake brengen. Als het te spannend voor hem werd zei ik iets over zijn mooie kettingen of schakelde ik over op motoren. Ik vroeg of hij zo'n mooie motor-kalender had met van die mooie dames. Hij begon te lachen.

Opvoeren en tunen

Ik genoot van alles wat hij vertelde en had laten zien en dat liet ik hem merken ook. Ik begon hem wat te voeren en hij mij en binnen de kortste keren was hij weer druk en stereotiep gebarend bezig. Hoe enthousiaster hij werd, des te meer hij begon te stotte-ren en met zijn linkerhandrug over zijn linker wenkbrauw te wrijven. Uiteindelijk bleef hij steken in zijn stopwoordjes: 'ja, ja'.

Toen de rust opnieuw was weergekeerd zei ik hem dat ik me goed kon voorstellen dat het soms wel erg druk en angstig was in zijn hoofd en dat ook zijn begeleiders dat gezien hadden. Dat ze hem daarom naar mij gestuurd hadden. Ik vroeg hem of hij, als ik een pilletje had dat hem wat rustiger kon maken, dat zou slikken. 'Je hoeft het misschien niet eens altijd te nemen', zei ik, 'je doet het alleen wanneer je veel met andere mensen omgaat en merkt dat ze jou druk vinden of niet begrijpen. En jij dan weer gespannen wordt en gaat stotteren. Als je vrij bent in het weekend en er zijn alleen maar mensen die je goed kennen en die niet bang voor je zijn hoef je het die dag misschien niet eens te nemen.'

Ik vergeleek het met het aantrekken van een net pak op momenten dat hij er keurig uit moest zien, terwijl hij in zijn vrije tijd of wanneer hij of anderen dat leuk vonden, best in zijn leren jack en kettingen kon rondlopen.

Hij wilde het wel eens proberen, zei hij. Hij zou slikken wat ik hem voorschreef.

Ik begon met een half tablet à 1 mg *haloperidol* (Haldol).

'Zijn tics zijn afgenomen', zei zijn begeleidster bij de controle, 'hij gebruikt zijn stopwoordjes niet meer en hij stottert nauwelijks meer. Hij is beter te verstaan en is rustiger geworden, zoals we hem kenden uit zijn vorige woonvoorziening. Hij heeft nu één vaste stageplek met eenvoudige, routinematige taken en een begeleider die hem goed kent. Op de creatieve therapie schildert hij wegen, bloemen, wolken en een grote ronde zon met een stip daarin. "Dat ben ik", zegt hij'.

Gretig en volgzaam

Dwangmatig was Franklin niet, laat staan obsessief-compulsief. Hij was gemakkelijk af te leiden en hij liet zich ook beïnvloeden door anderen, graag zelfs. Wie de moeite nam om met hem in gesprek te komen kon zelfs praten over de indruk die hij op anderen maakte, en wie hem adviseerde bepaalde dingen op een goed moment te doen of te laten merkte dat hij zo'n advies graag opvolgde en dat hij daardoor niet angstiger of gespannen werd. Hij liet zich in een rustige sfeer goed afremmen en sturen en zocht actief mee naar wederzijds begrip en oplossingen.

De spanning nam wel toe naarmate zijn omgeving onrustiger was of zijn gesprekspartner enthousiaster werd. Hij vibreerde mee op de stemming van de ander, op diens intensiteit en enthousiasme. Dan was het samen gas geven. Binnen de kortste keren lag hij op kop, om welke emotie het ook ging. Hij was angstig voor de toekomst met zijn angstige ouders, gabber met de gabbers en heavy met de zware jongens. Wat de mensen om hem heen aangreep, greep hém aan. Heftig, intensief. En in die staat van opwinding begon hij onwillekeurig op meer stereotiepe wijze te gebaren en te praten. Of, zoals zijn begeleiders zeiden, als hij dwanggedachten heeft gaat hij zich ook dwangmatig gedragen en begint hij te stotteren.

Gilles de la Tourette-syndroom

Wat Franklin liet zien was het trio dat kenmerkend is voor het Gilles de la Tourette-syndroom*: mentale tics, vocale tics en motorische tics. Meestal worden alleen de motorische en vocale tics genoemd; de mentale horen er echter bij. Er is een zekere mate van opwinding nodig; er moet spanning zijn of ontlading. Bij levendige, enthousiaste types die zich gemakkelijk laten meeslepen en het hart op de tong hebben is dat algauw het geval. Maar ook bij binnenvetters, als emotie zich ontlaadt.*

Wat Franklin fascineerde was niet alleen wat anderen bezighield, maar ook de grote zaken van het leven. Wie ben ik, wat hebben mensen met elkaar, relaties, man en vrouw, macht en dood. Hoe meer dat hem bezighield, hoe meer stereotiepe gebaren hij maakte.

Als kind wreef hij al met zijn linkerhandrug over zijn oog. Nu, aan de vooravond van zijn volwassenheid en bezig met heel wat andere dingen, deed hij nog steeds hetzelfde.

Ook vocale tics had hij; zijn begeleiders noemden het stotteren. Als hij volkomen ontspannen was kon hij in normale samengestelde zinnen spreken. Hoe sterker zijn opwinding, over wat dan ook, hoe meer gehakt hij maakte van zijn uitspraken. Ten slotte hield hij alleen nog maar tweeletterwoorden over: zijn 'stopwoorden'.

Mentale, vocale en motorische tics

Neurologen kennen het syndroom van Gilles de la Tourette, onder het hoofdje *organische tics*, als *extrapiramidale bewegingsstoornis*. Het wordt genetisch overgedragen maar er is ook een symptomatische vorm. Bijvoorbeeld in samenhang met epilepsie, als variant van tardieve dyskinesie (Stahl, 1980), in een manische fase van de manisch-depressieve ziekte of bij extreme angst en opwinding.

Neurologen zijn er ook vanouds mee vertrouwd dat het gedrag van patiënten die aan extrapiramidale aandoeningen lijden mede afhangt van psychische factoren en van de situatie (Lit, 1956). In feite onderkennen zij bij tics, naast de motorische en de vocale vorm, ook de sensorische tic: de *innerlijke beweging* of drang die tot handelen aanzet (Wolters & Van Laar, 2002). Waar deze drie vormen samenkomen, bij de *complexe tics*, is complex gedrag het resultaat. Niet meer alleen een snelle, stereotiepe beweging, niet meer een korte kreet of uitroep maar een doeltreffende handeling die onderstreept wordt met volledige, goed geformuleerde zinnen. Een handeling ook die de patiënt zelf, net zoals de simpele tic, voor kortere of langere tijd kan onderdrukken en sturen. Maar altijd gaat het om snelle, associatieve en primitieve reacties; psychomotorisch, in woorden en daden. Om impulsieve uitingen van oerdrift. Dus om uitingen die op gespannen voet staan met 'beschaving' en die bij voorkeur taboe zijn. Uitdagend, provocerend, maar ook met de charme van lef en creativiteit.

Psychiaters en gedragsdeskundigen die vanwege de psychische eigenaardigheden en de sociale complicaties met Tourette-patiënten te maken krijgen, lezen in hun *Diagnostic and statistical manual of mental disorders* (DSM) dat de diagnose wordt gesteld op basis van motorische en vocale tics. Psychische en gedragscomponenten kunnen daar wel mee geassocieerd zijn, maar moeten dan apart als obsessief-compulsieve stoornis worden geclassificeerd.

Het moge duidelijk zijn dat ook de psychische bewegingsstoornis, de mentale tic, wezenlijk deel uitmaakt van het Gilles de la Tourette-syndroom en dat het daarbij om een ontremmingsfenomeen gaat dat meer verwant is aan de manie dan aan de obsessief-compulsieve stoornis.

Het effect van de behandeling bevestigt dit alles. De symptomatische vorm wordt bij voorkeur naar de oorzaak behandeld. Bij epilepsie kan *clonazepam* (Rivotril) helpen. SSRI's vanwege de vermeende dwangsymptomen hebben geen zin en werken eerder averechts. Evenals bij de manie en andere vormen van ontremming heeft vooral *haloperidol* een goed effect, liefst in een zo laag mogelijke dosering of alleen 'in de tijd van de baas'. De behandelaar moet zich afvragen hoe hij zijn Tourette-patiënt het beste helpt: door hem van zijn tics af te helpen of van zijn medicatie. Want er gaat door de behandeling toch iets verloren van de kraak en de smaak, van het eigene van de patiënt. Die kan er zelfs zeer ongelukkig van worden terwijl de omgeving tevreden is als rust en decorum zijn hersteld.

Zeker in de zorg voor mensen met een verstandelijke handicap, waar iedereen dagelijks 'in zijn netste pak' verschijnt, doet uitleg over dit syndroom wonderen. Uitleg brengt begrip teweeg en rust bij de omgeving en daardoor dikwijls ook bij de patiënt.

De mens en zijn symbolen

Wat mij zo trof was dat de mentale tic van Franklin, dus datgene wat hem in hoge mate fascineerde, geen product was van zijn opvoeding maar klaarblijkelijk in hemzelf zat. Natuurlijk had hij op straat en op de televisie gabbers en Hell's Angels gezien en beelden van oorlog, hakenkruizen, Davidssterren en motoren. Maar er is zo ontzettend veel méér te zien. Waarom ging hij uitgerekend met deze thema's op de loop?

Zonder dat hij ooit gehoord heeft van Carl Gustaf Jung of diens werk over de mens en zijn symbolen heeft gelezen (Jung e.a., 1964), verbeeldt hij met oertekens het proces van zijn eigen persoonlijkheidsontwikkeling, zijn gevoelens van macht en onmacht en zijn strijd om zijn eigen identiteit. Hij zoekt daarin zijn weg door helden te creëren en die te adoreren. Hij herkent, zonder weet te hebben van de afkeer, schuldgevoelens en haat die Davidsster en swastika in de meest recente geschiedenis hebben opgeroepen, de archetypische kracht die deze symbolen in de talloze eeuwen daarvóór talloze individuen en talloze volkeren heeft bezield. Hij verbeeldt de weg die zijn leven gaat niet alleen met moderne fietspaden en verkeersborden maar ook met schedels die de vorm aannemen van een ronde bol, met zonnewielen die een zon worden met daarin zijn eigen Zelf. Het oeroude hexagram met de daarin verborgen driehoeken van het mannelijke en vrouwelijke bekoort hem evenzeer als de moderne variant daarvan: de motorfiets en het vrouwelijke icoon. En als hij zich op zijn kamer terugtrekt luistert hij naar de hedendaagse klanken die hetzelfde gevoel bespelen. Wagner kent hij niet maar die zou hem vast bekoren.

Let wel: Franklin is een twintigjarige man, verstandelijk beperkt, beschermd opgegroeid, zonder netwerk in de donkere boze wereld om hem heen. Hoogstens enkele lichtflitsen bereiken hem van daaruit. Toch geeft hij met de simpele expressiemogelijkheden die hem ten dienste staan op eenzelfde manier uiting aan de oerdrift van het bestaan als alle mensen vóór hem, die zich begaafder konden uitdrukken.

9 De vrachtwagenchauffeur

Chris was 24 jaar toen de manager besloot dat het welletjes was. Binnen een week had deze doorgaans rustige en vriendelijke jongeman het klaargespeeld om zich onmogelijk te maken. Ouders van huisgenoten hadden geëist dat hij uit de woonvoorziening verwijderd zou worden, anders zouden ze hun eigen kind naar huis halen. De manager bezweek onder de druk en stemde in. Chris' moeder zag er tegenop dat hij weer terug zou komen. Ze was tien jaar weduwe en al haar kinderen waren het huis uit. Ze had geluk gehad, een jaar geleden, dat er zo snel een plaats gevonden was voor Chris in een gezinsvervangend tehuis. Het was er ook goed gegaan met hem. Mensen mochten hem graag. Hij deed zijn werk op het dagcentrum uitstekend en 's zaterdags hielp hij bij een transportbedrijf in de buurt. Dat verleende hem status en zijn huisgenoten benijdden hem erom.
Chris' moeder was het ermee eens dat haar zoon zich wel erg misdragen had, maar moest hij dan niet eerst eens naar een dokter?

De manager overwoog dat hij het ene kon doen zonder het andere te laten. Chris kreeg nog een week, op voorwaarde dat er een spoedconsult geregeld kon worden bij de psychiater en dat die zou beslissen wat er moest gebeuren.

Joyriding

Op het einde van de ochtend kwam de stoet mijn spreekkamer in. De manager, de zorg-coördinator, zijn persoonlijk begeleider, zijn moeder en zijn oudste broer. Daartussenin, onzichtbaar en onhoorbaar, Chris. De zorgcoördinator schetste het probleem: Chris weigerde 's morgens om naar zijn werk te gaan, gooide met deuren, bedreigde zijn huisgenoten en ging met hen op de vuist.
Natuurlijk vroeg ik hoe dat zo gekomen was. Ik wist op dat moment nog niets van hem en voelde me behoorlijk overvallen door het grote gezelschap, de haast die het had en de opwinding waarin iedereen verkeerde.
Tot mijn verbazing was het allemaal een week geleden begonnen. 's Zaterdags was hij zoals gewoonlijk naar het transportbedrijf gegaan maar op een onbewaakt ogenblik was hij in de cabine van een vrachtwagen gekropen en had de motor gestart. Met truck

en al was hij door de muur naar buiten gereden. De schade was aanzienlijk en hij hoefde niet meer terug te komen. Vanaf dat moment was de anders zo kalme en zelfs schuchtere Chris veranderd in een prikkelbare agressieveling die zich nergens meer iets van aantrok. Gelukkig dekte de verzekering de schade, maar hij had enorm gezichtsverlies geleden en uit verveling begon hij nu te klieren. Frustratie, oordeelde het team. Ook van het dagcentrum waren klachten binnengekomen.

Die verklaring leek mij heel plausibel en ik gaf aan dat ik, hoe vervelend alles ook was, als psychiater niets voor hem kon betekenen. Joyriding is geen psychiatrische stoornis.

De groep vertrok even opgewonden als zij gekomen was, maar nu ook teleurgesteld. Moeder was de laatste. 'Vreemd', zei ze, 'vanaf zijn veertiende werkt hij zich steeds in de nesten, juist wanneer het een tijdje goed gaat'. Ik liet de stoet terugkomen en vroeg haar wat ze bedoelde. Herhaaldelijk was hij van school gestuurd. Hoewel zijn leraren in het begin altijd erg over hem te spreken waren en hem een prettige en leergierige leerling vonden, had hij nooit meer dan één jaar afgemaakt. Hetzelfde met zijn baantjes. In het begin waren zijn bazen enthousiast, hij was prettig in de omgang en niet lui. Maar dan ineens deed hij iets zó overmoedigs of gevaarlijks dat hij op staande voet kon gaan. Moeder veronderstelde dat het aan haar lag. Ze had haar gehandicapte zoon wellicht te veel verwend na het overlijden van haar man. Hij miste de strenge hand van zijn vader.

De deal

Hier kon ik wat mee doen. Het verhaal van moeder suggereerde een cyclisch patroon dat zich dankzij de herhaling begon af te tekenen onder de camouflage van verklaarbare gebeurtenissen en menselijke onhebbelijkheden. Als zijn stommiteiten het gevolg waren van grenzeloze zelfoverschatting in een manische fase, dan leed hij wellicht aan een *bipolaire stemmingsstoornis*. Ik zei dat ik Chris, die nog steeds niets had gezegd, een kans wilde geven. Hij veerde op. Mijn voorwaarde was wel dat hij voorlopig in het gezinsvervangend tehuis zou blijven wonen. De manager protesteerde. Als Chris ziek was moest hij worden opgenomen en als hij niet ziek was moest hij het huis uit. Ik zei: 'Als Chris ziek is kan ik hem ambulant behandelen en als u vindt dat hij het huis uit moet is dat uw beslissing, maar dan doe ik niets. Want als hij heeft wat ik denk dat hij heeft, dan heb ik voor zijn behandeling jullie hulp en een stabiele omgeving nodig. Dan blijft alles zoals het was, behalve dat hij medicijnen krijgt, bloed moet laten prikken en voorlopig elke twee weken bij mij ter controle komt. Dan zien we wel hoe het gaat en als jullie over een half jaar nog van hem af willen dan laat je hem maar opnieuw indiceren.'

Stemmingsstoornissen en gedrag

De *manisch-depressieve ziekte*, ook wel *bipolaire stemmingsstoornis* genoemd, behoort

– onder het hoofdje *stemmingsstoornissen* – tot de grote psychiatrie. Hoe iemand zijn mogelijkheden benut, hangt in hoge mate van zijn stemming af. Bij een bipolaire stemmingsstoornis fluctueert de stemming tussen twee uitersten: de manische fase, gekenmerkt door ontremd en hyperactief gedrag, en de depressieve fase, gekenmerkt door remming en passiviteit. Tussendoor is de stemming, en dus ook het gedrag voorzover dat van de stemming afhangt, normaal.

Als de stemming enkel tussen normaal en manisch fluctueert wordt dat toch manisch-depressief genoemd. Fluctueert de stemming alleen tussen normaal en depressief dan blijft het woord manisch achterwege. De duur van de fasen kan sterk variëren.

Aan angst en depressie lijdt gemiddeld ongeveer 15% van de bevolking. Bij 2% is dat vanwege een depressieve ziekte. Bij 1% vanwege een manisch-depressieve ziekte. Mensen die met deze ziekte behept zijn hebben een aanzienlijk grotere kans om zich geremd of ontremd te gedragen zonder herkenbare aanleiding of oorzaak. Is die er wel, dan noemen we de stemmingsstoornis *reactief*. Mensen maken dat regelmatig mee in hun leven. Ook onder invloed van alcohol of drugs of door lichamelijke ziekten kunnen mensen manisch of depressief reageren. Dan gaat het om een *symptomatische* stemmingsstoornis.

Nu zijn er altijd wel belastende omstandigheden aan te wijzen, al was het alleen maar omdat wij mensen het niet laten kunnen om naar verklaringen te zoeken.

Verklaringen voor verandering van stemming zitten, behalve in gebeurtenissen, vooral in het oog van de waarnemer. Sociologen zien maatschappelijke oorzaken, psychologen de invloed van persoonlijke interacties en artsen lichamelijke redenen. De patiënt zelf zoekt, als zijn psychotherapeut dat al niet doet, de oorzaak dikwijls in het verleden.

Voor mensen met een verstandelijke handicap is dat niet anders.

Verstandelijke handicap en stemmingsstoornis

Kunnen mensen met een verstandelijke handicap ook aan stemmingsstoornissen lijden? Helemaal vanzelfsprekend is dat niet, getuige de discussies die vroeger gevoerd zijn over de vraag of zwakzinnigen wel depressief konden worden (Sovner & Hurley, 1983).

Een praktisch probleem, dat het moeilijk maakt om aan betrouwbare cijfers te komen, is dat de symptomen van een stemmingsstoornis bij mensen met een verstandelijke handicap zo sterk kunnen verschillen. Dan helpt observatie van gedragspatronen.

De diagnose bij Chris zou onmogelijk gesteld kunnen worden aan de hand van de DSM-criteria (DSM, 1980-2000) of met behulp van gestandaardiseerde vragenlijsten. Niet een bepaalde symptomatologie noch de ernst van de problemen, maar het karakteristieke procesmatige beloop van zijn functioneren leidde bij hem tot de herkenning van het ziektebeeld en de keuze van de medicatie.

In zijn normale doen zou het functioneren van Chris grafisch kunnen worden weergegeven als een horizontale lijn: zijn *baseline*. Zijn manische fase, gekenmerkt door ontremd gedrag, kan dan worden weergegeven met een opwaartse lijn. Na die fase keert de lijn weer terug naar de baseline. Een eventuele depressieve fase is een neergaande lijn die op den duur ook weer terugkeert naar de baseline. De manisch-depressieve ziekte is een *cyclische* aandoening: opgaande en neergaande lijnen *wisselen elkaar af*. Uitgezet tegen de tijd ontstaat dan een regelmatig en golvend patroon als de manisch-depressieve ziekte *periodiek* verloopt, of een onregelmatig en scherp patroon als het om *episodische* stemmingsomslagen gaat.

Als er sprake is van een stemmingsstoornis kan bij iedereen, hoe beperkt of begaafd ook, een periodiek of episodisch gedragspatroon herkend worden, op voorwaarde dat de baseline van de persoon bekend is.

Daarom was de rol van de moeder van Chris zo cruciaal. In mijn ogen beschreef zij een cyclische ontregeling terwijl zij die vanuit haar eigen perspectief toeschreef aan zijn opvoeding en de dood van zijn vader. De manager keek naar de beschadigde deuren en zag 'agressie ten aanzien van materiaal'. Hij vroeg zich even niet af waaróm Chris die deuren een jaar lang keurig dicht had gedaan. Voor hem stond de tijd even stil. Ook voor de ouders van zijn huisgenoten, toen die de blauwe plekken bij hun zoon of dochter zagen.

Chris kreeg *lithium* en hij verdroeg het goed. Hij kwam trouw zijn poliklinische afspraken na, eerst onder begeleiding, later zelf op zijn brommer. Het was een aardige, bescheiden jongen, geen prater. Hij deed zijn werk goed. De roep om zijn vertrek was verstomd. Het enige wat hij miste was zijn transportbedrijf.

De proef op de som

Het succes van de behandeling was te mooi om waar te zijn. Drie jaar na het incident en vele controles later vroeg hij of hij nu de rest van zijn leven *lithium* moest blijven slikken. 'Normaal gesproken wel', zei ik. 'Je bent jong. Als de diagnose juist is en je verdraagt het middel goed, dan zit je er wel aan vast. Net als iemand met suikerziekte. Die heeft een medicijn nodig, maar ook een dieet en een leefregel; in principe levenslang. Wel wordt hij soms gevoeliger voor andere kwalen en verandert er iets bij het ouder worden. Dan moeten het medicijn en het dieet wat worden aangepast.

Zo is het ook met jouw aandoening: de manisch-depressieve ziekte. Als je het niet al te bont maakt en er ook zelf niet te veel last van hebt, zijn medicijnen niet eens altijd nodig. Heel veel mensen hebben nu eenmaal goede en slechte dagen. Het is eigenlijk de meest normale psychiatrische ziekte die ik ken. Bij jou was het vooral de drukte die je maakte, waardoor je in moeilijkheden kwam. Misschien dat je, als je wat ouder en wijzer bent geworden en je wilde haren kwijt bent, ook zonder *lithium* verder kunt. Maar het gaat nu goed, en iedereen is tevreden. Ik zou het niet veranderen.

Als je het toch graag zou willen proberen moet je dit doen: overleg met je begeleiders en je familie en vertel ze wat ik heb gezegd. De ziekte wordt niet erger als je zou kijken of het zonder medicijn kan, maar je kunt wel weer in de problemen raken. In dat geval krijg je gewoon je *lithium* terug. Iedereen weet dan wat er aan de hand is en als ze jou dus goed in de gaten houden – en jij jezelf! – dan durf ik het wel aan. Als zij akkoord zijn moeten we een goed moment kiezen en dan gaan we het proberen.'

Zonder medicijn

Een paar maanden later kwam hij terug op het gesprek. Hij had overlegd met zijn familie en begeleiders en iedereen, inclusief de manager, had ingestemd. De *lithium* werd gestaakt.

Binnen vier weken had hij een nieuwe brommer gekocht, lag hij overhoop met de staf omdat hij thuiskwam met een vriendin die meteen bij hem moest intrekken, beschuldigde hij zijn huisgenoten ervan zijn verzekeringspapieren te hebben gestolen en vlogen de deuren letterlijk uit de scharnieren.

Deze keer kwam hij zelf om *lithium* vragen. Het resultaat na hervatting was overtuigend. Hij is nu bijna 40. Om de drie maanden zie ik hem. Zijn lithiumspiegel is stabiel, wat wijst op trouwe inname.

Hij woont nog steeds in het gezinsvervangend tehuis. Hoewel hij gezien zijn vaardigheden begeleid zelfstandig zou kunnen wonen, mislukte een poging en die is niet meer herhaald. Hij moet vertrouwde mensen om zich heen hebben. Regelmatig contact met een vaste psychiater die verantwoordelijk is voor zijn medicatie hoort daarbij.

Wel is hij met succes enkele malen van werk veranderd. Vanwege het perspectief voor hemzelf, niet vanwege conflicten. Hij heeft een vrij zelfstandige taak in een werkplaats en wordt gewaardeerd vanwege zijn betrouwbaarheid en kwaliteit. En in zijn vrije tijd is hij te vinden bij het transportbedrijf in de buurt waar hij, net als vroeger, klusjes uitvoert en als bijrijder functioneert.

10   Epilepsie is de aap van de psychiatrie

Het was niet de eerste keer en het zou bepaald ook niet de laatste keer zijn dat ik met de vraag geconfronteerd werd of er sprake was van epilepsie of van aanstellerij. Meestal kwam die vraag van een team dat wilde weten wat er aan de hand was. Deze keer betrof het een strijd tussen partijen die zó stellig wisten wat er aan de hand was dat ik moest bemiddelen. Het begeleidingsteam van Rosita en de leerkrachten van haar school wisten zeker dat zij simuleerde; haar vader en moeder hielden vol dat zij epilepsie had.

Betrokken bemoeizucht

Rosita, amper 18 jaar oud maar ogend als een tienjarige, heeft een matige verstandelijke handicap en woont sinds haar twaalfde in een wooncluster, met vijf andere jongeren. Overdag bezoekt ze de ZMLK-school, in het weekend gaat ze naar haar ouders.
Ze is erg sociaal en actief betrokken bij haar omgeving, zeggen sommigen. Nieuwsgierig en bemoeizuchtig, zeggen anderen.

Als oudste ziet ze erop toe dat haar groepsgenoten zich gedragen en zo nodig treedt ze corrigerend op. Ze weet wat ieders taken zijn en spreekt hen daarop aan. Openlijk door poeslief te doen en te vleien, stiekem door te knijpen als de leiding even niet kijkt. Haar eigen huishoudelijke karweitjes vindt ze leuk en doet ze graag, zegt ze. De groepsleiding denkt daar wat anders over: zonder begeleiding gaat het niet goed, ze is traag en probeert altijd eerst wel even met een smoes ergens onderuit te komen. Ze is een beetje egoïstisch. Haar kamer ziet er keurig uit, dat moet gezegd worden. Ze is erg precies en alles heeft een vaste plek. 's Avonds schikt ze haar kleren nog eens keurig in de kast, 's morgens controleert ze alles opnieuw. Bij wassen en aankleden volgt ze een vast ritueel dat lang duurt, zodat ze extra vroeg opstaat om op tijd te zijn voor het busje naar school.

Vloeken en vleien

De leerkrachten op school kennen haar ook zo. Ook daar bemoeit ze zich graag met anderen, terwijl ze zelf nogal eens bij de les gehaald moet worden als ze traag is of glazig voor zich uit zit te staren. Meestal lukt dat wel en dan zegt ze wat verstrooid dat ze bezig was met 'karweitjes' die ze moest uitvoeren, van de 'taakjes in mijn hoofd'. Ze spreekt in keurige zinnen met tuttige woordjes die ze ergens gehoord moet hebben. Of zij ze zelf begrijpt is de vraag; ze begrijpt ook niet alles wat er tegen haar gezegd wordt. Er zijn momenten dat Rosita brutaal is en scheldt en vloekt, op een manier die de leerkrachten niet van haar kennen. Ze luistert dan niet als ze tot de orde wordt geroepen en pas na enige tijd komt ze weer wat tot bedaren. Ze vraagt veel aandacht op zulke momenten en dat gaat ten koste van de andere kinderen in de klas.

Ook haar woonbegeleiders kennen haar scheldpartijen. Die hebben ontdekt dat zij ze soms kunnen zien aankomen. Rosita wordt dan erg gespannen, krijgt een rode kleur, trilt over haar hele lijf, mompelt iets van 'waar ben ik' en 'ik wil normaal zijn' en blijft óf heel stil zitten, met wijd opengesperde ogen, óf ze begint met grote stappen op en neer te benen door de kamer. Soms gilt ze daarbij en klapt ze in haar handen. Als je er vlug bij bent kun je het doorbreken door haar streng toe te spreken. Lukt dat niet, dan gaat ze met deuren slaan en roept en scheldt ze op een manier die iedereen bang maakt. Als ze uitgeraasd is zakt ze uitgeput op een stoel en begint dan langzaam aan weer gewoon op haar omgeving te reageren. Meestal gaat ze daarna naar haar eigen kamer, waar ze op bed gaat liggen en in een diepe slaap wegzinkt voor de rest van de dag. Ze kan haar buien ook zelf opwekken, bijvoorbeeld als ze haar zin niet krijgt of bij een ruzie betrokken is. Of als je haar extra aandacht geeft en over vroeger vraagt bijvoorbeeld. Soms doet ze net alsof: dan scheldt ze en vloekt ze, maar is wel aanspreekbaar en loopt weg als er iets van haar gedrag gezegd wordt. Als ze terugkomt doet ze net of er niets is gebeurd en probeert ze weer met iedereen aan te pappen. Om een dag later weer des te harder uit te halen.

De ouders van Rosita zeggen dat dit komt vanwege haar epilepsie, die ze vanaf haar geboorte heeft. Ze heeft er altijd medicijnen voor gehad. Voordat ze in het wooncluster kwam is ze zelfs twee jaar lang geobserveerd in een epilepsiecentrum. De groepsleiding zegt nog wel eens toevallen bij haar te zien, maar de echte zijn zeldzaam geworden: meestal simuleert ze. De neuroloog heeft de laatste jaren medicijnen afgebouwd.
De begeleiders vinden de ouders overbezorgd; de ouders voelen zich niet serieus genomen.

'Rosita krijgt toevallen door ze zelf op te wekken', schrijft de leiding in een observatierapport. 'Daarnaast simuleert ze aanvallen. Ze vraagt ook voortdurend aandacht met pijntjes of misselijk zijn.'
Als ze dat lezen reageren de ouders woedend. Ze zijn van mening dat er bij hun dochter nooit sprake is geweest van simulatie en dat de groepsleiding wel erg gemakkelijk over de ernst van haar epilepsie denkt. Ze wijzen op de blauwe plekken die Rosita nog regel-

matig op haar knieën heeft van het vallen. De groepsleiding vindt dat ze niet goed uit-kijkt en bovendien doet ze haar armen naar achteren als ze struikelt!

Het contactschriftje

Om toch meer op één lijn te komen stelt de orthopedagoog voor een *contactschriftje* aan te leggen waarin begeleiders, leerkrachten en ouders bijhouden hoeveel toevallen Rosita heeft gehad, wat hun verder nog is opgevallen en welke afspraken er zijn gemaakt. Het schriftje wordt een bron van conflicten. Wanneer de ouders schrijven dat Rosita veel toevallen heeft gehad in de weekends thuis en dat verhoging van de medicatie noodzakelijk is, schrijft de begeleiding dat Rosita juist weinig toevallen heeft en dat verhoging volgens hen niet zinvol is. Zou het te maken kunnen hebben met de manier waarop de ouders hun dochter benaderen? Met al hun aandacht versterken ze het simuleren maar.
De ruzie loopt zó hoog op dat de ouders de neuroloog van het epilepsiecentrum inschake-len. Die wil geen partij kiezen en stelt voor om de medicijnen alleen in de weekends dat Rosita bij haar ouders is te verhogen. De ouders weigeren de brief van de neuroloog door te sturen naar de woonvoorziening 'omdat ze er daar toch maar mee op de loop gaan'.

Videorapportage

Om uit de impasse te geraken vraagt de orthopedagoog de begeleiders een video te maken van Rosita, en zowel de 'echte' als de 'gesimuleerde' toevallen te filmen. Ze kan de filmbeelden dan voorleggen aan iemand die zowel neuroloog als psychiater is en ook verstand heeft van mensen met een verstandelijke beperking. Zo tref ik ze op een och-tend samen aan: Rosita op de film, haar ouders, een teamlid, een leerkracht en de orthopedagoog in levenden lijve.
Op de film zijn duidelijk twee situaties te onderscheiden: één waarin Rosita, overeen-komstig haar ontwikkelingsleeftijd, sociaal voldoende vaardig en alert op haar omge-ving is gericht en één waarin zij op een huilerige en zeurderige manier vooral met zich-zelf bezig is. Zo is bijvoorbeeld te zien dat ze iemand die naar haar toe komt van zich af slaat; ze probeert op te staan maar struikelt bijna over een laag tafeltje bij haar rechter-been. Ze lijkt het niet te merken maar laat zich terugvallen op haar stoel. Ze maakt smakkende bewegingen met haar mond. Ze reageert heel traag op de begeleidster die tegen haar praat en keert zich dan van haar af. Soortgelijke scènes zijn er meer. In som-mige schreeuwt en vloekt ze inderdaad.
Heel mooi is op een gegeven ogenblik te zien hoe Rosita de tafel dekt, verstart, bijna valt en hoe dan iemand geschrokken roept: 'Hé Rosita, kijk uit!'. Ze schrikt op, kijkt om zich heen en alsof er niets gebeurd is gaat ze verder met dekken. Soms begint ze te hui-len als iemand zo hard tegen haar roept.

'Het is ons jammer genoeg niet gelukt om een échte toeval te filmen', zegt het teamlid, 'die hebben zich in de afgelopen tijd niet voorgedaan en anders waren we toch te laat geweest met de camera'. Er is geen twijfel over mogelijk: wat ze gefilmd hebben was in hun ogen niet echt, maar een Rosita die zich aanstelde.

Grote en kleine aanvallen

Ik had inmiddels wat brieven gelezen van de neuroloog die haar behandelde en had daaruit opgemaakt dat ze vanaf haar eerste levensjaar stuipen had gehad. De kinderartsen hadden beschreven dat ze vanaf haar vijfde jaar grote aanvallen *had, waarin ze bewusteloos neerviel en die wel vijftien tot twintig minuten konden duren. Ook was er sprake van* kleine aanvallen, *waarin ze minder goed reageerde, steeds dezelfde woorden gilde, in haar handen klapte en ronddanste, en die door streng aanspreken soms te couperen waren. Het* EEG *vertoonde focale en gegeneraliseerde epileptische activiteit en de diagnose was:* secundaire vorm van gegeneraliseerde epilepsie.

De neuroloog zelf had in zijn spreekkamer wel eens zo'n kleine aanval meegemaakt, maar hij kon daar de epileptische origine noch van bevestigen, noch ontkennen. Hij was geleidelijk begonnen de verschillende anti-epileptica die ze gebruikte terug te brengen tot alleen carbamazepine (Tegretol), *maar hij had erbij gezegd dat een goed effect van Tegretol niet bewees dat de kleine aanvallen epileptisch waren. Tegretol hielp ook wel eens bij gedragsstoornissen. Als iedereen ervan overtuigd was dat de aanvallen niet epileptisch waren, dan zou hij het middel verder uitsluipen en dan moesten er orthopedagogische maatregelen genomen worden.*

Rosita heeft geen neurologische kennis

Ik zei dat ik er niet aan twijfelde dat de gefilmde aanvallen echt waren.

In de eerst beschreven situaties op de film was ze onmiskenbaar in haar gewone doen. Dat was wat mij betreft de *baseline* waar ook bij zou kunnen passen dat ze wel eens stiekem een groepsgenootje pestte of geen zin had om te luisteren. Ze was duidelijk op haar niveau autonoom: de baas over haar eigen gedrag.

In die andere situaties was dat niet het geval. Die overvielen haar, haar bewustzijn was veranderd en ze was alleen nog met zichzelf bezig; ze voelde zich niet lekker. Ze jammerde, leek ontstemd, maar op vragen uit haar omgeving reageerde ze niet terwijl ze dat in die eerdere situaties wel zou hebben gedaan – of misschien expres niet.

Te zien was nu hoe haar hoofd en ogen naar links trokken in een dwangstand, terwijl ze met haar linkerarm automatische bewegingen maakte. Dat deed ze niet om van zich af te slaan, zoals haar begeleiders dachten; dat zou ze met haar rechterarm hebben gedaan want ze was rechtshandig, zoals we bij het tafeldekken zagen. Alles wat er toen gebeurde, voltrok zich automatisch. Je kon een bewegingsdrang zien in haar benen en rond haar mond, de rechterkant van haar lichaam deed niet goed meer mee, ze zakte naar die kant weg en voelde niet dat ze zich stootte. Ze zou al neurologie gestudeerd moeten hebben om zo'n aanval te kunnen nabootsen. En waarom zou ze dat willen? Om aandacht?

Wat Rosita wel graag nabootste was het gedrag van volwassenen, wat niet ongebruikelijk is voor iemand met het ontwikkelingsniveau van een vier- à vijfjarige. Daarom speelde ze graag de baas over haar jongere groepsgenoten. Maar onder invloed van een aanval was ze een kind dat zich ziek voelde. Was de aanval over, dan droogde ze haar tranen en ging ze weer over tot de orde van de dag. Bleven de gevolgen van de aanval nazeuren, dan kroop ze ziek in bed tot de volgende dag.

Dit alles paste bij kortdurende epileptische overprikkeling in haar rechter hersenhelft. Vroeger gebeurde dat min of meer gelijktijdig en langdurig over beide hersenhelften en dan had ze *grote aanvallen*. Sporadisch gebeurt dat nog wel. Maar meestal blijft het nu beperkt tot een klein gebied rechts. Dat brengt niet alleen rare bewegingen en trekkingen met zich mee in de linker lichaamshelft en spierzwakte waardoor zij onvast ter been raakt, maar ook misselijkmakende sensaties en gevoelens van angst en dreiging.

Duistere epilepsie

En wat dan als iemand haar krachtig aanspreekt op haar gedrag? Waarom doet ze dan wel normaal?

Epilepsie is niet alleen een aap die elke gedragsstoornis kan imiteren. Epilepsie is ook een dief. Hoe schemeriger het bewustzijn is, des te gemakkelijker hij toeslaat. Ook bij tobben en tegenstrijdige emoties is dat het geval. Bij helder bewustzijn en in actie is de kans op een epileptische aanval klein. Door haar direct stevig toe te spreken wordt Rosita uit haar 'omneveling' gewekt. In het begin van de aanval kan dat nog; als hij te ver is doorgezet niet meer. Wat haar begeleiders ervan overtuigde dat Rosita simuleerde, was voor mij een extra aanwijzing dat de aanval echt was. Voor haar ouders was mijn verklaring een geweldige opsteker. Het team en de leerkrachten waren blij dat ze haar gedrag nu beter konden begrijpen en helpen.

Wie het ziet mag het zeggen

Gedrag dat iemand vertoont onder invloed van epilepsie is zinloos, dus als de gedragsdeskundige en de psychodynamisch georiënteerde psychiater er niets in zien spreken ze van simulatie of nagebootste stoornis. De leek noemt het aanstellerij.

Gedragsveranderingen zijn ook geen neurologie zoals de neuroloog dat graag ziet. Vandaar dat Rosita's neuroloog zei dat hij de epileptische origine van haar gedrag niet kon ontkennen, maar ook niet kon bevestigen. Zijn moderne vakbroeder, de gedragsneuroloog, ziet wel iets. De neuropsychiater ook: *zo werkt het nu eenmaal in het brein*.

Rosita zelf kunnen we het niet vragen, die weet het niet. Dat hoeft ook niet; zij *doet* gewoon.

Epilepsie en DSM-classificatie

Epilepsie kan vrijwel het gehele spectrum van psychische stoornissen na-apen. Op de ontwikkelingsstoornissen – die structureel gekoppeld zijn aan beperkingen vanaf de vroegste kinderjaren – en enkele andere stoornissen met een omschreven etiologie na, kent elke DSM-classificatie een epileptische variant.

Dat is niet zo verwonderlijk, omdat de DSM-classificaties op zichzelf niets zeggen over de oorzaken of de onderliggende pathofysiologie van stoornissen.

Voor de *behandeling* van die stoornissen zijn de oorzaken en de onderliggende pathofysiologie echter van eminent belang. Daarom deugt de DSM ook niet als diagnostisch handboek voor de clinicus. Alleen de boekhouder, de statisticus en de epidemioloog kunnen er wat mee.

Tot en met de DSM-III-R had de clinicus nog wat aan de systematiek van de zogenaamde *assen,* die garandeerde dat belangrijke aandachtsgebieden in hiërarchische volgorde tot hun recht konden komen. Met de DSM-IV, waarin de klacht zelf tot stoornis is verheven en het 'Nonaxial Format' werd gelegitimeerd, is de bruikbaarheid van de DSM voor de psychiatrie als medische discipline verloren gegaan (Koch, 1996).

Epilepsie: neuropsychiatrische aandoening bij uitstek

Dat epilepsie een neurologische aandoening is waaronder de patiënt zelf erg kan lijden, is algemeen bekend. Minder bekend, zelfs bij neurologen, is dat epilepsie een causale rol kan spelen bij alle denkbare psychische stoornissen, waaronder impulscontrolestoornissen, angst en agressie, tics, obsessief-compulsieve stoornissen, persoonlijkheidsstoornissen, alle soorten cognitieve stoornissen, psychosen, stemmingsstoornissen, dissociatieve, somatoforme en nagebootste stoornissen, eetstoornissen, slaapstoornissen, noem maar op. Bij allerlei stoornissen die gemakkelijk aanleiding geven tot conflicten tussen mensen onderling of tussen een mens en de maatschappij en die daarom *gedragsstoornissen* worden genoemd, hoort epilepsie tot de differentiaaldiagnostische overwegingen.

Gedragsstoornissen zijn object van zorg voor agogen; als de wet wordt overtreden ook voor Justitie. Zijn gedragsstoornissen een toevallige verschijningsvorm van epilepsie, dan dient de psychiater de epilepsie te behandelen en niet de gedragsstoornis, de persoonlijkheidsstoornis of de dynamiek. Zoals hij ook de epilepsie moet behandelen als de symptomen daarvan de vorm aannemen van een obsessief-compulsieve stoornis, een delier, een atypische psychose of een stemmingsstoornis.

Epilepsie is geen alibi. Het is niet óf gedrag óf epilepsie, het is beide: hetzelfde vanuit een andere invalshoek bekeken en met andere maatschappelijke en behandelconsequenties.

Epilepsie is een aanvalsziekte

De epileptische ontregeling van de hersenen komt plotseling, aanvalsgewijs. Bekend zijn de *grote aanvallen* of *insulten,* waaraan epilepsie de naam *vallende ziekte* te danken heeft. De ontregeling is daarbij *gegeneraliseerd*, betreft beide hersenhelften en gaat in ieder geval gepaard met bewustzijnsverlies.

Als die gegeneraliseerde aanvallen langer duren worden ze *convulsief:* er ontstaan spiertrekkingen die overgaan in algehele verlammingsverschijnselen.

Heel korte gegeneraliseerde aanvallen zijn *non-convulsief*: er treedt een kortdurende bewustzijnsstoornis op waarvan de patiënt zich niet bewust hoeft te zijn: een *absence*. Motorische verschijnselen zijn minimaal of ontbreken.

Daarnaast zijn er zogenaamde *kleine* of *partiële aanvallen*, waarbij de ontregeling beperkt blijft tot bepaalde groepen of haarden van hersencellen. De klachten en verschijnselen die ontstaan zijn dan afhankelijk van de oorspronkelijke functies van die aangedane hersencellen. Er kunnen complexe *automatismen* ontstaan of quasi zinvolle handelingen worden verricht die moeilijk van stereotypieën zijn te onderscheiden. Er kunnen *déjà vu-* en *déjà vécu*-ervaringen optreden: het onbestemde gevoel iets al eens gezien of meegemaakt te hebben; of *heautoscopie*: de vervreemdende ervaring alsof men zichzelf beschouwt vanuit een andere plek in de ruimte.

Het bewustzijn kan veranderen bij partiële aanvallen, maar blijft in de regel behouden. Dergelijke aanvallen gaan dikwijls met *aura*verschijnselen gepaard: onaangename zintuiglijke sensaties of merkwaardige gevoelens die aanvalsgebonden optreden, meestal aan het begin van de aanval. Dergelijke sensaties beïnvloeden onvermijdelijk het gedrag: er ontstaan *ictaal-gerelateerde gedragsveranderingen* (ictus = aanval). Die zijn *state-dependent*: afhankelijk van de fase van de epileptische aanval.

Daarnaast kan er sprake zijn van *interictale gedragsveranderingen,* wanneer het psychebeïnvloedende effect ook tussen de aanvallen door blijft bestaan. Gedragsveranderingen hebben dan geen duidelijke relatie met het tijdstip van de aanvallen. Ze zijn meer *traitdependent* en krijgen gemakkelijk het karakter van structurele cognitieve en emotionele beperkingen of zelfs van persoonlijkheidsveranderingen.

Mensen met een ontwikkelingsstoornis zijn in verhoogde mate kwetsbaar voor partiële epileptische ontregelingen. Vooral de *temporale kwabben* van de hersenen zijn kwetsbaar. Ze vormen een belangrijke schakel in de verwerking van emotionele prikkels. De ictale en interictale symptomen die daarmee gepaard gaan betreffen dan ook vooral basale emoties als angst, woede, opwinding (seksueel en agressief), vage gevoelens van dreiging en schuld en het gevoel voor het numineuze: het bijzondere en het heilige zoals dat in archetypische vorm in ons bewustzijn verankerd ligt.

Ook de *frontale hersenen*, die een belangrijke rol spelen in onze cognitieve en executieve functies, zijn gevoelig voor partiële epilepsie en ontregelen daarmee ons denken, waarnemen en handelen.

Het moge duidelijk zijn dat verstandelijk beperkte mensen, die plotseling overvallen worden door bewustzijnsveranderingen, vreemde sensaties, onverklaarbare emoties en bizarre zelfervaringen zonder dat ze enig besef hebben van wat er gebeurt of het onder woorden kunnen brengen, met grote angst en opwinding reageren.

Epileptische ontregelingen gaan vrijwel altijd gepaard met *vegetatieve veranderingen*, zoals hartkloppingen, rood worden, wit wegtrekken, sterk transpireren, wijde pupillen, een gevoel van misselijkheid, defecatiedrang en urineverlies.
Epilepsie moet onderscheiden worden van lichamelijke aanvalsziekten zoals migraine (overigens verwant aan epilepsie), koliekpijnen (zie hoofdstuk 12) en bepaalde stofwisselingsstoornissen zoals porfyrie.

Epilepsie is een *klinische diagnose:* beeldvormend onderzoek zegt hoogstens iets over de oorzaak en elektrofysiologisch onderzoek (EEG) zegt iets over lokalisatie, uitbreiding, type en dynamiek. De waarde van neuropsychologisch onderzoek wordt nog lang niet optimaal benut.

11   Aanvallen van gekte

Vijf jaar lang had ik Boukje met enige regelmaat op controle gezien maar ik wist niet wat het was, tot het voor mijn eigen ogen gebeurde op die gedenkwaardige dag in juni.

Ze was al chagrijnig bij binnenkomst en had Hannie, haar steun en toeverlaat die altijd meekwam als ze mijn spreekuur bezocht, naar buiten gestuurd. 'Ik kan niet praten als jij erbij bent', verstond ik. Hannie waarschijnlijk ook, want met een 'dan moet je het zelf de dokter maar vertellen' duwde ze de rolstoel met Boukje naar binnen en voor het eerst was ik met haar alleen.
Ik vond dat nogal vervelend want ik had Boukje eigenlijk nooit goed kunnen verstaan. Ze sprak bovendien op een lijzige manier, en als ze het gevoel had dat ik haar niet begreep begon ze doodleuk weer van voren af aan. Maar dan was Hannie altijd bijgesprongen en had mij uitgelegd wat zij bedoelde. En goed waarschijnlijk, want Boukje knikte dan bevestigend en ondersteunde dat met enthousiaste gebaren.

Een hecht team

Boukje, toentertijd begin dertig, was door een geboortetrauma verlamd aan armen en benen. In de loop van de jaren was vooral de functie van haar armen aanzienlijk verbeterd, maar buitenshuis was ze afhankelijk van een rolstoel. Ze had aanvankelijk ook moeite gehad met slikken. Ze leerde redelijk op tijd praten, dat wil zeggen: ze begreep goed wat er gezegd werd, maar als ze zelf sprak was ze voor onbekenden moeilijk te verstaan. Ze had leren lezen en schrijven, maar al met al was de ontwikkeling van haar schoolse vaardigheden blijven hangen op het niveau van een acht- à negenjarige.
Later kwam daar ook nog eens hardhorendheid bij. Ze had de gewoonte om haar gehoorapparaat uit te zetten omdat het geruis ervan haar irriteerde. Ze kon zich zo ook aan ongewenste bemoeienis van anderen onttrekken en ze had zich ontwikkeld tot een wat grillig en eigenzinnig type. Wie haar wilde bereiken moest daar maar moeite voor doen. Maar had ze je eenmaal in haar hart gesloten, dan liet ze haar ogen spreken en genoot ze verder stilzwijgend van je aanwezigheid. Ze was blij met kleine dingen: een grapje, een compliment.

Met Hannie, haar persoonlijk begeleidster die haar al jarenlang verzorgde, vormde ze een hecht team. Ik kon volledig op de informatie van Hannie afgaan, zonder Boukje tekort te doen. Dat die haar de deur uitstuurde had ik nog nooit meegemaakt. Hannie ook niet. Ik had bewondering voor de respectvolle manier waarop ze het liet gebeuren.

Angst en paniek

Boukjes huisarts had mij aanvankelijk telefonisch geraadpleegd. Hij beschreef een vrouw met een verstoord dagnachtritme die, als het tijd was om te gaan slapen, angstig en opgewonden werd maar overdag zat te suffen in haar stoel. Nog zwaardere slaapmiddelen durfde hij haar niet meer te geven. Bovendien at ze minder en was ze in korte tijd flink afgevallen. Ze maakte een verdrietige indruk en kon heftig uitvallen naar anderen. Ze sprak over de dood en was bang voor dokters en ziekenhuizen, dus hij wilde haar nog niet verwijzen. Ik was het met hem eens dat deze verschijnselen aan een vitale depressie deden denken en adviseerde een bepaald antidepressivum.

Ik had verder niets meer over haar gehoord, maar naar ik later begreep had de huisarts het middel na enkele maanden moeten staken omdat ze ervan ging beven. Het was daarna soms goed, soms minder goed met haar gegaan en ze had zo wat doorgesukkeld tot ze in korte tijd alle symptomen tegelijk ging vertonen die ze tot dan toe in milde vorm en verspreid over maanden had laten zien. Op het kalmeringsmiddel *oxazepam* (Seresta) had ze niet gereageerd. Op het antipsychoticum *haloperidol* (Haldol) werd ze stijf en bewegingloos en staarde ze met een wezenloze blik voor zich uit. Haar moeder, die ernstig ziek was en haar dochter bijna niet meer herkende als ze op bezoek kwam, had zich verzet tegen het voortzetten van die medicatie. Die werd geminderd en de huisarts verwees haar door.

Bij twijfel afwachten

Zo leerde ik Boukje kennen, nu bijna tien jaar geleden. Van angst of prikkelbaarheid was op dat moment geen sprake. Ze had een open blik en was nieuwsgierig naar die 'praatdokter' aan wie ze alles kon vertellen. Met hulp van Hannie, haar tolk, gaf ze toe dat ze 's nachts wel eens bang was omdat ze spoken zag die 'boe' tegen haar zeiden. Terwijl ze dat vertelde moest ze ineens vreselijk lachen.

Ze had altijd wel huilbuien en slapeloze nachten gehad, vertelde Hannie, en ze was ook dikwijls angstig en humeurig zonder dat ze goed kon aangeven waarom. Ze was gewend haar gedachten aan het papier toe te vertrouwen, wat haar gemakkelijker viel dan erover te praten. Daaruit bleek dat Boukje erg bang was om haar moeder, de laatste van de familie die ze nog had, te verliezen. Op het overlijden van haar vader had ze ook heftig gereageerd.

Ik kon het mij allemaal erg goed voorstellen. Haar hersenbeschadiging had haar niet alleen beperkt in haar uitingsmogelijkheden maar maakte haar tegelijkertijd extra gevoelig voor emoties. Ook had zij daardoor meer last van ongewenste en onvoorspelbare effecten van psychofarmaca, zoals gebleken was. Een duidelijke psychiatrische diagnose en een rationele therapie had ik niet. Er was geen andere keus op dat moment dan met geduld en begrip voor haar situatie te proberen haar zo goed mogelijk te troosten en te begeleiden. Ondertussen wilde ik haar dan wel regelmatig zien. Hannie dacht daar net zo over en Boukje vond het wel leuk. Het waren ook leuke ontmoetingen met haar.

Ingrijpende gebeurtenissen

Haar moeder overleed en tegen ieders verwachting in verwerkte Boukje dat goed. Pas geruime tijd daarna kwamen de buien van angst en verwardheid terug. De ene keer was Sinterklaas de verklaring, de andere keer de vakantieperiode. Ze werd niet meer meegenomen met de groep op vakantie omdat haar gedrag te onvoorspelbaar was. In plaats daarvan maakte Hannie dagtochtjes met haar alleen, wat goed verliep. Niet in de laatste plaats omdat Hannie over een ongelooflijk incasseringsvermogen beschikte, zo werd me steeds meer duidelijk. Bij elk bezoek viel er wel iets te melden: problemen op het dagverblijf, merkwaardige reacties in huis, lichamelijke klachten, verwardheid 's nachts, met spoken zien of rare kleurige vlekken.

Proefbehandelingen

Ik veronderstelde dat er wellicht sprake was van zogenaamde *partiële epilepsie*, iets wat best zou kunnen passen bij de oorzaak van haar handicap (zie hoofdstuk 10). Haar EEG was duidelijk te traag maar zonder de typische kenmerken die bewijzend zijn voor epilepsie. Ook had ze nooit echte toevallen gehad in haar leven.

Een proefbehandeling met een anti-epilepticum zoals *natriumvalproaat* (Depakine), dat ook effectief was tegen instabiele stemmingen, zou de moeite van het proberen waard zijn. Maar voor het zover was had de huisarts haar op een kritiek moment toch weer enkele druppels *haloperidol* (Haldol) voorgeschreven en daar had ze deze keer verrassend goed op gereageerd. 'Alsof ze een metamorfose heeft ondergaan', vertelde Hannie.

Bij de controle enkele maanden later bleek dat we te vroeg gejuicht hadden. Ondanks de Haldol waren de nachtelijke angstaanvallen sterk toegenomen en hoewel ze in die periode meestal erg druk en opgewonden reageerde met opvallende lachbuien die nergens op sloegen, zat ze soms ook langdurig en bewegingloos voor zich uit te staren.

Een *langdurig ontregeld slaappatroon* zou ook een oorzaak kunnen zijn en kwam in ieder geval haar functioneren overdag niet ten goede. Om die reden gaf ik haar *pipamperon* (Dipiperon; zie ook hoofdstuk 7).

Opnieuw werd een metamorfose gerapporteerd en opnieuw was het effect slechts van korte duur.

Steeds weer ging het een tijdje goed, maar dan raakte ze ook weer in korte tijd heftig ontregeld, met sterke stemmingsschommelingen die varieerden van onbegrijpelijke lachbuien tot stil voor zich uit mompelen over dood en ziekte. Woede-uitbarstingen met heftige gebaren wisselde ze af met bewegingloze apathie. De ene keer zou ze verward zijn geweest en angstig makende visioenen hebben beschreven, dan weer vertoonde ze de plotselinge uitgelatenheid die ik zo goed van haar kende als ze me met schitterende ogen aankeek en dingen zei die ik niet begreep. Dat was eigenlijk de enige opvallende gemoedstoestand die ik uit eigen waarneming van haar kende. Volgens Hannie reageerde ze altijd zo enthousiast als ze hoorde dat ze weer naar mij toe moest.

Die gedenkwaardige dag in juni

Maar op die dag in juni was bij haar van uitgelatenheid of enthousiasme niets te merken. Toen ze Hannie de deur had uitgestuurd nam ze mijn pen en schreef op een papiertje: 'Ik kan niet praten. Ik heb geen stem meer.'
We keken elkaar aan en ik zag mateloze eenzaamheid en onpeilbaar verdriet. En terwijl ik dat zag keerde haar blik zich naar binnen en begon ze te mompelen: 'Nee, nee, nee…' en ineens, zeldzaam goed verstaanbaar: 'Waar bemoei jij je mee!' Ik schrok, omdat ik dacht dat ze het tegen mij had maar dat was niet zo. Ze sprak in zichzelf, tegen iemand die ik niet kon zien maar die voor haar duidelijk aanwezig was. 'Niet doen, niet doen', huilde ze. Langzaam zakte ze verder weg in een trance, waarin ze steeds meer verstilde.
Ademloos keek ik toe wat er met haar gebeurde. De angst en spanning op haar gezicht waren verdwenen en ze zat daar kalm in haar rolstoel, voor zich uit starend. Ze ademde rustig, er waren geen trekkingen. Niets dwong om in te grijpen. De tijd stond stil.

'Ik maak me bang dat ik doodga, net als mijn moeder.' Met een schok was ik weer bij de les en ik realiseerde me dat ze me wakker en helder aankeek en dat ik zeldzaam goed verstond wat ze zei. Ze was er weer zoals ik haar van vorige bezoeken kende, met als enige verschil dat ze duidelijker sprak, zodat ik Hannie op dat moment niet echt miste.
Wat eraan voorafgegaan was leek ze zelf niet te beseffen. Ik mocht Hannie weer halen en de rest van het gesprek verliep zoals gebruikelijk. Haar angst, haar verwardheid, haar preoccupatie met de dood, haar nachtelijke onrust, haar humeurigheid: het waren allemaal zaken die ik bij haar kende van horen zeggen. Nu ineens had ik het voor mijn eigen ogen zien gebeuren. Een plotselinge aanval van veranderd bewustzijn, ontstemming, opwinding en verstilling, angst voor de dood en voor iets wat zij met haar naar binnen gekeerde blik zag. Een toestand die in de rapporten over haar beschreven stond maar die ik nooit herkend had omdat er altijd een verklaring aan gebonden was: de ziekte van haar moeder, de boosheid over een groepsgenoot, een ruzie op het dagcentrum, het

conflict met iemand van het personeel. Nu zag ik wat het was: een plotselinge verandering zonder aanleiding of oorzaak. Geen reactie van haar op de omgeving, maar een aanval van binnen uit. Een aanval zonder aanleiding. Een aanval van gekte.

'Atypicality'

Waar ik zojuist getuige van was geweest en wat ongetwijfeld verborgen had gezeten onder al die problematische gedragingen uit de rapportages over haar, waren dit soort aanvallen van gekte waarvan de begeleiders wel het resultaat hadden opgemerkt maar niet de ontsporing zelf.

Het begin en het einde waren beschreven, merkwaardigheden gedurende het beloop ook, maar het proces als geheel bleef gevangen in de interpretatie van de waarnemer: als probleemgedrag.

Duidelijk was dat het bij Boukje niet ging om een *endogene psychose*. De hallucinaties die haar angst inboezemden waren visueel en niet akoestisch zoals bij schizofrenie. Ze hoorde geen stemmen die haar beschuldigden of beschimpten, maar ze zag kleurige beelden en spoken die haar angst inboezemden. Als ze al iets hoorde was het 'boe', zoals van een spook verwacht mag worden. Tegen de manisch-depressieve ziekte pleitten de snelle stemmingsomslagen van wisselende duur.

Plotselinge veranderingen van aandacht, bewustzijn, motoriek, stemming en waarneming zonder dat daar causale prikkels aan ten grondslag liggen zijn sterke aanwijzingen voor een *exogene psychose*.

Haar motoriek veranderde. Eerst werd ze drukker, waarbij ze om zich heen zwaaide en nog moeilijker verstaanbaar werd. Daarna verstilde ze en toen ze uit die toestand ontwaakte kon ze kortdurend buitengewoon verstaanbaar spreken. Ze vertelde iets over wat ze had ervaren en hoe ze dat beleefd had. Haar bewustzijn veranderde, ze verloor het niet.

Haar stemming kon omslaan van extase naar apathie en dat gebeurde plotseling, overrompelend, in *episodes* van wisselende duur; niet in regelmatige *periodes*. Angst en verwarring waren begeleidende verschijnselen.

Neuropsychiatrisch gezien vertoonde zij een typische ontregeling die bekend staat als het *acuut exogeen reactietype volgens Bonhoeffer*. Partiële epileptische aanvallen kunnen zo'n psychische reactie veroorzaken, maar ook andere plotselinge veranderingen die de hersenen ontregelen: stofwisselingsstoornissen, vergiftigingen, infecties, hersenletsel. De meeste oorzaken zijn herkenbaar aan alarmerende lichamelijke verschijnselen. Die had ze niet. Wat had ze dan wel?

Diagnose en classificatie

Boukje had een aandoening die al in de negentiende eeuw beschreven werd door Franse psychiaters en die zij *bouffée délirante* noemden. In de ICD-classificatie staat die vermeld onder *acute polymorfe psychotische stoornis* of *cycloïde psychose* (ICD, 1992). De DSM-classificatie kent de aandoening niet. En wat niet geclassificeerd kan worden bestaat niet meer. Gelukkig groeit de laatste jaren mét het verzet van clinici tegen de dictatuur van de classificatiesystemen ook de aandacht voor atypische beelden (Van der Heijden, 2004). De patiënten zullen er baat bij hebben.

Cycloïde psychose

'Aanval van gekte' is de vertaling van het Franse bouffée délirante, *de aandoening die Boukje plotseling en met een bont palet aan stemmingsvariaties en psychotische symptomen ontregelde en die officieel bekend staat als* cycloïde psychose.

Belangrijk is dat de prognose goed is: de aanvallen gaan over. Vervelend is dat ze ook weer terugkomen. De behandeling moet zich dus niet richten op het bestrijden van de psychotische of depressieve symptomen, zoals bij Boukje tevergeefs was geprobeerd, maar op het voorkomen van terugval. Een stemmingsstabilisator is effectiever. Lithiumcarbonaat *komt in aanmerking, maar ook anti-epileptica met een stemmingsstabiliserend effect zoals* natriumvalproaat *(Depakine).*

Natriumvalproaat? *Hadden we dat ook al niet overwogen als proefbehandeling toen we dachten aan partiële epilepsie als mogelijke oorzaak? Zou de* bouffée délirante, *wat tenslotte een beschrijvende diagnose is, verschillende oorzaken kunnen hebben waaronder epilepsie? Of zou het een variant van een stemmingsstoornis kunnen zijn? Zouden we verder moeten zoeken naar toxische invloeden maar dan van binnen uit? Dat laatste zou nogal moeilijk te onderzoeken zijn geweest en zou op dat moment te ver zijn gegaan. Praktischer was het een proefbehandeling met* natriumvalproaat *te starten.*

Nadat was vastgesteld dat ze het middel goed verdroeg werd de dosering voorzichtig opgehoogd.

Hoe nu verder

Bij tweemaal daags 300 mg *natriumvalproaat*, bepaald geen hoge dosering, zag ik haar terug op controle. Nu was het niet alleen de omgeving die van een metamorfose sprak, maar ook zijzelf gaf duidelijk verstaanbaar te kennen dat ze zich met die nieuwe pilletjes uitstekend voelde. Toen dat na drie maanden nog zo was, ze geen angstaanvallen meer had gehad en ook uitstekend sliep, besloten we de Haldol en Dipiperon tot het noodzakelijke te reduceren. Beide middelen konden niet helemaal gestaakt worden. Maar de laatste vier jaar dat ik haar op controle zag, en dat was niet meer dan tweemaal per jaar, waren de berichten van haarzelf en van Hannie positief. Ze liet niet over zich heen lopen, ze had zo haar voorkeuren, maar de aanvallen van gekte waren voorbij.

12 Het lichaam is één groot verstand

Ik, zegt de mens. En hij is trots op dat woord waarmee hij zichzelf groot maakt.
Maar, geloof het of niet, het lichaam is groter. Het lichaam is één groot verstand.
Het lichaam zegt niet Ik, maar doet Ik.
(Friedrich Nietzsche, 1844-1900)

Aan deze woorden, gericht tegen mensen die het lichaam minder achten dan de geest, moest ik denken toen ik hoorde waaraan Henriëtte, 45 jaar oud, plotseling was overleden.

Ik had haar enkele maanden eerder leren kennen in een kleinschalige woonvoorziening van een instelling die haar vanaf haar tiende jaar verzorgde. Ik was erbij geroepen voor een 'second opinion' omdat het team en haar arts met een aantal vragen waren blijven zitten. Henriëtte was een vriendelijke en bescheiden vrouw die meestal haar eigen gang ging, maar die erom bekend stond dat zij ineens heel onrustig kon worden en hard kon gillen, zonder herkenbare aanleiding. Vroeger was dat vaker voorgekomen maar het gebeurde nog steeds. Als het haar te druk werd, vanwege haar autisme en haar epilepsie, hadden ze altijd gedacht. De neuroloog had haar onlangs nieuwe medicijnen gegeven en dat was goed bevallen. De vraag was of de medicijnen die de psychiater haar eerder had voorgeschreven nu nog door moesten gaan. En wat had ze nou eigenlijk?

Karaktermoeilijkheden

Probleemgedrag had Henriëtte haar leven lang vertoond. Als kind kon ze zeer beweeglijk zijn. Ze had een soort driftbuien die meestal 's avonds begonnen als ze naar bed moest en dan de hele nacht konden duren. Soms zelfs tot ver in de volgende dag. Ze gilde het uit, sprong omhoog, beet en sloeg zichzelf en was niet tot bedaren te brengen. In haar gewone doen was ze heel anders, had moeder tegen de dokter gezegd. Ze sprak nauwelijks maar begreep wel veel, speelde lief en was erg aanhankelijk. In de dagen die volgden op zo'n onrustige nacht was ze onder een hoedje te vangen.

Het pedologisch instituut dat haar toen ze 10 jaar was had onderzocht, had vastgesteld dat zich rond zwangerschap en geboorte geen complicaties hadden voorgedaan. Er was geen oorzaak gevonden voor de achterstand in haar ontwikkeling. Het lag aan haar opvoeding en haar karakter, zo luidde de conclusie. Als ze haar zin niet kreeg reageerde ze zo heftig omdat haar ouders, zonder het zelf te willen, met al die aandacht 's nachts een verwennende invloed op haar hadden gehad. Tijdens haar gillen bleek dat ze best kon praten en eenvoudige verbale opdrachten prima kon uitvoeren. Ze ging alleen eigenaardig om met haar taal. Gelukkig was ze leergierig, ondanks haar beperkte ontwikkelingsniveau. Als ze op de juiste manier werd aangepakt kon ze nog veel leren.

Uiteindelijk werd ze als een *autistisch meisje, functionerend op imbeciel niveau, met een epileptische predispositie* uitgeboekt. Omdat ze thuis niet verder met haar kwamen werd Henriëtte kort daarna opgenomen in een inrichting voor verstandelijk gehandicapten.

Koud water

Pedagogische problematiek en stemmingsinstabiliteit hadden ertoe geleid dat de agressieve buien, zoals haar drift- en gilbuien ook wel werden genoemd, niet altijd goed te beïnvloeden waren – zo luidde het eindoordeel van het Pedologisch Instituut.

Haar behandelaars hadden nog wat geëxperimenteerd met psychofarmaca, vooral met kalmeringsmiddelen, maar die hadden geen effect. Enkele maanden nadat zij, vanwege afwijkingen op haar EEG die verdacht waren voor epilepsie, het anti-epilepticum *carbamazepine* (Tegretol) had gekregen werd vastgesteld dat haar driftbuien minder waren geworden. Ook had iemand ontdekt dat het goed hielp als zij een paar bekers koud water snel achter elkaar moest opdrinken. 'Ze is dan meteen rustig.'

Motorische uitingen van onvrede

Toen zij 15 jaar was had een neuroloog haar nog eens onderzocht en hij had de *carbamazepine* gestaakt. Weliswaar had ook hij weer voor epilepsie verdachte afwijkingen op haar EEG gevonden, maar hij twijfelde toch aan het epileptische karakter van haar gilbuien die hij meer zag als motorische uitingen van onvrede met de situatie. Hij verwees haar daarom naar een psychiater en die schreef haar *clomipramine* (Anafranil) voor vanwege *obsessieve ontstemmingsreacties*. Dat hielp. In de daaropvolgende jaren kwamen de woorden agressieve buien en driftbuien steeds minder voor in haar dossier.

Behoefte aan menselijk contact

De gilbuien kwamen nog wel voor, maar er viel mee te leven.

Op het dagverblijf deed ze het uitstekend in een goed gestructureerd autistengroepje en in de woongroep leverde ze haar bijdrage aan de huishouding, '… op voorwaarde dat ook de anderen wat deden en zij niet steeds hetzelfde hoefde te doen'. Ze had goed in de gaten wat er moest gebeuren en hield rekening met anderen. Zij had duidelijk *behoefte* aan menselijk contact en bood dat op haar schuchtere manier ook zelf. Langzaam rees de vraag of ze wel autistisch was.

Haar moeder vond eindelijk gehoor met haar verhaal dat haar kind vroeger wel degelijk normaal had gereageerd, als het maar lekker had geslapen 's nachts en geen last had gehad van die buien.

Toevallen

De vraag of haar gilbuien toch niet met epilepsie te maken hadden kwam opnieuw naar voren toen zij op haar veertigste *insulten* kreeg, zware toevallen die ook de neuroloog niet meer als 'motorische uiting van onvrede' kon duiden. Hij gaf haar het anti-epilepticum *natriumvalproaat* (Depakine) en tot verrassing van iedereen bleven niet alleen de insulten weg maar verdwenen ook haar gilbuien, over een periode van vijf jaar gemeten, vrijwel geheel. Vandaar de vraag van haar arts en het team of het nog wel zinvol was om door te gaan met *clomipramine*, nu misschien *natriumvalproaat* niet alleen op haar toevallen maar ook op haar 'obsessieve ontstemmingreacties' zo'n goed effect leek te hebben.

Never change a winning team

Voor mij als neuropsychiater kwam het positieve effect van *natriumvalproaat* op de gilbuien niet als een verrassing. De voorgeschiedenis van Henriëtte overziende denk ik dat de arts van het Pedologisch Instituut terecht een proefbehandeling met een anti-epilepticum had gestart. Het effect was bovendien beoordeeld en positief bevonden. Minder overtuigend vond ik de diagnose waarmee de neuroloog haar toen ze 15 was naar de psychiater verwees. Als hij binnen zijn vakgebied gebleven was had hij ook toen al redenen gehad om de gilbuien niet psychisch te duiden. De diagnose van de psychiater had niet veel om het lijf, zeker niet bij een jonge vrouw die voor autistisch werd gehouden. Maar zelfs een verkeerde diagnose kan een goede behandeling opleveren; ik kon er niet omheen dat ook het effect van *clomipramine* geëvalueerd was en positief was bevonden. Uiteindelijk is het niet de rationele overweging maar het proefondervindelijk vastgestelde effect dat bepaalt of een patiënt baat heeft bij een bepaald medicijn.

Vandaar dat ik adviseerde *natriumvalproaat* in ieder geval te handhaven en voorlopig ook door te gaan met *clomipramine*. Met die combinatie ging het zeker niet slechter dan voorheen. Ondertussen konden we proberen te achterhalen wat haar nu eigenlijk mankeerde.

Het leven is kort, ervaring bedrieglijk

De plotselinge dood van Henriëtte, zo kort nadat het team besloten had dit advies te volgen, laat zien hoe overrompelend de werkelijkheid en hoe bedrieglijk de ervaring kan zijn. Henriëtte overleed aan de gevolgen van een *ileus,* een acute afsluiting van haar darmen. Bij obductie werd een abnormaal lange dikke darm gevonden en een afwijkende ligging van haar darmen. Te groot aangelegde of verkeerd gedraaide ingewanden komen veel voor bij mensen met een ontwikkelingsstoornis. Waarom kwam die afwijking pas aan het licht nadat die haar fataal geworden was? Zij moet er haar leven lang last van hebben gehad. Last in de vorm van *koliekpijnen*, de ergste pijnen die bestaan.

Wie, met haar doodsoorzaak voor ogen, de beschrijving van een aanval uit haar kinderjaren herleest, herkent de koliekpijn: *het kind is zeer onrustig, springt omhoog, bijt en slaat zichzelf, gilt en spreekt rusteloos. Dit laatste staat in contrast tot het gewone gedragspatroon waarbij het kind vrijwel niet spreekt. Deze ontstemmingstoestanden doen zich zeer frequent voor, soms zelfs elke dag.*
Zo ziet een koliekaanval eruit. Niet alleen bij volwassenen die zelf, nadat de pijnen weggetrokken zijn, de dokter kunnen vertellen wat er gebeurd is en hem zo op het spoor van de diagnose kunnen brengen. Ook bij kinderen. Zelfs bij kinderen met een verstandelijke handicap die niet kunnen vertellen wat hun overkomt. Die nog radelozer worden van angst en pijn als ze in de ogen van hun ouders, die ook niet weten wat er aan de hand is, dezelfde angst en radeloosheid zien. Het kind Henriëtte groeide op met een lichaam waarvoor deze ervaringen even vanzelfsprekend waren als lekker slapen, lekker eten en lekker knuffelen. Haar volwassen lichaam 'deed' gewoon kolieken zoals het ook gewoon sliep en at. Het gilde minder op den duur.
Waarom had de dokter van het Pedologisch Instituut, die haar wel geobserveerd had, de koliekaanval niet herkend? Waarom had hij alleen maar aan de mogelijkheid van partiële epileptische aanvallen gedacht die dikwijls gepaard gaan met onaangename buiksensaties? En waarom had de neuroloog, die prikkelingsverschijnselen van de hersenen tijdig moet herkennen, zonder zo'n aanval zelf gezien te hebben, geconcludeerd dat in dit geval niet haar lichaam maar haar gebrekkige verstand sprak? Waarom had hij die interpretatie van de werkelijkheid niet overgelaten aan de psycholoog die vanuit zijn optiek dezelfde aanval als volgt omschreef: *zij vertoont dan een verlaagde frustratietolerantie, en neigt tot heftige ontstemmingstoestanden, gepaard gaande met schoppen, slaan, krijsen en gillen.* Hetzelfde eigenlijk, en toch zo wezenlijk anders.

Plotselinge aanvalsgewijze gedragsveranderingen kunnen volgens psychologen voortkomen uit een verwennende opvoeding en frustratie; ze kunnen medisch gezien uitingen zijn van overprikkeling van de hersenen zoals bij epilepsie, maar zij kunnen ook symptomatisch zijn voor plotselinge heftige ontregelingen in de rest van het lichaam zoals bij kolieken. Voor kolieken zijn weer tal van oorzaken denkbaar, aangeboren zowel als verworven, mechanische zowel als biochemische. Daarnaast zijn er factoren die deze oorzaken kunnen activeren. Complex genoeg om de beoefenaar van de medische discipline handenvol werk te bezorgen.

Artsen moeten gedrag niet psychisch duiden. Voor hen is het lichaam groot genoeg. Dat *zegt* niet 'ik' maar *doet* 'ik'. Bij Henriëtte deed haar ileus 'ik'. Helaas was het de patholoog die dat het eerst ontdekte.

Geestesziekte is een ziekte van het lichaam

Psychische ziekten zijn hersenziekten. *Om dit inzicht is Wilhelm Griesinger (1817-1868) zowel geroemd als verguisd. Griesinger staat model voor psychiatrie als medisch specialisme. Hij wordt nog te eng geciteerd. Psychische ziekten zijn lichamelijke ziekten. Psychische ziekte, krankzinnigheid, beschouwde hij als een symptoom. Wil men een symptoom begrijpen dan moet men het eerst kunnen plaatsen. Griesinger deed dat door zich af te vragen welk orgaan altijd en steeds weer fysiologisch ontregeld is wanneer er van krankzinnigheid sprake is. Zijn de hersenen dat orgaan, dan gaat het om* organische psychiatrie. *Zit dat orgaan elders in het lichaam dan is er sprake van* symptomatische psychiatrie. *Zonder antwoord op die vraag is er geen psychiatrie (Griesinger, 1845). Zelfs waar de psychiater oog heeft voor psychische oorzaken en kwetsbaarheden bij het ontstaan van psychopathologie vertaalt hij die toch binnen het kader van zijn medische discipline naar verstoorde fysiologische functies en afwijkende anatomische substraten. Daar ligt, ook nu nog, de taak van de medicus in de geestelijke gezondheidszorg en het is de enige rechtvaardiging voor een behandeling met psychofarmaca.*

Was Henriëttes te vroege dood te voorkomen geweest? Of hadden artsen haar lijden niet op zijn minst kunnen verzachten?
Om met dat laatste te beginnen: dat lijden is verzacht. Door clomipramine. *Niet omdat zij leed aan obsessieve stemmingsreacties, zoals haar psychiater stelde, maar omdat dat middel toevallig een krachtig parasympathicolytisch bijeffect heeft: ontspanning van de spieren van het maag-darmkanaal. En gelukkig heeft zij maar heel kort neuroleptische medicatie gehad: die verlammen de normale peristaltiek van de ingewanden bij langdurig gebruik en maken van lange ingewanden (dolichocolon) ook nog eens wijde ingewanden (megacolon).*

Gedragsmedicatie

Had men de symptomen niet eerder als koliekpijnen herkend moeten hebben? Dat is gemakkelijk praten achteraf. Als kind heeft ze in ieder geval niet de verschijnselen van een dreigende of gehele darmobstructie gehad of, buiten de koliekaanval om, blijvende lichamelijke klachten of bevindingen zoals ernstige obstipatie of een acute buik, die tot nader onderzoek hadden kunnen leiden. Zeker is dat de artsen van het Pedologisch Instituut en van de instelling waar zij later woonde haar regelmatig lichamelijk hebben onderzocht.

Artsen voor verstandelijk gehandicapten (AVG's) worden veel te veel ingeschakeld om gedragsproblemen op te lossen. Dat is het werk van agogen. Artsen die het lichaam als Een Groot Verstand zien hebben genoeg aan hun eigen vak, zeker als zij werken voor mensen met een verstandelijke handicap. Andere disciplines moeten hun eigen verantwoordelijkheid nemen, ook als het om moeilijke problemen gaat. Ook als die zich voordoen in de avonduren of in het weekend. De term gedragsmedicatie dient uit de zorg te verdwijnen.

Diagnostische hiërarchie

Psychiatrische diagnostiek is hiërarchische diagnostiek. *Dankzij die hiërarchie wordt voorkomen dat een handicap wordt beschouwd als ziekte, of een normale reactie in abnormale omstandigheden als een stoornis. Ook is er dan minder sprake van co-morbiditeit, wat de eenvoud van behandeling ten goede komt.*

Het verhaal van Henriëtte illustreert dat hiërarchie in de psychiatrische diagnostiek niet mogelijk is zonder multidisciplinaire gelijkwaardigheid. De verschillende disciplines moeten hun vak niet na elkaar beoefenen maar tegelijkertijd en er zelf de volle verantwoordelijkheid voor dragen. Dat kan alleen als elke discipline haar werk zelfstandig uitvoert, de problematiek in haar eigen jargon verwoordt en aangeeft wat zij aan de oplossing van het probleem kan bijdragen. Wie zich achter een andere discipline verschuilt, tekent voor zijn eigen overbodigheid. Het is niet óf een pedagogisch probleem óf een koliek, niet óf epilepsie óf een pervasieve ontwikkelingsstoornis, maar het is altijd een combinatie van alle mogelijke factoren en die moet iedere discipline voor zichzelf zo goed mogelijk analyseren. Ieder naar de eigen wetten van zijn discipline.

Als de psychisch zieke niet meer voor zichzelf kan spreken zal de psychiater de taal van diens lichaam moeten verstaan, zeker als hij overweegt medicijnen voor te schrijven.

13 Ontwaak!

De brief van het regionale autismeteam aan de psycholoog van het gezinsvervangend tehuis liet aan duidelijkheid niets te wensen over:

'Op uw verzoek hebben wij Gabriëlle, 22 jaar, getest vanwege de vraag of er bij haar sprake is van een autismespectrumstoornis. Zowel op de AUTI-R als op de AVZ-R scoort zij duidelijk binnen het gebied van een pervasieve ontwikkelingsstoornis. Hiermee is uw vraag dus bevestigend beantwoord.'

Was getekend: *het hoofd van het autismeteam.*

Als het zo simpel was, dacht de psycholoog, dan had ik haar niet verwezen. Autisme is een *klinische* diagnose die gesteld wordt op grond van bepaald gedrag én op grond van een anamnese. De kenmerkende gedragingen moeten al vanaf de vroegste ontwikkeling aantoonbaar zijn. Autisme is een handicap op basis van een *pervasieve ontwikkelingsstoornis*. Zonder een pervasieve stoornis van de ontwikkeling is er geen autismespectrumstoornis, wat de symptomen op het moment van testen ook mogen zeggen.

De psycholoog deed wat eerder had moeten gebeuren. Hij ging op zoek naar informatie over de eerste tien levensjaren van Gabriëlle.

Pech en geluk in de speurtocht naar het verleden

De psycholoog had pech. Op het dagverblijf waar ze geweest was kon niemand zich haar nog herinneren. Er waren verhuizingen geweest. Er was nieuw personeel. Ook de familie bracht hem niet veel verder. Er was een tante, maar die kon niet veel meer vertellen dan dat Gabriëlles vader was overleden aan zijn hart toen ze 8 jaar oud was. En er was een moeder, een stille en bescheiden vrouw die zich lang had verzet tegen uithuisplaatsing van haar enige dochter maar die nu toch geen andere keus meer had. Het was de vraag of zij het verlies van haar man verwerkt had. En helemaal hoe zij het bericht verwerkt had dat haar dochter aan dezelfde hartkwaal leed als haar vader. Haar antwoord op de vraag of Gabriëlle als kind graag met andere kinderen had gespeeld, door hen werd uitgenodigd, het fijn had gevonden om anderen een plezier te doen en of zij fantasierolletjes speelde, zei meer over moeders stemming bij de terugblik over die jaren dan over Gabriëlles functioneren toen.

De psycholoog had óók geluk. Er kwam een doos met oude video's van zolder die bij verschillende gelegenheden waren opgenomen in de kleuterklas toen Gabriëlle daar zat. Hij bekeek de beelden en besloot haar door te verwijzen naar de psychiater met de vraag of die de conclusie van het autismeteam kon bevestigen.

Het geheime wapen

Gabriëlle was vrij lang, maar dat was beslist niet de enige reden waarom ze zo voorovergebogen liep. Ze ging gebukt. Gebukt onder een last? Gebukt onder schaamte? In ieder geval gebukt onder zichzelf. Ze zat zichzelf in de weg en had ongetwijfeld ook het gevoel dat ze anderen in de weg zat. Ze maakte zich zo klein mogelijk en sprak zachtjes, met heel korte zinnen. Meestal alleen met ja, of nee. Tussen het moment dat ik mijn vraag gesteld had en zij aan haar antwoord begon zat zoveel tijd dat ik besloot mijn geheime wapen in stelling te brengen.

De stichting die mij, buiten het psychiatrisch ziekenhuis, een onderzoekskamer ter beschikking stelde, leverde daarbij ook altijd een grote kan koffie en thee, en een blad met kopjes, schoteltjes en koekjes.
Mijn openingsvraag was altijd: 'wie heeft er zin in koffie of thee?' en als daar positief op werd gereageerd zei ik: 'help jezelf, dan pak ik even de papieren erbij'. Het was vermakelijk om te zien wat er dan gebeurde. Meestal stond de begeleider van de patiënt op, vroeg alleen aan mij wat ik wilde hebben en begon in te schenken en rond te delen. Een goede begeleider weet wat zijn cliënt wenst en kent diens voorkeuren. Afhankelijk van de plaatselijke gebruiken in de woonvoorziening werd dan al of niet een schoteltje onder het kopje geplaatst en afhankelijk van het gewicht van de te begeleiden persoon en de afspraak daaromtrent werd gevraagd of die, en daarna of ik, een koekje wilde.
Deze keer ging het anders. Gabriëlle tilde haar hoofd op toen ze mijn uitnodiging hoorde en kwam traag uit haar stoel. Voordat haar begeleidster iets had ondernomen had Gabriëlle zowel mij als haar en de psycholoog gevraagd wat we wilden drinken. De begeleidster zakte terug in haar stoel en Gabriëlle nam de tijd om ons te bedienen. De koekjes vergat ze niet. Nadat wij van haar hadden gekregen wat wij wensten, bediende ze zichzelf.

Wat ze ook mag hebben: een autismespectrumstoornis zeker niet, was mijn conclusie.
Dit eenmaal vastgesteld hebbende stelde ik Gabriëlle gerust. Ik wilde even met de psycholoog wat filmpjes over haar van vroeger bekijken. Die kende ze vast wel. Haar begeleidster zou bij haar blijven. We kwamen zo terug. Ja, knikte ze, dat was goed.

Beelden van vroeger

Het kind Gabriëlle was gemakkelijk herkenbaar. Ze was vrij groot van gestalte en dook voortdurend achter de juf weg: naar rechts als ze juf aan de linkerkant getikt had en naar links als ze haar rechts had aangeraakt. Juf trapte erin en keek naar de verkeerde kant. Schaterend danste Gabriëlle dan op en neer, met haar kleinere leeftijdgenootjes om haar heen. Ze renden achter elkaar aan, keken samen in boekjes, hielden elkaar voor de gek. Je hebt gelijk, zei ik tegen de psycholoog. Dit is geen autistisch kind.

Terug in de spreekkamer twijfelde ik echter weer. Gabriëlle zat wat voorover in zichzelf te mompelen, streek wat door haar haren en over haar gezicht; ze leek afwezig en reageerde nauwelijks op mijn binnenkomst. Ze hield van kleren, vertelde haar begeleidster, maar het was altijd hetzelfde wat ze uitzocht. In de groep zocht ze altijd een plekje op aan de rand, van waaruit ze het geheel kon overzien. Als niemand op haar reageerde bewoog ze haar handen op en neer in een trage draaiende beweging. In de tijd dat men haar nu kende was ze steeds minder gaan praten. Ja, ze hielp wel met afruimen na het eten en ze had ook wel een eigen corveetaak, maar als ze daarmee begon schoten anderen haar al snel te hulp want anders duurde het zo lang. Maar niemand plaagde haar of spotte met haar. Iedereen had wel eens ervaren dat ze op het juiste moment een korte maar vriendelijke of dankbare opmerking maakte.

Een ziekelijke verandering

Als dit geen autisme is omdat het gedrag uit haar kinderjaren daar niet bij past, terwijl ze ook nu nog best oog heeft voor haar omgeving en kan anticiperen op de behoefte van een ander, wat is het dan wel? Wanneer is dit begonnen? Wordt het erger? Niemand van de woonvoorziening kon het zeggen. Ze woonde er pas kort en er waren geen rapporten over haar van de voorgaande jaren.
Gabriëlle had ongetwijfeld een *structureel* probleem: ze was verstandelijk gehandicapt op basis van retardatie. De mate daarvan viel niet goed in te schatten. Misschien had ze specifieke beperkingen, maar van een *pervasieve* ontwikkelingsstoornis, een alles doordringende kwalitatief afwijkende ontwikkeling, was geen sprake.

Vragenlijstdiagnostiek

Ten onrechte had het autismeteam de AUTI-R en de AVZ-R gebruikt om een diagnose te stellen. In de woorden van Dirk Kraijer, de auteur van de AVZ-R: 'De uitslag van een specifiek instrument is evenmin als het vallen onder een DSM-categorie een diagnose. Bij dergelijke "vragenlijstdiagnostiek" gaat het om – psychometrisch misschien zelfs goed onderbouwde – classificatie die *als ondersteuning en toetsing* een belangrijke stap op weg naar een individuele diagnose kan vormen, niet meer en niet minder' (Kraijer & Plas, 2002). Pas als op klinische gronden een pervasieve ontwikkelingsstoornis is gediagnosticeerd kan het testonderzoek de ernst ervan in maat en getal uitdrukken en zo helpen de ontwikkeling van de symptomen in de loop van de tijd te evalueren.

Dat Gabriëlle al geruime tijd ernstiger gehandicapt was dan op grond van haar retardatie verwacht mocht worden, was ook wel duidelijk. Er was dus een *dynamisch* aspect bijgekomen: een ziekelijke invloed die haar veranderd had. Of ze nog steeds achteruitging kon op dat moment niet worden vastgesteld.
We moesten aanvullende gegevens hebben.

Haar nieuwe huisarts wist niet veel over haar. Ze was bij een cardioloog en op diens voorschrift verlengde hij regelmatig haar recept voor 100 mg *atenolol* per dag. Ze kreeg het middel profylactisch, wist hij, dus ter bescherming tegen problemen vanwege haar hartkwaal. De huisarts probeerde wel meer gegevens boven tafel te krijgen maar dat lukte nog niet erg.

Wat weet een schrijver nou van medicijnen

Gabriëlles moeder reageerde verrast toen ik haar opbelde met de vraag of ze een keer op het spreekuur wilde komen om over haar dochter te spreken.
Na de dood van haar man had ze de kleine veestapel verkocht en ze leefde sober van de beperkte middelen die ze had. De buurman bracht haar naar het station. Ze had er anderhalf uur reizen opzitten toen we elkaar ontmoetten.
Niet alleen de uitnodiging, ook mijn vragen verrasten haar. Niemand had haar ooit daarnaar gevraagd. Ja, haar dochter had die harttabletjes gekregen ter bescherming van de kwaal waaraan haar vader was overleden. En ja, haar dochter was sindsdien steeds stiller geworden. De puberteit? Miste ze haar vader? Had het iets met haar zwakke hart te maken? Moeder had er wel een paar keer naar geïnformeerd maar de specialist was niet erg mededeelzaam en volgens de huisarts was alles goed. 'En nu u het zegt, dokter, ik heb ook wel eens gedacht dat het misschien van de tabletten kon komen maar dat was niet zo, zei de cardioloog. Ik heb toen wel nog een artikeltje uit de krant geknipt waarin iemand tegen *atenolol* tekeerging. Die had hoge bloeddruk en moest dat medicijn slikken om te voorkomen dat hij weer een beroerte kreeg. Na een paar weken had hij geweigerd ermee door te gaan. "Dan nog liever tien beroertes", had hij geschreven.'
De cardioloog had het artikeltje niet eens willen zien. 'Wat weet een columnist nou van medicijnen?', had hij gezegd en ze had het gauw weer in haar tas gestopt. Ze had het bewaard. Ik mocht het lezen.
'U had gelijk', zei ik. Ze gaf me toestemming te doen wat nodig was.

Haar persoonlijk begeleidster was blij dat we zouden proberen verandering in de toestand te brengen. Zelden heb ik iemand zo enthousiast voor een cliënt zien opkomen. De huisarts was snel overtuigd maar de cardioloog was niet te vermurwen. 100 mg *atenolol* en geen milligram minder. Onverantwoord voor het hart. Heel wat 'intercollegiaal' overleg en wederzijds beroep op publicaties verder haalde hij aarzelend bakzeil. Onder specialistische bewaking van haar hart werd de *atenolol* gereduceerd tot een verantwoord maar aanzienlijk lager niveau.

Het eerste wat gebeurde was dat Gabriëlle geleidelijk aan rechter ging lopen en meer om zich heen ging kijken. Niemand hoefde haar meer te zeggen dat ze beter op haar houding moest letten, dat wist ze zelf ook wel. Nu ze recht stond kon ze ook beter met haar ogen communiceren. Praten bleef moeilijk, maar ze was minder moe en bewoog zich sneller. Langzaam maar onmiskenbaar viel het autisme van haar af.

Apathie

Autisme geneest natuurlijk niet. Opnieuw een bevestiging dat Gabriëlle niet autistisch was. Het leek er hoogstens in de verte op maar het meest essentiële ontbrak: de structurele aanwezigheid van de gedragskenmerken vanaf haar vroegste ontwikkeling. Pas toen ze 22 was scoorde ze op de rating scales voor autisme en voldeed in die toestand wellicht aan de DSM-criteria, maar wat die tests niet signaleerden was dat ze zelfs toen nog als eerste aanstalten maakte om koffie in te schenken en de anderen te bedienen. Ze leek teruggetrokken, maar zag wat anderen bezielde en ze schaamde zich ervoor dat ze de fut niet meer kon opbrengen daaraan mee te doen. Haar spieren waren van deeg. Als ze een stap wilde verzetten moest ze een blok beton achter zich aanslepen. Hoe vertel je dat aan je dokter als jij het niet kunt zeggen en hij het niet kan zien?

Oorzaken van apathie

Bètablokkers, *medicijnen uit de groep waartoe* atenolol *behoort, worden in de geneeskunde zeer veel gegeven. Niet alleen vanwege hartritmestoornissen en hoge bloeddruk, maar ook als alternatief voor kalmeringsmiddelen. Om rustig te zijn voor een examen, zonder je suf te voelen. Om ontspannen de strijkstok te kunnen hanteren tijdens een concert.*

Bètablokkers zijn relatief veilige middelen en veel mensen merken niets van ongewenste effecten. Maar bij anderen slaan die zo meedogenloos toe dat hun de fut ontbreekt om nog te reageren. Hun wordt de motivatie ontnomen. Apathisch worden ze dan. Alleen de passie van een krachtige persoonlijkheid kan zich daartegen verweren. Zoals de columnist, die niet klaagde over het verdwijnen van motivatie of het verschijnen van apathie, maar rebelleerde tegen het verlies aan lust en levenskracht. De lieve Gabriëlle had geen schijn van kans.

Apathie is niet hetzelfde als depressie. Wie depressief is wil zelf niet meer verder. Wie apa-

thisch is wil dat maar al te graag, maar het *komt er niet meer van, het* wil niet meer, het
kan niet meer.

Het apathiesyndroom

Het apathiesyndroom kan, behalve door bètablokkers, veroorzaakt worden door neuroleptica, SSRI's, alcohol en drugs en door bepaalde vergiftigingen, vooral als die middelen en
stoffen *chronisch* worden gebruikt.

Lichamelijke ziekten kunnen apathie veroorzaken: hormonale stoornissen, vitaminedefici-
enties, chronische hart- en longaandoeningen. Het beeld maakt dikwijls deel uit van
neuropsychiatrische ziekten en loopt gemakkelijk het gevaar door de geneesmiddelen
tegen die ziekten versterkt te worden.

*Apathie kan ook ontstaan door omgevingsfactoren, zoals langdurige deprivatie, langdu-
rig isolement en het verlies van ouders, wat voor kinderen langduriger ingrijpt naarmate
ze jonger zijn. Maar ook de langdurige en ten slotte vergeefse pogingen van een verstandelijk gehandicapte zoon of dochter om uit huis te gaan kunnen uitmonden in apathie.*

*Het is wonderlijk dat de neiging om het ouderlijk nest te verlaten meer afhangt van de
kalenderleeftijd dan van de ontwikkelingsleeftijd. Wanneer een kind zoon of dochter is
geworden maar nog altijd als kind onder de vleugels wordt gehouden, zal het zich daar
steeds krachtiger tegen gaan verzetten. Meestal heeft dat op den duur wel succes. Maar
wordt dat verzet gebroken en capituleert het kind, dan ontstaat een fase van apathie waar
alleen nog valt uit te komen als het niet te lang duurt. Wordt ook die fase gepasseerd dan
kan een* anaclytische depressie *ontstaan: een toestand van ernstige regressie van waaruit een mens niet meer op kan staan maar terugvalt tot het primitieve en ongedifferentieerde niveau van een hulpeloze zuigeling.*

Awakenings

*Als de oorzaak niet kan worden weggehaald en ook de belastende factoren niet kunnen wor-
den weggenomen, dan is het zinvol te proberen het apathiesyndroom te behandelen met*
dopamine. *Dopamine is een stof die in de psychiatrie weinig bekend is maar bij neurologen
des te meer. Die behandelen er de rigiditeit en bewegingsarmoede van Parkinson-patiënten
mee en proberen zo het ontstaan van het Parkinson-depressie-dementiecomplex te voorkomen. Oliver Sacks gaf het aan zijn patiënten met chronische lethargie ten gevolge van slaap-
ziekte* (encephalitis lethargica) *en beschreef hun lot in zijn beroemde boek* Awakenings
(Sacks, 1973), dat algemene bekendheid kreeg vanwege de gelijknamige film.

*Het apathiesyndroom is een mooi voorbeeld van een andere manier om naar psychiatri-
sche ziektebeelden te kijken: niet door in de* DSM *te kijken of aan het rijtje symptomen is voldaan dat voor een classificatie nodig is, maar door naar de patiënt te kijken en erop te let-*

ten hoe het met zijn basale hersenfuncties is gesteld, die zich niet alleen psychisch uiten maar ook in motoriek. Psyche is gedrag en gedrag is motoriek. Apathie gaat niet samen met overbeweeglijkheid. Wie de motoriek beïnvloedt, beïnvloedt de psyche en vice versa.

14   Schizofrenie is een woord

De meest bekende en gevreesde psychiatrische ziekte is ongetwijfeld schizofrenie. Schizofrenie is een progressieve aandoening die hoogstens tijdelijk een pas op de plaats maakt maar die niet te genezen is. Wat precies de aard is van het proces dat zich in het zieke brein afspeelt blijft gissen. Zoals botontkalking al ver is voortgeschreden voordat de heup breekt en gewichtsverlies al bijna niet meer opvalt als de tumor wordt ontdekt, zo moet schizofrenie al maandenlang ononderbroken hebben voortgewoekerd voordat de symptomen, die op zichzelf niets zeggen over de oorzaak, daaraan kunnen worden toegeschreven.

Kenmerkende symptomen van schizofrenie zijn wanen, hallucinaties, chaotisch gedrag, apathie en armoede van spraak, gedachten en gevoel. Twee of meer van die symptomen zijn voldoende voor het vaststellen van die ernstige ziekte als ze het sociaal-maatschappelijk functioneren ontregelen en zelfs één is al genoeg wanneer de wanen bizar zijn of de hallucinaties bestaan uit stemmen die schelden of met elkaar spreken.

Zo wil de definitie van de DSM-classificatie het.

Zo is het natuurlijk niet, in werkelijkheid. Zeker niet bij mensen met een verstandelijke handicap. Hoe is het dan wel?

Karin

Karin was 23 jaar toen ik haar leerde kennen. Vanaf haar vijftiende was ze steeds eenzelviger geworden en het laatste jaar kwam ze nauwelijks nog het huis uit.

De huisarts had begrip voor de bezorgdheid van moeder maar Karin at en sliep goed en was ook verder lichamelijk gezond. Hij zag geen reden om haar met medicijnen te behandelen.

De RIAGG liet weten niets voor haar te kunnen doen omdat zij verstandelijk gehandicapt was en verwees moeder en dochter voor begeleiding naar de SPD (thans MEE: het begeleidings- en adviesorgaan voor mensen met een handicap). Daar bevestigde men een lichte verstandelijke handicap en een autismespectrumstoornis. Maar omdat er verder geen gedragsproblemen waren en moeder te kennen had gegeven dat zij haar dochter zo lang mogelijk bij zich thuis wilde houden, was het contact beëindigd met de toezegging dat ze altijd terug mochten komen als dat nodig of wenselijk zou zijn. Dat was nu zo'n drie jaar geleden.

De contacten met haar vroegere vriendinnen waren verwaterd en van haar vaardigheden was nauwelijks meer iets overgebleven. Sluipenderwijs had moeder alles van haar overgenomen. Depressief vond hij haar niet, schreef de huisarts in zijn verwijsbrief. Maar hij vroeg zich af of ze niet hallucineerde.

Het beloop van de ziekte bij Karin

Moeder vertelde dat vader kort na haar geboorte was overleden. Karin was haar oogappel die zij met trots en plezier zag opgroeien. Dat ze moeilijk kon leren gaf niet veel. Het was een vriendelijk en hulpvaardig meisje dat veel vriendinnen had op het voortgezet speciaal onderwijs. Ze was erg handig en hoorde bij de top.

Het had enige tijd geduurd voordat moeder en docenten beseften dat het geen gewone puberteitsproblemen waren waardoor Karin zich meer en meer begon terug te trekken en er steeds minder uit haar handen kwam. Verzet of humeurigheid vertoonde ze niet. Het was meer alsof ze in gedachten verzonken was. Eerst nog terloops, zodat ze bij aanspreken letterlijk of figuurlijk nog bij de les getrokken kon worden. Later lukte dat niet meer. Als ze al antwoorden gaf was er geen touw aan vast te knopen. Ook haar motoriek was veranderd. Was ze vroeger levendig en beweeglijk, nu was ze traag en soms bleef ze ineens in een handeling steken. 'Ze lijkt dan net een wassen pop uit madame Tussaud' zei moeder.

Er waren nog wel enkele maanden geweest waarin ze weer de oude leek te zijn. Dan draaide ze mee op school alsof er niets gebeurd was. Maar in de loop van enkele jaren was duidelijk geworden dat ze haar diploma niet zou halen en dat ze de beloftes van rond haar vijftiende levensjaar nooit waar zou maken.

Hallucineren deed ze ook, wat mij betreft, hoewel ik haar dat bij die eerste ontmoeting niet zelf kon vragen. Ze had me keurig een hand gegeven en was gaan zitten, maar keurde me verder geen blik meer waardig. Ze was zeker niet van plan te antwoorden op mijn vragen. Ze mompelde wat in zichzelf of onderbrak dat plotseling, om even later weer door te gaan. De aangeboden koffie, vers en heet, sloeg ze in één keer achterover. Anamnese, duur en ernst van haar psychische achteruitgang in aanmerking nemend en rekening houdend met het feit dat ze niet lichamelijk ziek was of onder invloed stond van medicatie, was de meest waarschijnlijke diagnose schizofrenie, schreef ik aan de huisarts. *Hebefrene schizofrenie.* Hebe was de Griekse godin van de jeugd. De ziekte begint op jeugdige leeftijd met vervlakking van de persoonlijkheid en kan snel maar ook uiterst traag verlopen. 'Ik zal zo goed mogelijk proberen uw dochter te behandelen', zei ik tegen haar moeder.

Groep van schizofrenieën

Karin was niet meer of hoogstens automatisch bij de realiteit betrokken, sprak alleen nog met de stemmen in haar hoofd en vertoonde negatieve symptomatologie in de vorm van een zoetelijke onverschilligheid. Dit alles was wezensvreemd aan haar en onmiskenbaar progressief. Opvallend was dat de opeenvolgende fasen van achteruitgang stapsgewijs hadden plaatsgevonden met plateaus van schijnbare stabiliteit en kortdurend herstel. Het niveau van rond haar vijftiende· toen alles begonnen was, had ze echter nooit meer bereikt.

Emil Kraepelin (1856-1926) herkende in zijn tijd een aantal ziektebeelden die met elkaar gemeen hadden dat bij relatief jonge mensen in de loop van de jaren het denkvermogen, de motoriek en het gevoelsleven verbrokkelden en verdwenen en bracht ze op grond van dat beloop bijeen onder de naam *dementia praecox*, vroegtijdige dementie (Kraepelin, 1899). Eugen Bleuler (1857-1939), had meer oog voor de individuele variaties van de symptomatologie en zag eerder desintegratie en het verlies aan samenhang tussen denken, voelen en handelen dan het verdwijnen van die psychische functies op zichzelf, zoals de term dementie suggereerde. Aan hem danken wij de naam *schizofrenie*, waaronder deze groep van aandoeningen tot in onze dagen bekend is gebleven (Bleuler, 1911). Hoewel hij Kraepelin als zijn leermeester beschouwde en nooit getwijfeld heeft aan de lichamelijke basis van schizofrenie had hij, vanwege een veel langere klinische ervaring en onder invloed van zijn landgenoten Freud en Jung, meer oog voor de *psychodynamische aspecten* van de ziekte. In dat kader noemde hij de neiging van de patiënten om zich terug te trekken in zichzelf en er een geheel eigen logica op na te houden, meer zwart-wit dan ambivalent, niet genuanceerd door verlangen of emoties: *autistisch*. De term *autisme* die Leo Kanner later zou gebruiken om het eigenaardige gedrag van heel jonge kinderen met een bepaald type ontwikkelingsstoornis te omschrijven, ontleende hij aan het schizofrenie-concept van Bleuler (Kanner, 1943).

In de DSM-classificatie wordt nog altijd een aantal typen schizofrenie onderscheiden maar de afgrenzing met andere psychotische stoornissen is niet scherp meer. Hebefrenie komt het meest overeen met het ongedifferentieerde type.

Vanwege de hiërarchie van de psychiatrische diagnostiek mag de diagnose schizofrenie niet worden gesteld als er sprake is van een psychotische stemmingsstoornis of als de verschijnselen op grond van de voorgeschiedenis kunnen worden toegeschreven aan autisme op basis van een pervasieve ontwikkelingsstoornis. Het moge duidelijk zijn dat wie onvoldoende oog heeft voor het kenmerkende beloop van de ziekte en alleen maar kijkt naar de symptomen op een bepaald moment, moeite zal hebben om schizofrenie en autisme van elkaar te onderscheiden.

Het beloop van de behandeling bij Karin

Ik koos voor het zeer specifieke antipsychoticum *penfluridol* (Semap, 20 mg per tablet) en begon voorzichtig met een half tablet per week.

Het resultaat was beperkt maar onmiskenbaar. Toen ik haar drie weken later ter controle zag keek ze me in ieder geval aan en sprak ze met me. Ze verdroeg het middel ook goed, zonder onacceptabele bijwerkingen. In een dosering van 1 tablet per week knapte ze in het daaropvolgende jaar zodanig op dat ze naar een dagactiviteitencentrum kon en geïndiceerd kon worden voor een gezinsvervangend tehuis. Toen er een plaats was gevonden liet haar moeder haar onbevreesd gaan. Ze deed het daar uitstekend en om dat te bevestigen beëindigde ik na anderhalf jaar de controles met de toezegging dat ze altijd terug kon komen als dat nodig was. Ik was echter van mening dat ze het juiste medicijn in de juiste dosering had en dat de medische discipline, gegeven de diagnose, haar niet méér kon bieden.

Enkele jaren daarna kwam Karin samen met een begeleidster opnieuw op het spreekuur met de vraag of het noodzakelijk was met de Semap door te gaan. Ze deed me de groeten van haar moeder die helaas niet mee kon komen maar die ook achter de vraag stond. We hebben de tijd genomen om het antipsychoticum uit te sluipen en dat is probleemloos verlopen. Een half jaar later kon ik opnieuw de behandeling beëindigen, maar nu zonder dat ze nog medicijnen gebruikte. Onlangs zag ik een huisgenoot van haar. Ze liet me groeten; het ging goed met haar.

Ik was blij voor Karin maar stond wel voor een dilemma: ofwel de oorspronkelijke diagnose herzien (wat ik bij gebrek aan beter niet doe) ofwel mijn kennis van het beloop van de ziekte schizofrenie.

Hannie

Een vrijwel identieke voorgeschiedenis had Hannie, 20 jaar oud toen ik haar in 1995 voor het eerst op het spreekuur zag. Ook zij had een opmerkelijke knik in haar functioneren rond haar vijftiende levensjaar.

Haar ontwikkelingsniveau was beperkter dan dat van Karin en was verbaal, performaal en emotioneel, vóórdat ze ziek werd, hoogstens vergelijkbaar met dat van een vijf- à zesjarige. Ze vertoonde meer regressieve kenmerken, was dikwijls huilerig en ontevreden, maar ook zij at en sliep verder goed zodat een depressie niet waarschijnlijk was. De huisarts had bij lichamelijk onderzoek geen stoornissen van betekenis gevonden.

Haar ziekte was sluipend begonnen en had een minder dramatisch verloop dan bij Karin. Ze ging nog steeds naar het dagverblijf waar ze sinds haar twaalfde kwam. Ze deed wat haar werd opgedragen; dat er minder uit haar handen kwam deerde niemand.

Moeder had wat tekeningen van vroeger meegebracht en die pasten bij haar ontwikkelingsniveau. Ze tekende huisjes zoals kinderen die tekenen: een vierkantje met een drie-hoekje erop, een schoorsteen, een deur en een raam.

Toen ik haar vroeg nu ook voor mij eens een huis te tekenen deed ze dat gewillig, maar ze maakte er niet méér van dan een aantal gedesorganiseerde lijnen (tekening 1).

Ook haar gaf ik *penfluridol* (Semap).

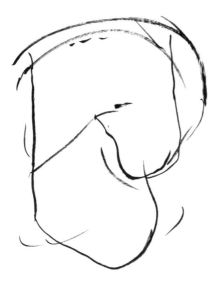

Tekening 1 Huis (zonder penfluridol)

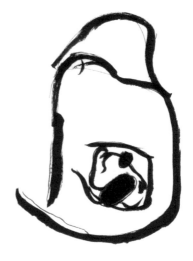

Tekening 2 Huis (half tablet penfluridol per week)

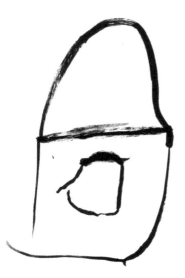

Tekening 3 Huis (half tablet penfluridol, tweemaal per week)

Het beloop van de behandeling bij Hannie

Nadat Hannie gedurende vier weken een half tablet à 20 mg *penfluridol* per week had geslikt liet haar moeder weten dat ze minder lusteloos en huilerig was. Het huisje dat ze opnieuw op mijn verzoek tekende begon al ergens op te lijken: de lijnen begonnen samenhang te vertonen en omsloten een inhoud (tekening 2).

Opnieuw een maand later en met tweemaal per week een half tablet *penfluridol* bleek ze in staat weer een integraal figuurtje te tekenen waarin de wezenlijke structuren van een huis – romp, dak en raam – herkenbaar waren.

Haar vroegere niveau heeft ze echter nooit meer bereikt in de tien jaren dat ik haar gevolgd heb. Ze had inzinkingen, gekenmerkt door eenzelvigheid en regressief gedrag, waarin haar tekeningen desintegreerden. Daarnaast had ze episodes waarin ze kinderlijk enthousiast was en zich erop verheugde een huis bij mij te mogen tekenen, maar beter dan dat van tekening 3 werden ze nooit meer. Ze is twee keer onder invloed van belastende omstandigheden zodanig gedecompenseerd dat ze enkele weken moest worden opgenomen. De helft van haar leven heeft zich nu afgespeeld vóór de knik, de helft erna. De tijd vóór die knik, met alleen maar haar verstandelijke handicap, was haar beste. Dat ze, zoals Karin, van haar schizofrenie zal herstellen ligt niet in de lijn der verwachtingen.

Victor

Bij Victor was op zestienjarige leeftijd de waarschijnlijkheidsdiagnose *katatone schizofrenie* gesteld.

Opvallend bij die vorm van schizofrenie zijn bepaalde motorische verschijnselen. Bij hem waren dat een *rigide* (stijve) houding, *mutisme* (hij sprak bijna niet), *echolalie* (als hij sprak herhaalde hij korte woorden en lettergrepen van zichzelf of van anderen) en *stereotiepe* houdingen en gebaren. Hij stond graag te 'rocken' en plukte dan aan zijn gezicht, wat een verlegen indruk maakte.

Omdat hij uitermate gevoelig bleek te zijn voor de *parkinsonachtige* bijwerkingen van *klassieke antipsychotica* terwijl hij er psychisch ook niet van opknapte, werd hij rond zijn twintigste in een universiteitskliniek opgenomen om behandeld te worden met het toen nieuwe en veelbelovende *atypische antipsychoticum clozapine* (Leponex). Volgens fabrikant en onderzoekers zou dat noch op de korte, noch op de lange termijn motorische bijwerkingen veroorzaken en het antipsychotische effect was minstens vergelijkbaar met dat van de klassieke middelen.

Na negen jaar behandeling met *clozapine* was hij nog steeds katatoon-mutistisch en zo nu en dan had hij een *insult*, een grote epileptische aanval, wat een van de vervelende bijwerkingen is van *clozapine*. Hij was nog steeds erg in zichzelf gekeerd en bovendien erg angstig. Angst kreeg hem van zijn plaats, vooral in de vorm van impulsieve uithalen naar iets of iemand van wie hij om onnaspeurlijke redenen gestrest raakte.

Zijn verstandelijke vermogens waren moeilijk in te schatten. Hij had met enige doublures de gewone basisschool doorlopen maar toen de keuze voor het vervolgonderwijs gecompliceerd werd door steeds sterker tegenvallende prestaties en steeds eigenaardiger gedrag, werd de knoop rigoureus doorgehakt: hij ging naar een instelling voor mensen met een verstandelijke handicap.

De arts van die instelling had vanaf het begin twijfels bij de diagnose schizofrenie. Hij vroeg zich af of de psychische achteruitgang niet *symptomatisch* was voor een neurologische ziekte en wees op de eigenaardige parkinsonachtige bewegingsarmoede die Victor al vanaf zijn binnenkomst had gehad, nog voordat hij zijn eerste psychofarmaca had gekregen. Voor de psychiaters was de eigenaardige motoriek juist het doorslaggevende argument om te spreken van *katatone* schizofrenie. Zij voorspelden een slechte prognose en wilden onverwijld beginnen met hun behandeling. De neurologen die geraadpleegd werden wezen erop dat er geen sprake was van een tremor en verwierpen de diagnose *juveniele ziekte van Parkinson*.

Het beloop van de behandeling bij Victor

Toen het toestandsbeeld op zijn 29ste nog altijd onveranderd was, vroeg de arts van de instelling of ik Victor niet eens wilde opnemen om in ieder geval een alternatief te zoeken voor de *clozapine*. Wij zouden hem dan op onze afdeling zonder medicatie kunnen observeren en misschien tot een betere diagnose en behandeling kunnen komen.
Dat hebben wij gedaan.
Het lukte om, dankzij zijn neurologische symptomen en een analyse van de effecten die antipsychotica op de hersenen hebben, een idee te krijgen van het verstoorde evenwicht van bepaalde neurotransmitters in zijn brein en hoe dat evenwicht hersteld zou kunnen worden. Dat heeft geleid tot een behandeling met *L-dopa* (Sinemet) waar Victor uitstekend op gereageerd heeft. Hij kon zich weer normaal bewegen en sprak, zij het licht stotterend als hij opgewonden was, in lange duidelijke zinnen. Zoals hij dat ook op de basisschool gedaan had. Zeven jaar later waren zijn 'schizofrene' symptomen nog steeds verdwenen en reisde hij weer zelfstandig. Victor is, sinds het staken van de antipsychotica en de behandeling met *L-dopa*, duidelijk weer terug op het niveau van vóór zijn ziekte.

Functioneel dopaminetekort
Terwijl de clozapine *geminderd werd en uiteindelijk helemaal gestaakt, gebeurde er niets; noch psychisch, noch wat zijn motoriek betreft.*

Zijn gezicht was mimiekarm, zijn huid wat vettig. Alleen op commando of impulsief zette Victor zich in beweging. Terwijl hij eindeloos kon staan te dribbelen voor een drempel ving hij een naar hem toegeworpen bal feilloos op. Vroeger had hij normaal kunnen praten maar al jarenlang kwam er nauwelijks meer een woord over zijn lippen. Tenzij in de vorm van een stotterende echo, die zijn spanning deed oplopen totdat die zich in een explosie van woorden en drukke gebaren ontlaadde.

Ik ging ervan uit dat hypokinesie en rigiditeit, bewegingsarmoede maar ook armoede en starheid van denken, de wezenskenmerken waren van het ziekteproces dat hem aan het begin van zijn tweede decennium had getroffen.

Kenmerkend voor antipsychotische middelen is dat ze alle in meer of mindere mate het effect van de neurotransmitter dopamine in de hersenen blokkeren. De klassieke antipsychotische middelen doen dat sterker dan de zogenaamde atypische antipsychotica, waarvan clozapine *de meest bekende is. Als ongewenste bijwerking van het remmen van dopamine bij de behandeling van een psychose ontstaat het beruchte parkinsonisme. Neurologen behandelen bewegingsarme abnormale onwillekeurige motoriek, zoals bij de ziekte van Parkinson, juist met stimulering van dopamine en moeten dan beducht zijn voor het ontstaan van een psychose bij hun patiënten.*

Omdat de behandeling met antipsychotica gefaald had, startte ik een proefbehandeling met L-dopa om het functionele dopaminetekort in de hersenen aan te vullen. De geremde motoriek werd het belangrijkste doelsymptoom om het effect van de behandeling te beoordelen. In korte tijd verdween het stotteren en begon Victor weer normaal te praten. Ook zijn motoriek werd soepeler en het blijven hangen in aanzetten tot het uitvoeren van handelingen verdween geheel. Hij liep de kamer in en uit en pakte een beker om te drinken als hij daar zin in had, zonder enige aarzeling of remming. Psychisch deed het hem ook duidelijk goed dat hij zich weer kon uiten. Angst of psychotische symptomen deden zich niet meer voor. Hij werd met 4 dd 110 mg L-dopa/carbidopa (Sinemet) ontslagen en dat slikt hij nu al jaren in dezelfde dosering. Bij mensen met de ziekte van Parkinson moet de dosering dikwijls worden aangepast omdat de gevoeligheid van het lichaam voor dopamine onder invloed van de behandeling en vanwege de ziekte verandert. Bij Victor is van dit mechanisme niets gebleken. Een zekere houterigheid die hij nog steeds heeft en uiteraard ook zijn verstandelijke beperking moeten worden toegeschreven aan zijn psychomotorische ontwikkelingsstoornis.

De Zwitserse ziekte

Karin leed aan schizofrenie. De knik in haar bestaan was onmiskenbaar en de symptomen logen er niet om. En ze had baat bij een zeer specifiek antipsychoticum dat voor geen andere diagnose wordt gebruikt. Sterker nog: zij genas en werd weer helemaal de oude. Zonder medicijnen. Genezen van schizofrenie, kan dat dan? Moeten we niet eerder aannemen dat de diagnose niet klopte?

Hannie leed aan schizofrenie. De desintegratie was onmiskenbaar. Ze had baat bij een zeer specifiek antipsychoticum dat voor geen andere diagnose wordt gebruikt. De kwaliteit van haar leven verbeterde maar ze genas niet. Bij tijd en wijle had ze weer een psychotische 'Schub', een terugval, waarvoor ze zelfs moest worden opgenomen. Zo kennen we schizofrenie weer. Je kunt het proces vertragen, maar niet genezen.

Victor leed aan schizofrenie. De universiteitskliniek had de diagnose bevestigd en hij was opgenomen in een vergelijkend klinisch onderzoek naar de behandeling van schizofrenie met klassieke en atypische antipsychotica. Hij werd tot de therapieresistente schizofrenen gerekend. Ook hij genas. Niet van zijn stoornissen en beperkingen, wel van de schizofrene symptomen die zijn leven verziekten. Hij werd weer geheel de oude. Niet zonder medicijnen, maar dankzij L-dopa dat hij, vóór hij ziek werd, niet nodig had. Er was dus wel iets aan de hand met hem, maar wat? Welke naam moet die ziekte krijgen?

Drie verschillende kwalen met dezelfde naam. Als deze drie mensen volgens de DSM-*classificatie voldoen aan de diagnose schizofrenie, wat zegt dat woord dan nog? Dan worden er totaal verschillende ziektebeelden mee benoemd die een verschillende behandeling vragen en een verschillend beloop kennen.*

De psychodynamische diagnostiek van Bleuler maakt het moeilijk de groep van schizofrenieën af te grenzen van andere psychiatrische ziektebeelden, wat in zijn tijd ook al werd opgemerkt zodat er spottend over 'Zwitserse ziekte' werd gesproken.

Zouden we, nu we meer kennis hebben van hersenfuncties en van de farmacologische effecten van geneesmiddelen op het brein, niet nieuwe ziekte-eenheden moeten gaan introduceren op grond van basale psychomotorische functiestoornissen in plaats van, wat we nu doen, interactieve gedragingen zoals agressie, teruggetrokkenheid of angst ziek te noemen, en zelfs zoiets complex als de samenhang tussen handelen, denken en voelen die de persoon zelf is?

Dementia praecox

Als het woord schizofrenie bestaansrecht heeft dan is dat mijns inziens in de betekenis die Kraepelin eraan gaf: een progressieve geestesziekte die gepaard gaat met onherstelbaar verval van psychische functies bij jonge mensen vanaf hun tweede decennium. Het beloop, *het belangrijkste criterium, is ook herkenbaar bij mensen met een verstandelijke handicap. Door het beloop en niet de symptomen als uitgangspunt te nemen kunnen we de ernst van het ziekteproces beoordelen door het individu met zichzelf te vergelijken (dankzij de 'baseline'). Gedrag en andere psychodynamische symptomen zijn wellicht opvallend, maar nooit specifiek. Het is buitengewoon moeilijk om bij een concreet individu vast te stellen of psychische symptomen deel uitmaken van een geestesziekte (state-dependent) of van structurele beperkingen vanwege een ontwikkelingsstoornis (trait-dependent). State-dependent stoornissen zijn in principe te behandelen of te genezen, tenzij het om* dementia praecox *gaat, zoals Kraepelin dat noemde. Of als er sprake is van* preseniele *of* seniele dementie, *waar het volgende hoofdstuk over gaat.*

15   Dementie is het laatste

Floris was 34 jaar oud toen hij voor het eerst zijn ouders kwijt was. Hij werd wakker in een vreemd bed en niet tussen hen in. Het laatste half jaar was hij zo dikwijls 's nachts angstig wakker geworden dat ze hem weer tussen zich in hadden genomen, zoals vroeger toen hij nog klein was. En hoewel hij zijn ouders met zijn gedraai wakker hield, viel hij zelf op die manier wel weer in slaap.

Voor zijn vader werd dat te veel. Moeder vergoelijkte zijn gedrag maar vader besloot de knoop nu snel door te hakken en toen er voor hen beiden een plaats vrijkwam in het naburige verzorgingshuis, besloot hij die te accepteren. Zijn vrouw was 77 en werd steeds hulpbehoevender; er kwam niet veel meer uit haar handen. Ze vond alles best, vooral als het Floris betrof, haar enige zoon, het nakomertje dat niet uit huis was gegaan vanwege het *syndroom van Down*. Moeder en Floris hadden altijd al een heel bijzondere band gehad waar vader en de twee dochters grotendeels buiten stonden. Hij was erop tegen geweest dat ze Floris weer bij hen in bed had gehaald, maar moeder had niet eens gereageerd op zijn voorzichtige tegenwerpingen. 'Kom maar hier, arme jongen' had ze tegen Floris gezegd toen hij in het donker om zijn moeder riep. En na die ene keer kwam een volgende, en daarna weer. Floris moest het echt hebben van het eerste deel van de nacht, zodat hij steeds vroeger naar bed ging. Moeder vond het best. Lezen deed ze niet meer. Nadat ze Floris had ondergestopt zat ze de rest van de avond voor de televisie, ongeacht wat er te zien was. Als vader voorstelde te gaan slapen stemde ze direct in en volgde hem, desnoods midden in een programma. Over wat er te zien was kon hij geen gesprek meer met haar voeren. Hij had zich ermee verzoend dat ze beiden oud waren geworden en dat zij hulpbehoevender was dan hij. De hulpbehoevendheid van Floris deed de deur dicht.

Voor het eerst van huis

De eerste weken van Floris in het gezinsvervangend tehuis waren moeizaam verlopen. Overdag ging het nog wel en liet hij zich afleiden. Zelfs het naar bed gaan 's avonds gaf niet veel problemen, want hij was bekaf. Maar om 4 uur 's nachts werd hij wakker en in het begin was hij dan zijn kamer uit gegaan op zoek naar zijn ouders. De slaapwacht hoorde hem stommelen en bracht hem weer naar bed, waar hij na enkele geruststellende woorden weer in slaap viel. Nadat hij op een keer bij een medebewoonster in bed was gestapt had men het er toch maar op gewaagd zijn kamerdeur af te sluiten en al spoedig bleek dat hij, als hij niet naar buiten kon, zelf zijn bed weer opzocht.

Na verloop van tijd had niemand meer in de gaten of hij nu wel of niet vroeg wakker werd. Het bleef rustig op zijn kamer en als de deur geopend werd moest hij altijd wakker worden gemaakt. Geleidelijk aan had hij zijn eigen plekje gevonden in het huis.

Eens per week logeerde hij bij zijn ouders in het verzorgingshuis en ook daar bleef hij de hele nacht op zijn logeerkamertje. Met moeder ging het niet goed. Zij ging zienderogen achteruit en de huisarts sprak van dementie. Een half jaar later werd ze overgeplaatst naar de verpleegafdeling van het tehuis.

Rond die tijd werd ook Floris begeleidingsbehoeftiger. Hij liep als een hondje achter de dienstdoende groepsleidster aan maar kon niet meer op haar naam komen. Bij tafeldekken legde hij het bestek verkeerd en op zijn kamer kon hij zijn spullen niet meer vinden. Hij redde zich steeds minder met wassen en aankleden en liet zich steeds gemakkelijker helpen. Zijn eetlust verminderde en hij begon te knoeien. 's Nachts rommelde hij op zijn kamer en 's morgens bleek dan dat hij al zijn kasten overhoop had gehaald. Hij werd prikkelbaar, begon te gillen en verzette zich als hij zijn zin niet kreeg. Er vielen zelfs klappen.

De huisarts onderzocht hem en vond een afwijkende schildklierfunctie waarvoor hij naar de internist verwezen werd. Ook kreeg hij een slaapmiddel voorgeschreven.

Even hielp dat maar al spoedig nam zijn nachtelijke onrust weer toe terwijl hij overdag wegsufte in een stoel. Hij leek soms de weg kwijt te zijn en een enkele keer plaste hij in zijn broek. Er waren heldere momenten en momenten van desoriëntatie. Soms ook van koppig verzet. Logeren bij zijn ouders ging niet meer maar dat lag niet alleen aan hem. Zijn moeder herkende hem niet meer en zijn vader vroeg zich hardop af of Floris hen nog wel herkende: vader zo alleen in het verzorgingshuis en moeder in haar verpleeghuisbed. Hij herkende zijn ouders alleen nog op foto's van vroeger. Hij begon dingen te zien die er niet waren maar die hem wel angstig maakten. Van een lichte dosering *haloperidol* (Haldol) die de huisarts hem gaf begon hij te beven en te kwijlen en hij ging voorovergebogen lopen. Na het staken van de *haloperidol* werd dat nauwelijks minder. Begeleidsters die met hem zijn moeder bezochten viel het op dat hij in dat soort dingen steeds meer op haar ging lijken en ze vroegen zich af of hun symbiotische band zó ver kon gaan dat hij zelfs haar dementieverschijnselen imiteerde.

Een antidepressivum (*clomipramine*), gegeven omdat hij buiten zijn buien steeds passiever werd, slechter sliep en minder at, had gedurende enkele maanden een verrassend positief effect. Hij gilde niet meer, het bleef 's nachts rustig op zijn kamer en hij begon weer flink te eten. Hoewel: eten? Hij schrokte alles wat hij voorgeschoteld kreeg naar binnen zonder enig teken van verzadiging.

Op een dag viel hij flauw. Of was het een toeval? Hij had zijn plas laten lopen, maar dat was vaker voorgekomen. In de daaropvolgende dagen bleef de rechterkant van zijn lichaam bij bewegen wat achter en hij had moeite met het uitspreken van de schaarse woorden die hij nog gebruikte. De groepsleiding was aan het eind van haar Latijn. Er moest gauw duidelijkheid komen over wat er aan de hand was met Floris.

Opname

Floris werd bij ons voor observatie opgenomen. Dat betekende weliswaar dat hij opnieuw aan een vreemde omgeving zou moeten wennen maar merkwaardig genoeg leek hem dat de eerste weken niet te deren.

Lichamelijk onderzoek leverde niet veel nieuws op. Dankzij de aanvulling per tablet was het schildklierhormoon weer normaal aanwezig in het bloed. Hij moest herhaaldelijk behandeld worden voor een blaasontsteking. Voor zijn vermagering en epilepsie was geen andere verklaring dan de ziekte waaraan hij leed.

Hij begon te gillen overdag: oorverdovend en ononderbroken, tot wanhoop van de andere patiënten en de verpleging. Medicatie had geen, een ongewenst, of zelfs een averechts effect. Hij kalmeerde pas als er iemand bij hem kwam zitten, maar zo gauw die even wegging begon het huilen en jammeren opnieuw.

Conclusie

Er was naar beste weten geen zicht meer op behandelmogelijkheden of herstel.

Technisch hersenonderzoek had in dit stadium geen zin meer. Niet alleen was hij te onrustig geworden om dat nog betrouwbaar te kunnen uitvoeren, ook ontbrak vergelijkingsmateriaal van vroeger om te kunnen beoordelen of verdachte afwijkingen ook daadwerkelijk waren toegenomen. Want bij mensen met een ontwikkelingsstoornis weet je nooit zeker wanneer die afwijkingen zijn ontstaan en of ze iets te maken hebben met de ziekteverschijnselen van nu. En het behandelperspectief zou er niet door veranderen.

De *klinische diagnose* kon geen andere zijn dan dat er sprake was van *dementie*: een ongeneeslijke en progressieve aandoening van de hersenen die bij mensen met het syndroom van Down meestal veroorzaakt wordt door de *ziekte van Alzheimer*.

Anti-Alzheimermedicatie

Het team van het gezinsvervangend tehuis had te kennen gegeven hem in het geval van dementie tot zijn dood daar te willen verzorgen, liever dan hem naar het verpleeghuis te laten gaan.

Voorwaarde was wel dat zijn gilbuien zouden afnemen, en liefst zou hij nog wat moeten kunnen bewegen, eten, drinken en slapen zodat hij gewoon verzorgd kon worden en niet al te gevoelig zou zijn voor complicaties als contracturen en decubitus. Hoe kon dat bereikt worden nu de gebruikelijke psychofarmaca ofwel averechts werkten, of hem te suf maakten, of te stijf, of in het geheel geen effect hadden?

De laatste jaren zijn er zogenaamde *anti-Alzheimermiddelen* op de markt verschenen. Geneesmiddelen kunnen we ze niet echt noemen, want de term *dementie* gebruiken we per definitie voor de ongeneeslijke vorm van wat we anders een *dementiesyndroom* zouden noemen: verschijnselen die sterk aan dementie doen denken maar die door een behandelbare aandoening veroorzaakt worden. De anti-Alzheimermiddelen genezen de ziekte van Alzheimer niet. Ze kunnen wel een positieve invloed hebben op cognitie, stemming en gedrag gedurende het ziektebeloop, ook bij mensen met het syndroom van Down (Scheepmaker e.a., 2003; Koch, 2002).

Floris werd behandeld met *rivastigmine* (Exelon), niet om zijn leven en daarmee zijn lijden te verlengen, maar als laatste mogelijkheid om zijn nachtelijke onrust en gilbuien te temperen. Het had effect.

Tot enkele dagen vóór zijn overlijden kon Floris verpleegd en verzorgd worden in zijn eigen milieu. Zijn lijden is niet verlengd. De kwaliteit van zijn leven en dat van de mensen om hem heen verbeterde gedurende de tijd die hem nog restte.

Down en dementie

Eerder gaf ik al aan dat ik in mijn psychiatrische praktijk voor mensen met een verstandelijke handicap opvallend weinig patiënten heb gezien met het syndroom van Down, hoewel dat de meest bekende en wellicht de meest frequente genetische oorzaak is van een verstandelijke handicap.

De belangrijkste reden voor verwijzing was de vraag of er sprake was van dementie.

Sinds John Langdon Down het syndroom in 1866 beschreef, is opgevallen dat wie eraan lijdt langdurig kinderlijk blijft en dan ineens plotseling versneld veroudert, zowel lichamelijk als geestelijk. In de laatste decennia is de pathologische link tussen het syndroom van Down en de ziekte van Alzheimer, een gen op chromosoom 21, zo duidelijk geworden dat kennis van het Down-syndroom voor de ziekte van Alzheimer wellicht nog belangrijker is dan omgekeerd (Gualtieri, 2002). De *pathologisch-anatomische afwijkingen* die kenmerkend zijn voor de ziekte van Alzheimer kunnen bij mensen met het Down-syndroom die ouder zijn geworden dan 40 jaar vrijwel altijd worden vastgesteld (Visser, 1996). De *klinische diagnose dementie* echter is veel zeldzamer, maar komt bij hen méér voor dan in de normale populatie (Deb e.a., 2001). De belangrijkste differentiële diagnose voor dementie is depressie. Depressie is een vast onderdeel van het dementiesyndroom. Deze complexe realiteit uit de kliniek maakt dat de cijfers van de onderzoekers sterk uiteen kunnen lopen.

Essentieel voor de klinische diagnose dementie bij mensen met een verstandelijke handicap zijn de volgende stappen:

het vaststellen van de *baseline*: het individuele operationele uitgangspunt van de patiënt.

Hoe heeft hij of zij gefunctioneerd voordat er sprake was van een mogelijke dementie? Een goede anamnese, aangevuld met zo veel mogelijk objectieve gegevens uit het verleden is daarvoor onontbeerlijk.

Is er ten opzichte van die baseline sprake van *deterioratie*? Is er sprake van cognitief verval, van geheugenstoornissen en vooral van verlies aan praktische vaardigheden? Toename van EEG- en hersenscanafwijkingen?

Zijn *behandelbare oorzaken* uitgesloten? Is de deterioratie niet het gevolg van medicatie, van bijzondere omstandigheden of van andere lichamelijke of psychiatrische aandoeningen?

Is er sprake van een *progressief beloop*?

In de mate dat sequentieel onderzoek toename van functionele, neurofysiologische en/of morfologische cerebrale afwijkingen laat zien, kan met grotere waarschijnlijkheid al tijdens het leven de diagnose *ziekte van Alzheimer* worden gesteld.

Deel III   Het medicijn

Inleiding

Elk medicijn is giftig. De dosis bepaalt of het moed geeft,
pijn verzacht, ziekte geneest of dodelijk is.
(Paracelsus, 1493-1541)

Serendipiteit

De geschiedenis van de moderne psychofarmacotherapie, *de behandeling van psychia-trische ziekten met medicijnen, is er een van serendipiteit: op zoek naar iets wat je niet vindt, ontdek je iets wat je niet zocht.*

Serendipiteit lag ten grondslag aan de ontdekking van antipsychotica, van lithium *als stemmingsstabilisator en van de benzodiazepines als middel tegen angst- en slaapstoor-nissen. Serendipiteit, de beloning voor nieuwsgierige evaluatie, speelt naast systematiek een grote rol bij de behandeling van de individuele patiënt.*

Neuroleptica

In 1950 deed de Franse neurochirurg Henri Laborit bij toeval een belangrijke ontdekking. Hij testte een nieuw medicijn waarmee hij zijn patiënten, zonder hen onder narcose te hoe-ven brengen, dieper en langer onderkoeld kon houden om meer tijd te hebben voor zijn risico-volle hersenoperaties. Dat medicijn moest een neuroleptisch *effect hebben, dat wil zeggen: het moest het* autonome *deel van het* zenuwstelsel, *waarmee het lichaam zich teweer stelt tegen onnatuurlijke en bedreigende situaties, tijdelijk kunnen verlammen zonder het bewust-zijn uit te schakelen. Al die wensen tegelijk gingen niet in vervulling, maar wat hij wél zag was dat zijn patiënten in een toestand van* gelukzalige onverschilligheid *geraakten, die hij niet kon toeschrijven aan zijn eigen operatieve prestaties. Twee jaar later maakten de psy-chiaters Jean Delay en Pierre Deniker er op een congres melding van dat dit middel,* chloor-promazine *(Largactil) genaamd, een positief effect had op de angst en opwindingsreacties van psychiatrische patiënten met wanen en hallucinaties (Delay & Deniker, 1952).*

Van neuroleptica naar antipsychotica: klassieke en atypische

Chloorpromazine *(Largactil) bleek een kalmerend effect te hebben op manische en schi-zofrene patiënten, dat in geen verhouding stond tot het versuffende effect dat de tot dan toe gebruikelijke barbituraten hadden. Kalmering zonder bewustzijnsomneveling, dat bleek dus mogelijk te zijn.*

In de daaropvolgende jaren werden de neuroleptica verder ontwikkeld, waarbij er vooral naar gestreefd werd het antipsychotische effect op wanen en hallucinaties te versterken en het verlammende neuroleptische effect af te zwakken.

Die effecten bleken afhankelijk te zijn van de verschillende neurotransmissiesystemen die geblokkeerd werden in de hersenen.

Neurotransmitters zijn biochemische stoffen die de contacten onderhouden tussen zenuwcellen. Psychofarmaca oefenen hun effecten uit op de hersenen door de overdracht van de verschillende neurotransmitters te blokkeren of te stimuleren.

De blokkade van *dopamine D2* bleek de belangrijkste factor te zijn bij de bestrijding van wanen en hallucinaties en kalmering zonder sufheid, maar resulteerde ook in een verlies aan *drive*. Motorisch was dat herkenbaar aan een bewegingsarm *parkinsonisme* (*initiële dyskinesie*) en psychisch aan het ontstaan of verergeren van zogenaamde *negatieve symptomen*: onverschilligheid, inertie en lusteloosheid.

Klassieke antipsychotica blokkeren vooral *dopamine D2*.

Een combinatie van *zowel dopamine- als serotonineblokkade* had voor veel psychotische patiënten een positief effect op de negatieve symptomatologie, met behoud van het gunstige effect op wanen en hallucinaties. Ook het parkinsonisme viel minder op. *Risperidon* (Risperdal) is hiervan het meest sprekende voorbeeld.

De ouderwetse *neuroleptica*, maar ook de moderne *atypische antipsychotica*, blokkeren meerdere neurotransmissiesystemen tegelijk; vooral dat van *histamine*, wat bijdraagt aan kalmering door sufheid (*hypnosedatie*), en dat van *acetylcholine*.

Dat laatste, het zogenoemde *anticholinerge effect,* beperkt weliswaar de kans op parkinsonisme en negatieve symptomatologie, maar veroorzaakt een verlammend effect op het autonome zenuwstelsel, met negatieve gevolgen voor alle automatische processen in het lichaam, psychische zowel als lichamelijke. Een verhoogde kans op ontregelde functies van hart en bloedvaten, ingewanden, geslachtsorganen, temperatuurregulatie, stressregulatie, voedselinname maar ook overbeweeglijkheid, late bewegingsstoornissen (*tardieve dyskinesie*), epilepsie en delier zijn daarvan het gevolg. Of dit winst of verlies betekent ten opzichte van de klassieke antipsychotica moet per patiënt bekeken worden.

Opmerkelijk is dat ook de *klassieke antidepressiva* een sterk acetylcholine-blokkerend effect hebben. Moderne antidepressiva met weinig of geen anticholinerg effect zijn weliswaar aanzienlijk veiliger, maar ook minder effectief. Zij worden bij voorkeur ambulant en in de huisartsenpraktijk voorgeschreven, terwijl de klassieke antidepressiva meer specialistisch en in de kliniek worden ingezet.

Het lijkt alsof het anticholinerge effect, dat op zichzelf niet ongevaarlijk is en voor veel lastige bijwerkingen zorgt, een stimulerend effect heeft op het gehele psychomotorisch functioneren: het bestrijdt de bewegingsarmoede van het parkinsonisme en de vervlakking en onverschilligheid bij psychose en depressie. De ervaring leert dat patiënten die acetyl-choline-blokkerende middelen apart krijgen toegediend in de vorm van *biperideen* (Akineton) of *dexetimide* (Tremblex), bijvoorbeeld tegen ongewenste effecten van klassie-ke antipsychotica, daarvan moeilijk afscheid kunnen nemen, zelfs als de noodzaak om ermee door te gaan niet meer bestaat en de risico's gaan overheersen.

De klassieke antipsychotica *hadden vooral een* dopamine-blokkerend *effect. Het bekendste daarvan is* haloperidol *(Haldol). Een nadeel is dat het in het begin, afhanke-lijk van individuele gevoeligheid en van de dosering, abnormale en stijve 'parkin-sonachtige' motoriek kan veroorzaken en kalmering door onverschilligheid veroorzaakt.*

De atypische antipsychotica *hebben niet het typische smalle neurotransmissieprofiel en de daarbijbehorende bezwaren van de klassieke antipsychotica. Daarom worden zij aty-pisch genoemd. Het typisch neuroleptische effect is echter weer terug, met alle risico's en bijwerkingen van dien. De bekendste vertegenwoordiger van de atypische antipsychotica is* clozapine *(Leponex), dat naast de risico's van sterke anticholinerge effecten boven-dien dat van bloedafwijkingen en epilepsie heeft.*

Eerste keus bij de behandeling met antipsychotica zijn de klassieke antipsychotica. Zeker bij mensen met een verstandelijke handicap, met hun extra surplus aan gezondheidspro-blemen en hun gecompliceerde lichamelijke en psychische reacties (Van Schrojenstein Lantman-de Valk, 1998). Zij zijn als antipsychoticum niet alleen veiliger en effectiever maar ook goedkoper dan hun atypische varianten; kalmering zonder hypnosedatie is ook een voordeel. In vergelijking met de risico's van de atypische antipsychotica is de verhoog-de kans op parkinsonisme geen nadeel maar eerder een voordeel, want die waarschuwt in een vroeg stadium voor een onjuiste indicatie, een verhoogde gevoeligheid voor dopamine-effecten en voor een te hoge dosering.

Van neuroleptica naar antidepressiva: klassieke en moderne

De speurtocht naar varianten van neuroleptica bracht de onderzoekers op het spoor van stoffen die de activiteit van sommige neurotransmitters in de hersenen niet blokkeerden, maar juist stimuleerden: *de neurotransmitters* serotonine *en* noradrenaline.

In 1955 kwam imipramine *op de markt, een stof die weinig antipsychotische effecten had, maar die bij voortgezette toediening een* antidepressieve *werking bleek te hebben. Imipramine, dat vooral een stimulerend effect op noradrenaline heeft maar ook een krachtig blokkerend effect op acetylcholine, werd de moeder van de* klassieke antidepres-siva, *zoals* chloorpromazine *dat was van de antipsychotica.*

Ook bij de antidepressiva is verder gezocht naar zo specifiek mogelijke farmacologische effecten, in de hoop dat er dan zo min mogelijk bijwerkingen zouden ontstaan.

De bekendste groep van moderne antidepressiva *wordt gevormd door de zogenaamde* SSRI's, *die een stimulerend effect op voornamelijk* serotonine *hebben.*

Stemmingsstabilisatoren

John Cade zou altijd een onbekende Australische psychiater zijn gebleven waaraan de herinnering met de dood van zijn laatste manische patiënt zou zijn verdwenen, ware het niet dat hij, eind jaren 1940, een oplosmiddel zocht voor urinezuur. In de veronderstelling dat manische ontremming door een toxische stof veroorzaakt werd die met de urine werd uitgescheiden, probeerde hij de stoffen die hij in de urine van zijn patiënten vond bij proefdieren in te spuiten. Om van het onoplosbare urinezuur een oplosbaar zout te maken gebruikte hij lithium *en deze keer gingen zijn cavia's niet dood aan een overmaat van afvalstof uit urine, maar begonnen ze zich opmerkelijk rustig te gedragen. Hij vroeg zich af of het kalmerende effect met urinezuur of met lithium te maken had en ontdekte dat zijn cavia's ook rustig werden van* lithiumcarbonaat, *dat hij voorhanden had omdat het als alternatief voor keukenzout in die tijd gebruikt werd door mensen met hoge bloeddruk. Die zoutpot ging nu ook naar zijn manische patiënten.*

Zo ontdekte hij nog iets belangrijks. Niet alleen werden zijn manische patiënten rustiger zonder enig ander negatief effect op hun psychisch functioneren, maar bij degenen die het zout bleven gebruiken, stak de manie niet meer periodiek de kop op zoals gebruikelijk was. Lithiumcarbonaat in hogere dosering was wel giftig, dus de hoeveelheid die in het bloed terechtkwam moest nauwkeurig worden bewaakt. Maar vooral het profylactische *effect, dat beschermde tegen hernieuwde manische ontremming, was bijzonder effectief.*

Het zou nog bijna vijftien jaar duren, tot na 1965, voordat de werkzaamheid van het in de natuur voorkomende, niet door een farmaceutische industrie ontwikkelde en dus goedkope lithiumcarbonaat *erkend zou worden als medicijn. Niet alleen ter onderdrukking van manische ontremming, maar als* stemmingsstabilisator.

Later bleek een aantal anti-epileptica ook een stemmingsstabiliserend effect te hebben. De bekendste zijn natriumvalproaat *(Depakine) en* carbamazepine *(Tegretol).*

Benzodiazepines

Een gelukkig toeval ligt ook aan de basis van de ontdekking van de zogenaamde benzodiazepines, die als angstwerende middelen (anxiolytica), maar vanwege hun spierverslappende en sufmakende effect ook als slaapmiddelen worden gebruikt. Sommige hebben een anti-epileptisch effect. De eerste benzodiazepines, chloordiazepoxide *(Librium) en* diazepam *(Valium) waren in het laboratorium van de Zwitsers-Amerikaanse firma Roche gesynthetiseerd in een poging de hegemonie van de Franse firma Rhône-Poulenc met zijn succesvolle* chloorpromazine *te breken. Als antipsychoticum deugden ze niet en het restje dat er nog stond zou vernietigd worden, toen Sternbach en Randall besloten ze nog één keer*

te testen. Bij die actie kwam het specifieke vermogen van benzodiazepines aan het licht om,
naast een milde hypnosedatie, de lichamelijke verschijnselen van angst te onderdrukken.
Toen zij in 1960 op de markt kwamen, werden ze snel populair. Tot het succes heeft zeker
bijgedragen dat ze voor zeer veilig werden gehouden omdat men zich er nauwelijks mee
kon suïcideren. De introductie kwam ook in een tijd van toenemende acceptatie bij het
publiek voor 'drugs' die geslikt werden omwille van het welbevinden en niet als genees-
middel tegen geesteszieken. Niet alleen het bestrijden van ziekte maar het nastreven van
welbevinden werd doel van de gezondheidszorg. De benzodiazepines droegen in belangrij-
ke mate bij aan de inflatie van de psychiatrie, *zoals Trimbos dat noemde (Trimbos,*
1972). Het oplossen van geestelijke nood, levensfaseproblematiek en menselijke en maat-
schappelijke tekorten werd aan geneesheren overgedragen.

Neuropsychiatrische aandoeningen
Het voert te ver om hier nog specifiek in te gaan op de psychische effecten van somatische
medicatie. De belangrijke link met medicijnen voor neuropsychiatrische condities wil ik
hier wel noemen. Voorzover zij ter sprake zijn gekomen, zijn ze in de bijlage over medicij-
nen achter in dit boek vermeld.

Psychofarmacagebruik bij mensen met een verstandelijke handicap

Gedragsstoornissen vormen tot op de dag van vandaag verreweg de belangrijkste reden waarom mensen met een verstandelijke handicap psychofarmaca krijgen voorgeschreven. In de jaren 1970 kreeg wereldwijd 60 tot 80% van de bewoners van de toenmalige zwakzinnigeninrichtingen chronisch neuroleptica toegediend (Sprague, 1978). Dit staat in geen verhouding tot het percentage schizofrenen of ernstig psychotisch gestoorden, dat in de normale populatie geschat wordt op 0,4% en in de populatie verstandelijk gehandicapten tussen 1,3 en 3,7%. Recent onderzoek toonde aan dat in Nederland ruim 52% van de als gedragsproblematisch ervaren mensen met een verstandelijke beperking psychofarmaca (exclusief anti-epileptica) krijgt voorgeschreven en van een controlegroep nog altijd meer dan 20%. Daarvan bestaat 41% respectievelijk 16% uit neuroleptica en bijna de helft krijgt meer dan één middel toegediend. Een op de drie zelfs meer dan drie verschillende middelen, zonder dat er een relatie bestaat met psychotische verschijnselen, symptomen van angst of stemmingsstoornissen (Stolker, 2002). De keerzijde van deze benadering is dat echte psychopathologie onvoldoende herkend en behandeld wordt.

Rationeel, intuïtief en proefondervindelijk medicatiebeleid
Een goed medicatiebeleid is rationeel, intuïtief *en* proefondervindelijk *(Gualtieri,*
2002). Rationeel wil zeggen: gebaseerd op een psychiatrische diagnose en liefst ook op de
herkenning van de pathofysiologische stoornissen waarop de farmacologische eigenschap-

pen van het medicijn invloed hebben. Ook al zijn veel theoretische achtergronden hypothetisch, het ordenende karakter ervan dwingt de voorschrijvende arts om zich voor zichzelf te verantwoorden en voorkomt dat er te hooi en te gras pillen worden gegeven in allerhande doseringen en combinaties (polypragmasie) *waar de patiënt zelf niet beter van wordt.*

Rationeel is het ook om na te gaan welke medicijnen iemand vroeger gebruikt heeft, waarom en met welk effect. Vervolgens: of familieleden vergelijkbare aandoeningen hadden en welke medicijnen bij hen hielpen.

Omdat de werkelijkheid weerbarstiger is dan de wenselijkheid, zijn een rationele diagnostiek en behandeling in de praktijk erg moeilijk. Dan helpt de intuïtie, *de klinische ervaring van de behandelaar. Hoe meer verschillende mensen hij gezien en behandeld heeft en hoe meer ervaring hij heeft opgedaan met een beperkt aantal essentiële medicijnen, hoe gemakkelijker hij tussen al die individuele verschijningsvormen en complexe invloeden de pathologie kan herkennen en het medicatie-effect kan voorspellen. 'Die patiënt doet mij sterk denken aan die of die, en daar had dat medicijn een goed effect.' Hoe verraderlijk ervaring ook mag zijn: méér ervaring is te prefereren boven minder ervaring.*

Ten slotte moet van elke behandeling het effect proefondervindelijk *worden vastgesteld. Een medicijn heeft pas zijn effectiviteit bewezen wanneer deze ene individuele patiënt, en liefst ook de mensen om hem heen, inclusief de behandelaar, bevestigen dat hij met dit medicijn beter functioneert dan zonder. Daarbij helpt het als er beperkte doelsymptomen worden geformuleerd die het liefst ook in maat en getal zijn uit te drukken. Hoe vaak komt iemand nog zijn bed uit? Hoeveel tijd verslaapt hij overdag? Hoeveel is hij in gewicht veranderd?*

Vooral niet schaden

Hoewel psychisch welbevinden moeilijk in maat en getal is uit te drukken wordt de vraag 'gaat het nu slechter dan de vorige keer?' vrijwel altijd zonder aarzelen beantwoord. Een stellig 'zeker niet slechter dan drie maanden geleden' geeft een prima overzicht van het resultaat van alle interventies samen, waarbij het er niet meer zo toe doet of dat post aut propter, *na een behandeling of ten gevolge van die behandeling, tot stand is gekomen.*

In ieder geval niet schaden: *dat is de belangrijkste eis die aan het voorschrijven van psychofarmaca gesteld moet worden.*

16   Also sprach Zarathustra

Also sprach Zarathustra is het bekendste boek van Friedrich Nietzsche (1844-1900), waarin de denker op metaforische wijze uitbeeldt hoe 'hogere mensen' eeuwig kunnen terugkeren dankzij hun wil tot macht, terwijl 'onderdanigen' die geloven dat het bestaan een doel dient, aan morele slavernij ten ondergaan omdat ze menen dienstbaar te moeten zijn aan hun medemensen.

Geachte dokter,

Op mijn telefonisch verzoek nog eens een onderhoud met u te hebben vertelde uw assistente mij dat dit pas over drie weken mogelijk zou zijn. Alhoewel ik daar volledig begrip voor heb is het wachten daarop in mijn geval toch wel wat lang. Eigenlijk kom ik weer met hetzelfde verhaal van vorige keer.

Hoogachtend,

...

De brief was ondertekend door mevrouw Jonker die ik één keer, zes jaar daarvóór, in levenden lijve had ontmoet. Een intelligente en kordate vrouw die een onuitwisbare indruk op mij had gemaakt.

Nadien had zij nog eens telefonisch contact gezocht om me van de ontwikkelingen rond 'het kind' op de hoogte te stellen en ze excuseerde zich ervoor dat ze me rechtstreeks had gebeld. Ik had haar verzekerd dat ik daar geen probleem mee had; wat zij had te melden was belangrijk geweest en ik had haar zienswijze volledig gedeeld. Ik was blij van haar te horen dat het weer goed ging met Fransje en als er in de toekomst weer problemen mochten zijn kon de huisarts mij altijd bellen. Zij moest zich vrij voelen mij te bellen als ze iets wilde overleggen of nog vragen had. Maar ze moest er wel rekening mee houden dat ik me in de toekomst niet nog eens daadwerkelijk met de begeleiding en behandeling van haar zus kon bemoeien, tenzij mij daar uitdrukkelijk door de huisarts om werd gevraagd.

Ze moest nu 85 jaar zijn, berekende ik snel. Ze had het handschrift van een bibliothecaresse uit de jaren dertig van de vorige eeuw en de inhoud van het korte briefje was precies genoeg om mijn nieuwsgierigheid te prikkelen. Ik besloot haar terug te bellen, wat ongetwijfeld haar bedoeling was geweest.

Het bombardement

Mevrouw Jonker was de oudste uit een groot gezin. Fransje was de jongste; moeder overleed bij haar geboorte. Omdat hij daar gemakkelijker voor hen zou kunnen zorgen verhuisde de vader met zijn kinderen naar Rotterdam. Daar maakten zij op 14 mei 1940 het bombardement mee. Niemand werd gewond maar ze raakten wel al hun bezittingen kwijt. Ze vonden onderdak bij familie op het platteland.

Nadat alle kinderen het huis uit waren gegaan bleef vader alleen met Fransje achter. Fransje had een ontwikkelingsstoornis, maar in de beleving van de familie was zij uit balans geraakt door het bombardement en alles wat zij in haar kinderjaren had meegemaakt. Ze was als moederloze jongste mateloos verwend. De vaardigheden die ze in haar onschuldige kinderjaren spontaan had aangeleerd, was ze door de goede zorgen van anderen op den duur weer helemaal kwijtgeraakt. Vader had niets willen horen van uithuisplaatsing.

Toen hij overleed was Fransje 54 jaar. Op zijn sterfbed had hij zijn oudste dochter laten beloven altijd goed voor het jongste kind te zullen zorgen. Mevrouw Jonker, verpleegkundige van beroep en inmiddels weduwe geworden, had zich uitstekend van haar taak gekweten.

Ze had voor Fransje, ondanks het grote verschil in leeftijd met de overige bewoners, een plek gevonden in een gezinsvervangend tehuis en tot ieders verrassing had Fransje zich direct probleemloos gevoegd naar de nieuwe situatie. Ze liet ook daar goed voor zich zorgen. Zeker in het begin was ze meegaand en lief geweest, maar na enkele maanden was ze onrustig geworden. Ze bleef maar aan één stuk door praten, met de nodige agitatie in haar stem. Het leek alsof ze angstige gebeurtenissen uit het verleden herbeleefde.

's Nachts kon ze niet in slaap komen. Ze had neuroleptica en benzodiazepines gehad als kalmeringsmiddelen en om te slapen, maar die hadden niet geholpen. Het effect van een antidepressivum was totale verwarring geweest. Dat middel werd dus weer gestaakt en daardoor, of in ieder geval daarna, was Fransje weer rustig geworden. Mevrouw Jonker had alles nauwkeurig opgeschreven ter voorbereiding van ons gesprek en ze had ook de extreme vermoeidheidsverschijnselen en de grote dorst vermeld die ze bij Fransje had waargenomen. Ze moet een goede verpleegster zijn geweest, vroeger. Nog steeds ontging haar niets.

Eigen bescherming

Fransje is erg kwetsbaar bij het gebruik van sommige medicamenten. Zo kreeg zij vorig jaar, omdat zij dikke voeten had, furosemide toegediend. Een dag later kreeg zij een lichte circulatiestoornis. Het kind werd schokkerig, had een paarse tong en een paarse gelaatskleur. Gelukkig trok het snel weer weg. Drie weken geleden

kreeg zij weer vanwege haar dikke voeten plastabletten, nu triamtereen. Een dag
later had zij een scheef oog en een scheve mond. De medicatie werd gestaakt.
Eerder die maand had zij een zware astma-aanval gehad. De huisarts schrok ervan
en kwam haar drie keer per dag bezoeken. Gelukkig zakte de benauwdheid na
het toedienen van prednisontabletten. Kort daarna werd ze echter wat onrustig,
wellicht mede een reactie op de benauwdheid. De huisarts belde mij om mij te ver-
tellen dat hij Fransje Nozinan had voorgeschreven omdat de onrust haar
benauwdheid zou kunnen versterken. Zij kreeg twee tabletten per dag. Ik ging er
natuurlijk mee akkoord. Fransje was al vrij spoedig rustig.
Ik had de indruk gekregen dat het maar voor een dag of vijf zou zijn. Na een
gesprek tussen de huisarts en de manager van de woning gaf die laatste te kennen
dat hij door moest gaan met de Nozinan. Hij gaf toe dat Fransje flink was opge-
knapt, maar, zo sprak de manager, 'we moeten oppassen dat ze niet afglijdt!'. Na
hevige verontwaardiging mijnerzijds bleven de twee tabletten gehandhaafd. Het
ging volgens de manager ook om de bescherming van zijn eigen mensen.

Het gevolg was dat Fransje last kreeg van haar ingewanden. Ze had altijd al een gevoelig maag-darmkanaal gehad. Ook klaagde ze over dodelijke vermoeidheid. 'Ik wou dat ik er maar niet meer was'.
Mevrouw Jonker kon het niet goed aanzien dat haar zus er zo aan toe was. Zij bezocht haar iedere dag. De huisarts bezocht haar eenmaal in de week. De manager vaker, maar meestal vluchtig. Verder waren er grote wisselingen van personeel. Die nieuwelingen rapporteerden wel dat Fransje moe was, maar het schudden met haar hoofd en haar maagklachten werden in de rapporten niet vermeld.
Toen Fransje kort daarop antibiotica moest slikken voor een blaasontsteking en nog meer last kreeg van misselijkheid en diarree, kreeg mevrouw Jonker het gedaan dat de Nozinan tijdelijk gehalveerd werd.

Het kind

Wat ik verschrikkelijk vind is dat, wanneer de rust is weergekeerd, zij profylactisch
moet doorgaan met de Nozinan. Natuurlijk ben ik het er mee eens bij onrust, maar
ik kan er onmogelijk vrede mee hebben om er weken mee door te gaan. Ik ben
haar mentor en er moet met mij overleg gepleegd worden. In plaats daarvan
wordt mij meegedeeld wat er gebeurt. Door de manager.

Mevrouw Jonker had zich beklaagd bij de huisarts en die had erin toegestemd Fransje naar mij te verwijzen voor advies. Pas toen ik Fransje zag realiseerde ik mij dat mevrouw Jonker, die ik tot dat moment alleen van haar brief kende, met 'dat kind' haar jongste zus van bijna 70 jaar bedoelde!

De handicap

Hoewel een goede diagnostiek op zo korte termijn en op die leeftijd niet simpel was, bestond er wat mij betreft geen twijfel over een ontwikkelingsstoornis als oorzaak voor Fransjes hulpbehoevendheid. De gebeurtenissen rond de oorlog, waar het team van de woonvoorziening in het zorgplan zo op hamerde, was daarbij vergeleken van ondergeschikt belang. Retardatie was niet het probleem. Eerder was er sprake van wat wij nu een pervasieve ontwikkelingsstoornis zouden noemen.

De ziekte

De symptomen van onrust die mevrouw Jonker beschreven had, zijn typisch voor een symptomatische psychose *en verdwijnen door de oorzaak ervan te behandelen: een lichamelijke ziekte die snel en hevig toeslaat. Bij jonge kinderen en oudere mensen kunnen dat al betrekkelijk onschuldige kwalen zijn, die gezonde volwassenen gemakkelijk en zonder opvallende psychische veranderingen kunnen verwerken, zoals een blaasontsteking of een griepje. Maar ook de medicijnen waarmee de lichamelijke ziekte behandeld wordt, zoals bij Fransje* prednison, *en zelfs de psychofarmaca die gegeven worden om de verwardheid te bestrijden, zoals bij Fransje* levomepromazine (Nozinan), *kunnen een symptomatische psychose veroorzaken. Dan ontstaat er een vicieuze cirkel en daarom had mevrouw Jonker gelijk met haar verzet tegen Nozinan, zeker tegen het profylactisch gebruik ervan.*

Van de scheve mond was niets meer te zien bij Fransje. Mevrouw Jonker veronderstelde dat het wellicht een tijdelijke doorbloedingsstoornis van de hersenen was geweest en daar was ik het mee eens. Alles wees erop dat Fransje ook problemen had met haar hart-, vaat- en longfunctie. Mevrouw Jonker vertelde dat het trillen minder was geworden na de reductie van de Nozinan en dat haar zus niet meer spontaan klaagde over moeheid. Laat staan dat ze er niet meer wilde zijn.

Zo nodig Nozinan

Ze vroeg wat ik van de Nozinan vond.

Ik antwoordde haar dat ik, gegeven de negatieve ervaringen met verschillende psychofarmaca in het verleden, blij was dat er nu in ieder geval een middel was gevonden, Nozinan, dat haar rustig kon maken zonder al te veel andere ongewenste effecten. Ik was het volledig met haar eens dat die Nozinan alleen gegeven moest worden bij grote angst en onrust, zo kort mogelijk, in afwachting van het lichamelijk herstel. Daar zat ook het voordeel van Nozinan: áls het effect heeft bij iemand, dan merk je het snel. Voor Fransje was de Nozinan geen geneesmiddel, maar een middel om tijdelijk een lastig symptoom te bestrijden. De behandeling van haar onrust moest komen van een goede behandeling van haar lichamelijke conditie.

Met de huisarts en de manager van de woning, die nog eens uitsprak dat we ervoor moesten oppassen dat de groep er niet onder zou lijden, kwamen we overeen dat Fransje 's avonds voor het slapen een half tablet Nozinan kreeg. Alleen in overleg met haar zus en wettelijke mentor, mevrouw Jonker, die haar dagelijks even bezocht, zou in geval van onrust een half tablet extra gegeven kunnen worden, tot maximaal viermaal een half tablet per dag, in afwachting van het onderzoek en de behandeling van de huisarts.
Dit alles was zes jaar geleden.

Dat kind trilt helemaal

Het kwam mij weer allemaal duidelijk voor de geest toen ik de telefoon pakte om mevrouw Jonker terug te bellen. Ze nam onmiddellijk op. 'Ik zit in de zorg over mijn zusje.' Een tijdlang was het goed gegaan. Toen had Fransje een andere coach gekregen en er kwam een nieuwe manager. Het team had een andere visie ontwikkeld en het had besloten Fransje tweemaal daags een half tablet Nozinan te geven 'uit voorzorg'. 'Dat kind trilt nu helemaal. Ze doet niets meer. Ze heeft bovendien ook nog diabetes gekregen ondertussen. Alles werkt bij haar uit op het gedrag.'
Er was zelfs een andere huisarts gekomen, '… een aardige, wel een jongere, nou ja: veertig jaar'. Ze vroeg zich af of ze tegen de uitspraak van de manager in kon gaan. 'Het ging toch eigenlijk best, zoals we het hadden afgesproken. Als we het zagen aankomen dat ze weer onrustig werd mocht ik het zeggen. Ik heb nooit geweigerd om een half tablet extra toe te staan en soms wel meer. Maar waar ik me verschrikkelijk kwaad over maak is dat "uit voorzorg".'

Psychofarmaca uit voorzorg

Ik heb mevrouw Jonker gezegd dat ze gelijk had en dat ze met de nieuwe huisarts moest gaan praten om weer dezelfde afspraken te maken als met zijn voorganger. Als mentor van Fransje had zij ook het recht daartoe.
Los daarvan: medicijnen dienen gegeven te worden op voorschrift van de huisarts en niet naar eigen inzicht van een manager die dat voor de groep en voor zijn personeel wel een rustig idee vindt. Daar komt nog iets bij. Als Fransje onrustig wordt, zo heeft de ervaring geleerd, dan is het risico levensgroot aanwezig dat er lichamelijke complicaties zijn. De manager verdoezelt dan belangrijke symptomen met zijn extra Nozinan. Ten slotte kunnen neuroleptica als *levomepromazine* (Nozinan), in combinatie met lichamelijke of neurologische ziekten, op een onvoorspelbaar moment levensbedreigende complicaties veroorzaken (zoals het *maligne neurolepticasyndroom* waarbij spierweefsel uiteenvalt en toxisch wordt voor het lichaam, of het *inappropriate ADH syndrome* waardoor de nieren niet meer goed functioneren).

Dat managers en leidinggevenden proberen slaapmiddelen en kalmeringsmiddelen in te zetten als beheersinstrument om gedragsproblemen vóór te zijn of als alternatief bij onvoldoende personele bezetting, is helaas geen uitzondering. Een wakkere mentor als mevrouw Jonker, die dat in de gaten heeft en er bezwaar tegen maakt, wel.

Zij heeft gelijk met haar verzet tegen het voorschrijven van psychofarmaca, anders dan op grond van een medische indicatie.

Een arts schrijft medicijnen voor met het doel om de individuele patiënt te genezen of voor lijden te behoeden. Elk ander motief leidt vroeg of laat tot machtswillekeur.

'We moeten oppassen dat ze niet afglijdt!'…also sprach der Manager. Nicht der Arzt: die moet ervoor waken dat hij zelf niet afglijdt.

17 Eén plus één is drie

Dat Maarten zich traag ontwikkelde kwam voor zijn ouders niet als een verrassing. Zijn geboorte was zeer problematisch verlopen en uiteindelijk moest hij via een keizersnede ter wereld worden gebracht. Hij had zuurstofgebrek gehad en bleef de eerste maanden van zijn leven opvallend slap. Drinken ging moeilijk en hij moest een paar keer met uitdrogingsverschijnselen worden opgenomen.

Hij is nou eenmaal geretardeerd

Op de leeftijd dat een ander kind gaat kruipen kon hij amper zitten en op de leeftijd dat een ander loopt wist hij zich schuivend op zijn zitvlak voort te bewegen. Toen hij eindelijk kon staan, deed hij dat bij voorkeur op de buitenrand van zijn voeten en nog lang nadat hij zijn eerste stapjes had gezet gaf hij er de voorkeur aan met kreetjes aandacht te vragen en met flapperende handjes te gebaren dat hij iets wilde hebben. Wát precies bleef gissen voor zijn ouders, maar als ze het verkeerde aanboden begon hij zo te schreeuwen en zich op te winden dat ze wel gedwongen waren hem snel te leren begrijpen. Gelukkig was zijn keuzerepertoire niet al te uitgebreid en als hij kreeg wat hij hebben wilde kalmeerde hij snel. Zo kwam het dat hij op zijn vierde toch nog ervaren werd als een rustig kind, dat weliswaar nog nauwelijks sprak maar dat zich prima alleen kon vermaken. 'Een rustige, gemakkelijke peuter na die eerste moeilijke jaren', zeiden zijn ouders, die op dat moment hun eigen inspanningen nog niet telden. 'En natuurlijk ontwikkelt hij zich traag. Dat had de kinderarts wel voorspeld na die moeilijke bevalling.'

Dat heb je nou eenmaal met onzekere ouders

Maarten ging naar de reguliere basisschool, maar dat werd geen succes. Toen hij op de ZMLK-school zat begon hij thuis weer druk en claimend te worden. Binnen de kortste keren draaide opnieuw alles alleen om hem. Zijn twee jaar oudere zusje kwam tekort en de ouders realiseerden zich nu voor het eerst hoeveel energie hij opslokte. Het werd hun allemaal wat te veel.

Hij werd voor observatie opgenomen in een pedologisch instituut, dat constateerde dat

Maarten ernstig geretardeerd was. Hij sprak weliswaar wat en begreep iets meer, maar miste het vermogen om in taal te denken. Hij had de verstandelijke ontwikkelingsleeftijd van een driejarige.

Het instituut had ook onderzoek gedaan in het thuismilieu en vastgesteld dat de ouders klaarblijkelijk niet in staat waren geweest om hem voldoende ordening en structuur te bieden. Op het instituut zelf had hij zich zonder problemen aangepast. Wat wel opviel was dat zijn aandacht en concentratie sterk konden wisselen, zodat er een EEG werd gemaakt. De neuroloog vond geen afwijkingen die bewijzend waren voor epilepsie, maar sprak wel van een verhoogd risico vanwege zijn geboortetrauma.

Het is nou eenmaal geen groepskind

Om pedagogische redenen keerde Maarten niet terug naar huis, maar werd hij geplaatst in een gezinsvervangend tehuis voor kinderen. Overdag bezocht hij weer zijn oude school en in het weekend kwam hij thuis bij zijn ouders en zus. Iedereen nam de adviezen van het pedologisch instituut ter harte en hield rekening met de opmerking dat Maarten geen groepskind was en behoefte had aan individuele aandacht en begeleiding.

Aan onverwachte gebeurtenissen kon hij moeilijk wennen. Als zijn ouders hem kwamen ophalen reageerde hij met negatief gedrag, omdat hij niet wist tot wie hij zich moest richten. Als de leerkrachten klaagden dat hij probeerde zijn grenzen te verleggen, benadrukten zijn ouders dat hij thuis heel gemakkelijk was. Als zijn ouders hem stil en teruggetrokken vonden, liet de school weten dat hij vrolijk en opgewekt was. Maar over het algemeen waren alle partijen tevreden en de verwachte puberteitsproblemen bleven uit. Zijn prestaties op school vielen niet tegen, in de woonvoorziening voelde hij zich thuis en een weekendje bij zijn ouders was voor hem vakantie: hij deed niets en sliep eindeloos uit.

Hij kan zich prima alleen vermaken

Hij sliep wel heel erg lang uit, thuis. En hij deed wel heel erg weinig. Zelfs om een nieuw videofilmpje had hij al jaren niet meer gezeurd, realiseerden zijn ouders zich toen ze ontdekten dat hij nog steeds naar dezelfde bandjes zat te kijken als drie jaar tevoren.

Maarten was nu 15 en pas toen zijn broek van zijn kont zakte, zagen zijn ouders en begeleiders ineens hoeveel hij moest zijn afgevallen en hoe weinig hij nog at. Contact met groepsgenoten had hij nooit uit zichzelf gezocht, maar hij ging altijd wel samen met hen naar boven als het tijd was om te slapen. Totdat iemand zich realiseerde dat hij de laatste tijd direct naar zijn kamer vluchtte als hij van school kwam. Daar deed hij niets anders dan de video aanzetten en op bed liggen. Hij kwam er zelfs niet toe een nieuw bandje in te leggen. Het team van het gezinsvervangend tehuis overlegde met het team van de school en ze waren het erover eens dat zijn teruggetrokken gedrag het grootste probleem was. Met de vraag of er sprake was van een autistische stoornis naast zijn verstandelijke handicap stuurden ze Maarten naar een kinderpsychiater. Die nam zijn voorgeschiedenis nog eens grondig door en sprak er zijn verbazing over uit dat nooit eerder iemand de diagnose *autisme* had gesteld.

De kinderpsychiater liet zien dat Maarten al jarenlang ruimschoots voldeed aan de gedragscriteria voor een autistische stoornis, *verdeeld over de gebieden* sociale wederkerigheid, communicatie, rigide gedragspatronen *en* interesses. *De gesignaleerde terugval naar meer afzijdigheid en isolement zou een* levensfaseprobleem *kunnen zijn maar ook een opmaat voor de ontwikkeling van* epilepsie*, een complicatie die vanaf het tweede decennium in toenemende mate aan het licht treedt bij mensen die, zoals Maarten, een pervasieve ontwikkelingsstoornis combineren met ernstige retardatie. Hij adviseerde herhaling van het neurologisch onderzoek en wees erop dat Maarten ongetwijfeld in de gaten had dat er tussen school- en begeleidingsteam besprekingen gaande waren over zijn verdere toekomst. Hij kon bij wijze van spreken de* zorgen *van zijn ouders* ruiken*: hoe moest het verder met hem als hij over enkele jaren vanwege zijn leeftijd weg zou moeten uit het kindertehuis? Niet onderschat moest worden hoe moeilijk het voor hem was zo'n denkbeeldige verandering te verwerken.*

Dat heb je nu eenmaal als je autistisch bent

De diagnose autisme bracht bij zijn verzorgers een schok van herkenning teweeg en het daarbijbehorende begeleidingsmodel werd met volle overgave ingevoerd. Zij wisten nu waarop ze moesten letten en als Maarten zich gespannen voelde werd het begeleidingsplan geëvalueerd en waar nodig bijgesteld. Alle neuzen moesten dezelfde kant op staan. Iedereen hield zich aan de afspraken.

Alleen Maarten niet. Die spotte met alle verwachtingen. Soms reageerde hij heftig op iets bekends en onbenulligs, soms kwam hij over als een zombie. De ene keer verzette hij zich hevig schreeuwend als hij iets moest doen, de andere keer was hij vriendelijk en coöperatief. In goed overleg met alle partijen werd het begeleidingsplan dan aangescherpt en over het algemeen had dat ook wel weer enkele weken effect. Maar het was duidelijk dat Maarten niet meer tot de gemakkelijkste bewoners gerekend kon worden. Dat klopt ook wel, zeiden degenen die er verstand van hadden. Zo zijn autisten nu eenmaal. Die verleggen voortdurend hun grenzen. Dat bewijst de juistheid van de diagnose.

Lorna Wing onderscheidde bij autisme op basis van een pervasieve ontwikkelingsstoornis *drie gedragstypen*. Het eerste type kenmerkt de autist die *inert* is en niet of nauwelijks op contact reageert. Het tweede type is kenmerkend voor de autist die *passief* reageert, maar die niet zelf contact zoekt. Het derde typeert de autist die *actief,* maar *bizar* en uitdagend is in zijn contact met andere mensen.

Daartussen liggen gedragsvarianten die, als vormden zij een regenboog, *autismespectrum-stoornis*sen worden genoemd. Opvallend bij Maarten was dat zijn gedrag voortdurend wisselde en niet ergens binnen het spectrum te typeren viel.

Zo kan ik niet werken

De orthopedagoog van de school had veel ervaring met autisten en werkte ook intensief samen met psychiaters.

Zij was het ook geweest die erop had aangedrongen dat een kinderpsychiater Maarten zou zien. Naast zijn autisme vermoedde zij nog psychiatrische complicaties.

Zij had genoteerd dat Maarten bij tijden aanzienlijk slechter at en gewicht verloor. Dat hij in die tijd ook slecht sliep. Dat zowel de school als de woonvoorziening dezelfde veranderingen in zijn gedrag beschreven en dat die zich tussen uitersten bewogen: van druk en chaotisch naar rustig en sloom. En omgekeerd. De omslagen voltrokken zich vrij snel in episodes van wisselende duur. Als hij druk was schreeuwde hij veel en reageerde hij op alles en iedereen om hem heen. Als hem iets gevraagd werd verzette hij zich; hij at veel en probeerde tussendoor ook nog van alles te snaaien. Rust om te zitten had hij niet, hij sliep weinig en stond 's nachts regelmatig boven aan de trap te schreeuwen.

Enige tijd later reageerde hij op bijna niets en niemand meer, maar wiegde zichzelf wat heen en weer. Zijn eten liet hij dan staan en als hij de kans kreeg kroop hij in bed. Als Maarten in die tijd bij zijn ouders logeerde sliep hij uren achtereen, at wat, ging in bad en sliep weer verder.

Tussen die episodes door was hij een vriendelijke, vrolijke jongen die kon genieten en op zijn kenmerkende manier commentaar gaf: 'heel goed, Maarten', prees hij zichzelf. 'Ben je naar de kapper geweest? Jij bent naar de kapper geweest! Waar ga jij naar toe? Staat de tafel anders? De tafel staat anders!' En dan ineens, gedecideerd: 'zo kan ik niet werken!' Problemen gaf hij niet in zo'n tussenfase. Als iemand bevestigde dat de tafel inderdaad anders stond, reageerde hij met 'oké, we zien wel' en ging dan vrolijk aan de slag.

Ik zag hem op verzoek van zijn ouders en samen met de orthopedagoog. Ik kon niet anders doen dan haar vermoeden bevestigen. Inderdaad, er was niet alleen sprake van een pervasieve ontwikkelingsstoornis met een ernstige retardatie, maar ook van episodische ontregelingen die onverwacht zijn lichamelijke vitaliteit en zijn stemming, aandacht en concentratie konden ontregelen.

De psychiatrische waarschijnlijkheidsdiagnose luidde: *(organische) bipolaire stemmings-stoornis.*

Mijn collega die de handicapsdiagnose stelde had al gewezen op de mogelijkheid van epilepsie en dat is een van de belangrijkste oorzaken voor een organische stemmingsstoornis.

Het beloop van een organische stemmingsstoornis is *episodisch* en niet *periodiek*. Epilepsie houdt zich niet aan een bepaald ritme, maar epileptische ontregelingen kunnen wel getriggerd worden door dag-, week-, maand- of jaarritmes (denk aan het dag- en nachtritme, weekendbezoeken aan de ouders, de feestmaand en vakantieperiodes), zodat er een *pseudo-periodiciteit* kan ontstaan. Omgekeerd is het biologische ritme dat de periodiciteit van een bipolaire stemmingsstoornis bepaalt ook wel eens onregelmatiger dan de theorie lief is. Vitale kenmerken hebben beide. In de praktijk is het dus best moeilijk om beide beelden uit elkaar te houden. Voor de behandeling maakt dat gelukkig niet veel uit. De belangrijkste stemmingsstabilisatoren, met uitzondering van *lithium*, zijn anti-epileptica.

Het effect van psychofarmaca

Autisten zijn op grond van hun handicap gevoelig voor angst- en catastrofereacties en de prikkeldrempel daarvoor is, afgezien van de begeleidingsmaatregelen die moeten worden genomen om ze te voorkomen, te verhogen met behulp van een lage dosis van een niet sederend maar wel wat onverschillig makend antipsychoticum. *Pimozide* (Orap), haloperidol (Haldol), risperidon (Risperdal): *het maakt in het algemeen niet veel uit, maar per individu wel. Als de dosering te hoog wordt gaan sedatie en andere ongewenste effecten op psyche en motoriek een rol spelen en dan is het uiteindelijke resultaat averechts. Dat is met bekende angstwerende middelen zoals* diazepam (Valium) *en* oxazepam (Seresta) *al bij lage doseringen het geval. Een autist merkt dat effect en zal er zich tegen verzetten.*

Maartens gilbuien en ontremming reageerden goed op een half tablet van 1 mg risperidon (Risperdal). Op tweemaal een half tablet sliep hij algauw weer te veel.
De conclusie was dat het bij hem bruikbaar was om angst- en paniekreacties te couperen die te maken hadden met zijn autisme. Permanente toediening was niet nodig, zeker niet in zijn goede tussenfasen.
Dat maakte risperidon (Risperdal) *onbruikbaar om ook de ontremde fasen van zijn bipolaire stemmingsstoornis mee te behandelen, hoewel het op zichzelf genomen effectief is bij een ontremde, manische fase. Maar omdat het in de passieve, geremde fase weer gestaakt moet worden zou dat in het geval van Maarten betekenen dat die fase niet anders behandeld kon worden dan met behulp van een antidepressivum. Een antipsychoticum werkt snel en herkenbaar en het effect is na staken snel uitgewerkt. Het effect van een antidepressivum laat langer op zich wachten, maar is ook moeilijker te beoordelen. Bij iemand met korte maar ernstig depressieve fasen van wisselende duur, zoals Maarten, is een antidepressivum daarom geen goede keuze.*
Beter is het dan te kiezen voor een stemmingsstabilisator, een middel dat niet de fase op zichzelf maar de stemmingsomslag en het recidiverende karakter ervan aanpakt.
Bij Maarten werd niet gekozen voor lithium *maar voor* natriumvalproaat (Depakine)

omdat niet uitgesloten was dat epilepsie een causale rol speelde. Carbamazepine (Tegretol) werd niet gekozen omdat bleek dat zijn zus, die voor epilepsie behandeld werd, het niet verdroeg.

Zeker niet slechter

Maarten kreeg *natriumvalproaat* (Depakine) en verdroeg dat goed. Hij was bij de controles duidelijk frisser en helderder dan ik hem van onze eerste ontmoetingen kende en hij sprak zichzelf weer moed in met de formules die ik uit de verslagen kende. Hij vond het leuk om op bezoek te komen, hoewel hij meer oog had voor mijn kamer dan voor mij. Zowel zijn ouders als zijn begeleiders bevestigden vanaf het begin dat het zeker niet slechter met hem ging dan zonder *natriumvalproaat* en na enkele maanden konden ze melden dat zijn stemmingsomslagen waren weggebleven. Zelfs *zo nodig risperidon* (Risperdal) bleek hij niet meer nodig te hebben gehad sinds hij *natriumvalproaat* gebruikte.

Na elkaar is minder belastend dan tegelijkertijd

Het effect van belastende factoren pakt ernstiger uit wanneer ze gelijktijdig optreden dan wanneer ze zich na elkaar manifesteren. De gevolgen van Maartens autisme werden ernstiger nadat hij rond zijn zestiende aan een bipolaire stemmingsstoornis was gaan lijden en de combinatie van retardatie en een pervasieve ontwikkelingsstoornis invalideerde méér dan een van beide afzonderlijk zou hebben gedaan.

Toen er alleen sprake was van een vertraagde ontwikkeling, vóór zijn vijfde levensjaar, was het pedagogisch vermogen van zijn ouders voldoende, zoals zij trouwens bij zijn oudere zus al hadden bewezen.

Toen de symptomen van zijn pervasieve ontwikkelingsstoornis de kop opstaken schreef het pedologisch instituut die aanvankelijk toe aan het pedagogisch onvermogen van zijn ouders. Pas op zijn vijftiende stelde een kinderpsychiater de juiste diagnose en viel het schuldgevoel van hen af. Hij voorspelde ook al min of meer de te verwachten stemmingsstoornis.

Voor behandelaars geldt 1 + 1 = 3. En daarin hebben zij gelijk, al zullen boekhouders zeggen dat ze niet kunnen rekenen.

18   De koninklijke gevangene

Appie was de vijfde uit een groot gezin en mocht, toen zijn ruim één jaar oudere broer naar de lagere school ging (zo heette het basisonderwijs 45 jaar geleden), alvast mee omdat die twee niet zonder elkaar konden. Zo had moeder tenminste haar handen vrij voor het drietal dat nog na hem was gekomen.

Toen Appie van de lagere school kwam, kreeg hij een rapport waarop stond dat hij zich met zijn beperkte woordenschat goed wist uit te drukken, dat hij wat kon lezen en schrijven maar niet kon rekenen en dat hij niet erg handig was. Met zijn broer naar het voortgezet onderwijs, dat zat er dus niet in.

De wijde wereld

Omdat zijn ouders niet goed wisten wat ze met hem aanmoesten, trok Appie op twaalf-jarige leeftijd de wijde wereld in. Hij zwierf rond in het dorp, waar iedereen hem kende, en wat hij niet kreeg dat pikte hij wel. Wie hem daarop aansprak kreeg een grote mond waarmee hij zich, ondanks zijn beperkte woordenschat, op niet mis te verstane wijze wist uit te drukken. Wie met hem in discussie wilde of, erger, hem wat in de weg legde, deed dat ééns maar nooit meer.

Hij kwam vroeg in de puberteit en groeide uit tot een boom van een kerel. Zijn frustratie-drempel was laag gebleven en toen weglopen niet meer hielp, noch agressie, noch ver-nieling, besloot hij brand te stichten. De vader van een boerendeerne, op wie hij zijn zin-nen had gezet en die hij met vieze briefjes trachtte te verleiden, moest het duur bekopen dat hij hem de omgang met zijn dochter verbood: zijn schuur ging in vlammen op.

Appie was 17 jaar oud toen hij *wegens agressie, seksuele ontremming en brandstich-ting* in een zwakzinnigeninrichting werd geplaatst (zo heette de woonvorm voor men-sen met een verstandelijke beperking 45 jaar geleden). Want zwakzinnig, dat was hij. Dat zag iedereen, ook de officier van justitie, die hem daarom niet vervolgde.

De inrichting

Het jaar van zijn geboorte, 1950, was eveneens het geboortejaar van de neuroleptica:

medicijnen waarmee men geesteszieken hoopte te kunnen genezen, maar die algauw hun weg vonden in de zwakzinnigenzorg. Zij werden vooral verspreid onder degenen die ernstig probleemgedrag vertoonden. Nog voordat hij goed en wel kennis had gemaakt met zijn nieuwe huisgenoten en in ieder geval vóór zijn eerste medische en psychologische onderzoek, had hij zijn eerste neuroleptica al binnen.

Zes weken hield hij zich aan zijn afspraken en aan het dagprogramma. Toen besloot hij opnieuw de wijde wereld in te trekken. Toen dat niet goedschiks lukte deed hij het kwaadschiks.

Natuurlijk bracht de politie hem terug en de medicatie werd verhoogd. Deze keer duurde het een paar maanden voordat hij weer de benen nam. Zijn derde weglooppoging was de laatste. Hij had inmiddels een cocktail van kalmeringsmiddelen en kwam zijn kamer niet meer uit. Hij was somber gestemd en weerde iedere vorm van contact af. Bij voorkeur verbaal, met zijn beperkte maar duidelijke woordenschat. Voor wie dat niet voldoende was had hij nog wat fysieke uitdrukkingen achter de hand. 'Het vertrouwen over en weer is bijzonder geschaad', stond dan in de dagrapportage.

Op zijn 42ste werd besloten dat hij geobserveerd moest worden in een kliniek voor sterk gedragsgestoorde, licht verstandelijk gehandicapten (SGLVG-kliniek). De diagnose bij ontslag luidde: *oppositioneel-opstandige gedragsstoornis en schizoïde persoonlijkheidsstoornis*. Ook vermoedde men bij hem *trekken van een pervasieve ontwikkelingsstoornis*. Naast de neuroleptica had hij nu ook hoge doses antidepressiva gekregen en een combinatie van anti-epileptica om zijn stemming te stabiliseren. Die bleef onveranderd somber.

Het appartement

Omdat hij nog steeds de neiging had zich een weg naar buiten te banen of, als hem dat niet lukte, zich volledig te isoleren, werd besloten een eigen appartement voor hem in te richten naast zijn woongroep en hem te ontslaan van elke verplichting tot arbeid.

Daar verzorgde hij zich zelfstandig en hij had alleen nog maar kortdurend functioneel contact met enkele begeleiders die niet bang voor hem waren. Hij had een klein tuintje waarin hij zich vrij kon bewegen, onbespied door de camera die permanent zijn appartement bewaakte. 'Het probleemgedrag, bestaande uit agressie, destructie en weglopen, is onder deze omstandigheden zo goed als afwezig', vermeldden de maandrapportages.

Autismespectrumstoornis

De rust duurt een jaar.

Dan zijn het de begeleiders van Appie die het niet meer uithouden: dit is geen leven voor hem, dit heeft geen toekomst.

Een *second opinion* wordt aangevraagd bij het autismeteam. Dat herkent zijn gedrag als passend binnen het autistisch spectrum en daarvoor bestaat een begeleidingsstrategie. Niets doen is uit den boze en biedt hem alleen maar gelegenheid om te fiepen en te piekeren. Zelfs de goede zelfverzorging en het keurige onderhoud van zijn appartement en kleding passen bij de diagnose en worden herkend als obsessief en stereotiep gedrag. Met pictogrammen wordt zijn dag gestructureerd: eerst binnen het appartement zelf, later ook daarbuiten. Hij krijgt vaste begeleiders die erop uit zijn hem positieve ervaringen te laten opdoen en zijn leefwereld te vergroten.

Het gaat niet erg lang goed. Hij scheurt zijn kleren kapot en neemt een dreigende houding aan tegenover het personeel. Post wegbrengen, wandelen, de papierversnipperaar bedienen: hij beleeft er niet echt plezier aan. Als hij het beu is loopt hij terug naar zijn appartement, ook al geeft het pictogram een andere activiteit aan.

Wanneer op een gegeven ogenblik de situatie in het weekend escaleert, wordt de dienstdoende arts gebeld – agogen hebben geen dienst – die *diazepam* (Valium) laat geven.

Korte tijd daarna wordt Appie in comateuze toestand aangetroffen in zijn tuintje, door iemand die een kijkje nam omdat de bewakingscamera al enige tijd geen bewegingen meer registreerde.

Hij wordt met spoed opgenomen in het algemeen ziekenhuis. De neuroloog laat een CT-scan maken waarop geen afwijkingen te zien zijn. Het EEG vertoont onregelmatige snelle en trage activiteit maar verder niets bijzonders. De internist stelt hoge bloeddruk vast en schrijft een bètablokker voor (*atenolol*) en plastabletten. Nadat de *diazepam* (Valium) is vervangen door *clonazepam* (Rivotril) keert Appie terug naar zijn appartement. Hij is 47 jaar.

Achteruitgang

Het gaat niet goed met Appie. Hij is lusteloos en gedeprimeerd en maakt zich niet meer druk om dingen waarover hij zich eerder erg boos kon maken. Bedacht wordt dat het onbegrepen coma wellicht een ongebruikelijke reactie was op *diazepam* en dat het verwante *clonazepam* misschien hetzelfde risico kan hebben, dus dat wordt afgebouwd. Appie krijgt last van diarree en er ontstaan brandvlekjes op zijn kleding en zelfs op zijn huid, want hij neemt niet meer de moeite om de as van zijn sigaret te tikken. Hij eet en drinkt nauwelijks meer en ten slotte wordt hij incontinent.

Ouderdomsschalen en dementielijsten worden ingevuld en die geven aan dat hij achteruitgaat.

Opnieuw wordt hij opgenomen en nu vindt de internist een ernstig kaliumtekort, een gevolg van de plastabletten en zijn slechte eetlust. Als dat gecorrigeerd wordt knapt hij weer wat op. Zijn bloeddruk blijft hoog, dus de internist schrijft een hogere dosering *atenolol* voor en een moderne ACE-*remmer*, in plaats van de plastabletten.

Appie is niet meer de oude als hij weer terug is in zijn appartement.

Niet meer de oude? Hij scheldt en vloekt niet meer, maar gromt nog wel en komt vlak voor je staan als je in zijn buurt komt. Klappen vallen er niet en er gaat ook niets kapot. En wat opmerkelijk is: hij vraagt naar zijn familie! Voor het eerst in dertig jaar.

Maar als ze op bezoek komen is het hem al gauw te veel. Behalve een bescheiden glimlachje schenkt hij hun niets en hij trekt zich na korte tijd weer terug in zijn appartement. Hij verschijnt soms uit zichzelf op de woongroep, zij het voor heel korte duur.

Third opinion

Appie is 50 jaar als mij gevraagd wordt toch nog eens naar hem te kijken; een soort third opinion. *Was hij eerst agressief op basis van een* oppositioneel-opstandige gedragsstoornis *en daarna teruggetrokken op basis van een* aan autisme verwante contactstoornis, *thans is de vraag hoe men zijn nieuwe gedragsverandering moest duiden: zijn lusteloosheid, zijn bewustzijnsveranderingen, zijn verwardheid soms, zonder rituelen en zonder opgewonden reacties maar ook met nog slechts weinig initiatief. 'Echt probleemgedrag vertoont hij niet meer', werd bijna verontschuldigend toegelicht, 'maar we maken ons zorgen over hem. Hoe gaat dit verder?'*

Bij dit soort complexe vraagstellingen en zo'n uitgebreide voorgeschiedenis is het de moeite waard om het hele dossier nog eens van a tot z door te spitten. Het voordeel is dat je dan weet wat anderen hebben gevonden en gedaan, en wat de effecten van hun interventies waren. De laatste deskundige zijn is fijn, omdat je altijd gelijk krijgt want de nood is hoog. Maar bevredigender is het je krediet waar te maken door niet alleen te weten wat je voorgangers nog niet wisten, maar ook gebruik te maken van wat je voorgangers hadden kunnen weten.

Wat iedereen had kunnen weten

Appie was ongetwijfeld een moeilijke jongen, zeker vanaf zijn puberteit, en hij had vanaf zijn vroegste ontwikkeling een verstandelijke beperking. Terecht werd hij opgevangen binnen de zorg voor mensen met een verstandelijke handicap. Maar niet terecht in een inrichting, en niet vanwege agressie, seksuele ontremming en brandstichting. Hij had de wet overtreden en diende vervolgd en voorgeleid te worden. Hij werd niet overgeleverd aan het oordeel van de rechter maar aan het oordeel van Z-verpleegkundigen en kreeg zowel een onzinnige behandeling als een vrijbrief voor zijn daden.

Wat er met die boerendochter aan de hand mag zijn geweest en met de briefjes die hij haar geschreven had blijft gissen, maar een indicatie voor een behandeling door een arts in een zwakzinnigeninrichting was het zeker niet. Toch kreeg hij neuroleptica. Vermoedelijk was hij leep genoeg om ze stiekem uit te spugen.

Hij reageerde de eerste zes weken na zijn opname zoals dat meestal gebeurt: met aangepast gedrag; de honeymoonfase *wordt dat genoemd. Daarna was het bij iedereen weer het oude liedje. Bij Appie: die loopt weg. Bij de politie: die vangt hem. En bij zijn 'behandelaars': die*

behandelen zijn weglopen alsof het een ziekte is, met meer psychofarmaca, in hogere doserin-
gen en ten slotte in de vorm van een cocktail die hij niet meer uit kan spugen.

Een gezond mens kan heel wat verdragen en ook Appie liet zijn opstandigheid niet
zomaar onderdrukken. De SGLVG-*kliniek stelde een* oppositioneel-opstandige gedragsstoornis *vast bij een* schizoïde persoonlijkheid *met* kenmerken van een pervasieve ontwikkelingsstoornis.

Dat laatste werd in verband gebracht met een vroege hechtingsstoornis.

Inderdaad kunnen kinderen die in hun allervroegste ontwikkelingsfase zeer onveilig
gehecht zijn of een nauwelijks normale omgeving aantreffen, een kwalitatief afwijkende
ontwikkeling doormaken die qua symptomatologie sterke gelijkenis vertoont met een per-
vasieve ontwikkelingsstoornis. Maar Appie had zijn eerste twaalf levensjaren gewoon in
het ouderlijk gezin doorgebracht. Zijn ouders hadden het niet breed en zullen moeite heb-
ben gehad om hun kinderen naar behoren op te voeden, maar dat het nest in zijn ontwik-
kelingsjaren warm genoeg was staat buiten kijf.

Hij was geretardeerd; hij had specifieke leerproblemen. Dat had de SGLVG-*kliniek kunnen*
weten. De diagnose persoonlijkheidsstoornis mag niet gesteld worden als de symptomen al
door een ontwikkelingsstoornis verklaard kunnen worden. En een pervasieve ontwikke-
lingsstoornis mag pas gediagnosticeerd worden als de voorgeschiedenis, met name van de
eerste tien levensjaren, uitdrukkelijk in die richting wijst. Niet als de symptomen worden
vastgesteld op een moment dat de betrokkene psychofarmaca gebruikt.

Noch de diagnose, noch de verhoging en de uitbreiding van de psychofarmaca deugde.

Het autismeteam maakte in principe dezelfde fouten maar de gevolgen daarvan waren
minder ernstig omdat diagnose en behandeladvies beperkt bleven tot gedrag en hoe daar-
mee om te gaan. Het was juist dit team dat erop wees dat ook autisten een sociale omgeving
nodig hebben. Ook al vinden ze het moeilijk erin te participeren, ze willen er wel getuige
van zijn en de begeleiding moet er juist op gericht zijn hen zodanig te trainen dat ze zich
zonder te veel angst onder de mensen kunnen begeven. Hun toestaan zich op te sluiten bete-
kent hen aan hun onvermogens overlaten. Het advies van het autismeteam leverde een
duidelijke verbetering op, zowel van zijn gedrag als van zijn kwaliteit van leven.

In die fase werd ook opgemerkt dat het bij hem waarschijnlijk niet zozeer om een primaire
contactstoornis ging, zoals bij mensen met een pervasieve ontwikkelingsstoornis, maar om
een communicatieprobleem. *Een communicatieprobleem dat niet wordt opgelost zet*
een vicieuze cirkel in gang van contact- en communicatiestoornissen en leidt tot steeds
groter isolement.

Natuurlijk gaat het wel eens fout, ook als het beter gaat, en helaas werd daarop gereageerd
door aan zijn toch al forse medicatie nog een nieuw middel toe te voegen: diazepam.
Meestal is dat geen probleem, zelfs niet als het zinloos is, maar Appie bleek er idiopathisch
op te reageren: hij raakte in coma.

Helaas bleef andere medicatie, waarvan geen positief effect was vastgesteld, wel gehand-
haafd. Hij kreeg zelfs nieuwe medicijnen erbij, nu voor de hoge bloeddruk die bij toeval
was ontdekt. Ook die middelen hebben ongewenste effecten, zowel op het lichaam als op de
psyche. De lichamelijke complicaties werden herkend, de psychische niet. Met name de
bètablokker atenolol *kan een sterk op depressiviteit gelijkend* apathiesyndroom *veroor-*
zaken, dat zo sluipend optreedt dat de relatie niet wordt gezien. Tot overmaat van ramp
begon ook zijn chronisch gebruik van natriumvalproaat (Depakine) *zich te wreken, dat*
een sterk op dementie gelijkend beeld kan doen ontstaan. Als gevolg van dit alles verging
hem de lust om te eten en te drinken, wat zijn plastabletten de kans gaf zijn kalium te ont-
regelen. Levensgevaarlijk!

En ondanks alle extra medicatie die hij van de internist kreeg, bleef zijn bloeddruk hoog.

Het verlangen

Hij moet zich in die tijd zeer beroerd hebben gevoeld. Toen ik hem ontmoette was hij
nog slechts een schim van de zo gevreesde persoon die indertijd was opgenomen. Hij
had gevraagd om zijn familie nog eens te mogen zien, maar toen ze er eenmaal waren
had hij de fut niet meer om met hen te eten, te lachen en te drinken. Ook mij ontving hij
met een nieuwsgierigheid die eerder uitnodigend dan afwerend was. Ik had geen voorgeschiedenis met hem en wat ik van hem wist uit zijn dossier, hielp me om me normaal
tegenover hem te gedragen, zonder spoor van angst of aarzeling. Hij gaf me een hand
en liet me zijn appartement zien. Het zag er schoon uit, zonder sporen van geweld. Hij
onderhield het nog steeds zelf, zei hij, maar hij kreeg wel hulp de laatste tijd. Ik zag een
vermoeide man met de typische houding – gebogen, sloffende gang, armen langs het
lijf – van iemand die te lang en te veel psychofarmaca heeft geslikt.

Mijn voorstel om die af te bouwen was het laatste duwtje dat zijn begeleidingsteam nog
nodig had. Met de normalisatie van zijn bestaan waren ze feitelijk al begonnen, maar
met het succes was ook de twijfel gerezen. Zou de duivel in Appie straks niet weer los-
breken? Die angst bleek ongegrond.

De tragedie van de welvaart

Appie was verstandelijk gehandicapt op basis van een *lichte retardatie* in combinatie met
specifieke leerproblemen en een *specifieke communicatiestoornis*. Hij had een sociale
behoefte en een sociale feeling, waar hij, onhandig als hij was en enkel gewapend met
een goed geheugen en een beperkte woordenschat, zonder hulp van anderen geen richting aan kon geven. Als kind op school, naast zijn broer en thuis in het warme nest, lukte
dat nog wel. Maar toen hij op eigen benen moest gaan staan en zelf moest leren omgaan
met zijn hormonen, met die van een schone boerendochter en met de adrenaline van haar

vader, kwam hij tekort. De misverstanden en het onbegrip stapelden zich op en hij reageerde zijn frustratie af op zijn eigen impulsieve wijze. De normale straf die staat op agressie en brandstichting kreeg hij niet. In plaats daarvan werd hij opgesloten in een zwakzinnigeninrichting en behandeld met psychofarmaca alsof hij geestesziek was. Dat versterkte zijn isolement en smoorde langzaam maar zeker elke uiting van behoefte aan contact.

Hij was een koninklijke gevangene die langzaam vergiftigd werd door de gaven van overvloed die onze maatschappij aan lastige lieden biedt: overbodige zorg en geneesmiddelen om de gemeenschap te beveiligen.

Pas toen hem zijn handicap werd gegund, kon hij uiting geven aan zijn verlangen naar contact. Eerst werd het nog verkeerd begrepen. Dat hij voor je ging staan maar niet sloeg, werd eerst nog gezien als een gelukkige bijkomstigheid van zijn lichamelijke uitputting. Dat hij zich na korte tijd al terugtrok toen hij zijn familie had uitgenodigd, werd eerst nog gezien als een bevestiging van zijn contactstoornis. Langzaam aan had het team vermoed dat het anders lag, maar na zoveel jaren en tegen beter weten van deskundigen in hadden ze het niet meer durven hopen.

Vijftig jaar eenzaamheid en dozen vol pillen hadden Appies verlangen naar gewoon menselijk contact niet kunnen uitdoven: het *verlangen*, dat ooit door Lorna Wing omschreven was als het belangrijkste signaal dat er geen sprake was van autisme (Wing, 1979).

Deel IV Grensgebieden

Inleiding

Doe normaal
(John McGee)

*Mijn eerste internationale congres over psychiatrie bij mensen met een verstandelijke han-
dicap was dat in Amsterdam in mei 1990. De grote aula van de Vrije Universiteit was al
half donker voor de dia's toen ik, te laat gekomen en niet oplettend waar ik moest zijn,
naar binnen schoot en gehaast een stoel zocht. In het midden van de eerste rij was nog
wat vrij. Ik dook erheen en ging zitten, opgelucht dat niemand had hoeven opstaan om
me door te laten. De zwarte rand van het podium rees voor mij op en daar, hoog boven
zijn toehoorders, slechts één stap verwijderd van de diepte, stond hij: de boom, de dokwer-
ker. 'Act Normal!', slingerde hij de zaal in.*

Gentle teaching

*Dat ik niet bij Robert Sovner terecht was gekomen die ik graag over psychofarmaca had
gehoord, of bij Frank Menolascino die over diagnostiek van psychiatrische ziekten zou
spreken, was mij spoedig duidelijk. Maar wat was hier aan de gang? Het ging over
begrip en liefde, over goede bedoelingen en over onvoorwaardelijk geven en ontvangen.
Vluchten ging niet meer. De spreker had mij daar vlak voor zijn voeten, met in de duisternis vermoedelijk het enige herkenbare gezicht, uitgekozen om het persoonlijk contact met de
zaal tot stand te brengen. Even schielijk vertrekken als ik gekomen was, was onmogelijk.
Er zat niets anders op dan de voordracht uit te zitten. Warmte, duisternis, diepe stem, persoonlijke aandacht: dat was waaraan ik zo snel ik kon ontsnapte toen het licht weer aan
ging. 'Gentle teaching' heette de voordracht. De spreker was John McGee.*

Niks gentle

*Geen beeld van dat congres is mij zo bijgebleven als dat van John McGee, hoewel ik hem
niet eens op straat zou herkennen als ik hem zou tegenkomen.
En geen woord zou zoveel betekenis krijgen als zijn simpele:* doe normaal.

Enkele maanden na die voordracht zag ik een filmpje van een man die voor een luikje in een deur stond. Het luikje was naar buiten geklapt, als een blad. Van achter de deur kwamen vreselijke geluiden. De man voor de deur had zijn handen met de palmen naar boven op het blad gelegd en fluisterde zachtjes terwijl hij ze naar voren schoof. Maar zo gauw hij ze bijna in de duisternis van het deurgat had laten verdwijnen schoot er een klauw naar buiten die hij behendig ontweek, waarna hij het opnieuw probeerde.

Het filmpje zal nog geen half uur geduurd hebben. In de laatste scènes was te zien hoe de man zijn hoofd door het luikje naar binnen stak en het door de inmiddels geopende klauwen liet betasten. Al wekenlang had niemand de man die daar zat opgesloten meer durven benaderen. Zijn eten werd op het blad in het luikje gezet. De naam van de dompteur die zijn hoofd in de bek van de leeuw durfde steken was John McGee.

Wat er 'gentle' was aan wat John McGee daar liet zien, zou ik niet weten. Dat dit hetzelfde was als waarover hij gesproken had op het congres, had ik niet vermoed. Anderen ook niet, denk ik. Er moeten mensen zijn geweest die zijn keiharde boodschap in suikerwater hebben opgelost, want ik las iets over 'gentle snoezelen' en iets van critici die hem een 'zachte heelmeester' noemden.

'Waarom zou ik bang zijn?', zei hij aan het einde van zijn filmpje. 'Ik heb geen pillen zoals hij, dus ik kan sneller reageren; ik ben niet naïef, ik weet wat ik wil; ik heb meer ruimte dan hij en ik heb alle tijd. Wat kan mij gebeuren?'

Psychologie is ethologie

Doe normaal is de eerste en belangrijkste wet in de zorg. *Het is ook de wet waartegen het meest gezondigd wordt.* Doe normaal *overeenkomstig iemands ontwikkelingsniveau.*

Om normaal te kunnen doen is het belangrijker te weten hoe *mensen zich gedragen als ze zich gedragen dan* waarom *ze het zo doen.*

Normaal is dat als iemand ergens woont en daarbij hulp nodig heeft, de hulpverleners niet vragen of die persoon daar wel thuishoort. En als de hulpverleners zich afvragen of zij het werk wel aankunnen, is het niet normaal dat ze de bewoner ziek noemen. Wel is het normaal dat ze hem naar de dokter laten gaan als ze denken dat hij ziek is. Als ze weten dat hij vaardig is, is het niet normaal hem te voeren. Als ze weten dat hij het emotionele niveau van een peuter heeft, is het niet normaal te denken dat hij zit uit te dagen.

John McGee liet zien dat elk levend wezen op zijn minst interactie *zoekt, geen aandacht. Aandacht is voor velen al te intentioneel. Dan moet je al weten wat je hebben wilt.*

Leven is bewegen, dat kunnen we altijd bieden.

Leven is bewegen

Het is ongelooflijk wat levende wezens er voor over hebben om te bewegen en op andere levende wezens te reageren. Desnoods beschadigen ze zichzelf.

Ook ongelooflijk maar tevens onbegrijpelijk is hoe ontwikkelde mensen *kunnen doorgaan met domineren, desnoods verbaal, totdat degenen die van hen afhankelijk zijn hun eigen identiteit zijn kwijtgeraakt. Dat zit niet alleen in individuen, dat zit ook in onze maatschappij en onze wetgeving. Als wij zorg toekennen zal die ook geconsumeerd worden en wie daar niet aan meedoet krijgt geen zorg meer toegekend. Aan bemoeizucht geen gebrek.*

John McGee vroeg zich niet af waarom *de man achter het luikje zat en* waarom *iedereen bang voor hem was. Hij wist* hoe het werkte *tussen levende wezens. Dat hadden ongeletterde zwerfkinderen in Brazilië hem geleerd. Erg* gentle *zal het er daar niet aan toe zijn gegaan.*

19 Het dorp dat verdween

De Kelholt was gelegen aan de rand van het landgoed dat grensde aan het dorp. Vroeger stond er ook nog een landhuis, maar in de oorlog was het kasteel, zoals de dorpelingen het noemden, kapotgeschoten en het was daarna niet meer opgebouwd. Het dorp behoorde ook niet meer aan de baron, maar maakte deel uit van de gemeente waarvan het centrum enkele kilometers verderop lag. Het dorp zelf had een kerk, een basisschool, een bakker, een groenteboer, een sigarenzaak, een slager en een bankfiliaal. Het dorp had zelfs een station. Dat daar tweemaal per uur voor beide richtingen een trein stopte was historisch zo gegroeid en maakte het dorp bijzonder aantrekkelijk voor forensen. Het was een sjiek dorp.

Het bericht dat een landelijke organisatie voornemens was De Kelholt om te bouwen tot een zorgboerderij waar autisten zouden kunnen werken en leven, veroorzaakte ophef in de kleine gemeenschap. Autisten waren onvoorspelbaar en gevaarlijk, werd gezegd. Sommigen vreesden waardedaling van hun eigendom, anderen zagen mogelijkheden voor uitbreiding van hun negotie.

De zorgboerderij

De zorgboerderij kwam er, en binnen niet al te lange tijd hadden de dorpelingen de bewoners in hun hart gesloten. Omgekeerd was dat uiteraard niet het geval en er waren regelmatig kleine irritaties tussen de plaatselijke middenstanders en de autisten. De eersten voelden zich soms meer gebruikt dan erkend; de laatsten beriepen zich erop dat een autist nu eenmaal doet zoals hij doet en zagen dat als een rechtvaardiging om zich onaangepast te gedragen. Dat onder 'typisch autistisch gedrag' ook veel gebrek aan opvoeding schuilgaat was de wakkere middenstanders niet ontgaan. Ze spraken er de begeleiders op aan maar die verdedigden uiteraard hun beleid dat gericht was op zo veel mogelijk autonomie voor hun clientèle. Nadat men wat meer aan elkaar gewend was geraakt en ieder zijn plaats had gevonden, keerde de rust in het dorp terug.

's Morgens trokken de bewoners gezamenlijk van De Kelholt naar het dorp om inkopen te doen, bankzaken te regelen of de trein te nemen naar de stad, waar er één werkte als boekbinder en een ander als assistent-programmeur bij een computerbedrijf. De anderen keerden na gedane zaken weer in optocht terug. Het kon niet missen: als autisten samen op stap gaan ontstaat er een lange rij want iedereen wil de laatste zijn. Tweemaal daags zagen de dorpelingen, die ook hun vaste dagprogramma hadden, de stoet voorbijtrekken tussen De Kelholt en het dorp.

Bianca

Bianca was een van de eerste bewoners geweest die acht jaar geleden, op 29-jarige leeftijd, de overstap had gemaakt van het ouderlijk huis naar deze voorziening. Wat haar zo aansprak was de folder waarin gestaan had dat de stallen gevuld zouden worden met kleinvee en dat van iedere bewoner verwacht werd dat die zou *meewerken op en om de boerderij*. Ze had haar paard mogen meenemen en het kwam goed uit dat ze op de boerderij van haar ouders geleerd had stallen schoon te maken, de tuin te onderhouden en te helpen met het knotten van de wilgen langs de wei. Al die jaren was het ook goed gegaan, vertelden haar ouders mij. Maar sinds de personeelswisselingen van anderhalf jaar geleden had ze een terugval laten zien zoals in jaren niet meer was voorgekomen.

Als ze de laatste tijd thuiskwam – de ouders bedoelden daarmee de ouderlijke woning – dan schold ze hen uit en gooide ze met spullen. Ze had zelfs een keer de voordeur zo hard dichtgesmeten dat de ruit eruit was gevallen. Op haar negentiende had ze een tijdje soortgelijk gedrag vertoond maar toen had het een reden: ze wilde op zichzelf gaan wonen, terwijl haar ouders zich daar toen tegen hadden verzet. Dezelfde folder van De Kelholt die Bianca zo aansprak had ook gerept over *de genezende werking van een gezond werk- en leefklimaat,* dat het uitgangspunt zou zijn voor de zorg- en hulpverlening. De ouders hadden daarin een stille wens verwoord gezien die ze sinds Bianca's geboorte gekoesterd hadden, zodat ook zij met beide handen de kans aangrepen toen er voor hun dochter een plek vrij kwam in De Kelholt. Met haar recente terugval was die hoop op genezing vervlogen.

Toenemende problemen

De begeleiders signaleerden dezelfde verandering en namen Bianca mee naar de psychiater die aan de organisatie verbonden was. Die constateerde angst en achterdocht en schreef haar neuroleptica voor. Daarop werd ze, volgens de ouders, passief, gemakzuchtig en afwerend en ze verloor de vaardigheden die ze tot dan toe had bezeten. Ze begon zich kinderlijk te gedragen. De stal maakte ze niet meer schoon en haar paard moest verzorgd worden door een boer uit de omgeving. Nadat ze op een avond, terugkomend van het weekend bij haar ouders, verkeerd was overgestapt en door de spoorwegpolitie in paniek was aangetroffen op een verlaten perron, vonden haar begeleiders het niet meer verantwoord haar nog langer alleen te laten reizen. De psychiater vond haar nog steeds paniekerig en angstig en verhoogde de dosis van het neurolepticum. Het gevolg was wel dat ze trager en houteriger ging lopen, zodat ze thuis mocht blijven als haar groepsgenoten naar het dorp gingen. Die zouden haar boodschappen wel meenemen. De ouders zagen haar aftakelen en het verlies aan vaardigheden verontrustte hen zo, dat ze besloten een bevriende neuroloog naar haar te laten kijken ter uitsluiting van dementie.

De neuroloog kon geen dementie bevestigen. Zelf dacht hij aan een depressie en hij adviseerde de huisarts haar een antidepressivum te geven. Zo kreeg Bianca, naast het neurolepticum van de psychiater, een antidepressivum van haar huisarts.

Nu begon ze 's nachts te spoken en ze bonkte met haar hoofd tegen de muur. 's Avonds durfde ze niet meer naar bed en op grond van haar angstige en verwarde verhalen rees het vermoeden dat ze wellicht ooit seksueel misbruikt was. Er werden gesprekken met haar gevoerd waaruit de noodzaak van voorlichting bleek, die met behulp van beeldrijk, niets verhullend materiaal en video's werd gegeven. De ouders vroegen zich af of dat allemaal wel zo nodig moest. Ze hadden het altijd als een geluk bij een ongeluk beschouwd dat Bianca op dat punt geen blijk van interesse toonde.

De ouders raakten steeds meer hun vertrouwen kwijt in het team, dat Bianca afschermde en onmondig maakte. Ze stonden erop dat hun dochter wekelijks op de trein werd gezet naar huis. Mocht het onverhoopt misgaan, dan zouden ze het team geen verwijten maken. Het team had zijn eigen verantwoordelijkheid en wees erop hoe impulsief en agressief Bianca kon reageren. Na ruggespraak met de psychiater hakte die de knoop door: het zou onverantwoord zijn haar alleen te laten reizen. Op aandringen van het team probeerde de psychiater nog wat slaap- en kalmeringsmiddelen. De ouders vonden dat helemaal overbodig, omdat ze in de weekends thuis niets anders meer deed dan slapen. Het probleem lag duidelijk bij De Kelholt, zeiden ze. Het team zag het precies omgekeerd. 'De Kelholt heeft beperkingen met betrekking tot de hantering en behandeling van de ernstige psychiatrische en gedragsproblemen bij uw dochter', liet het hoofd van de voorziening de ouders schriftelijk weten. Acht jaar nadat ze daar was komen wonen vroeg hij zich hardop af of ze daar wel thuishoorde.

Oplopende conflicten

Wat moet je als psychiater met dit soort problemen, wanneer ouders je vragen te bemiddelen in zo'n conflict?

Natuurlijk probeerde ik me eraan te onttrekken, maar de collega die haar behandelde, die ik goed kende en zeer waardeerde, vroeg me van zijn kant eveneens of ik hem wilde adviseren. Ook de organisatie liet weten alle medewerking te zullen verlenen als ik bereid was mee te zoeken naar een oplossing.

Die wil natuurlijk dat ik haar opneem, dacht ik. Als ze eenmaal in de kliniek zit en het duurt een tijdje, dan wil de woonvoorziening haar niet meer terug. Houden ze zich wél aan hun afspraak en hebben ze haar plaats nog niet vergeven, dan loop ik het risico dat de ouders niet meer willen dat ze terugkeert, zeker als het haar goed is gegaan in de kliniek. En vind dan nog maar eens een andere woonvoorziening voor haar. Het zou niet de eerste keer zijn dat iemand op die manier voor jaren in de psychiatrie verdwijnt.

Toch lag het deze keer niet zo simpel. De organisatie gaf toe dat er veel personele wisselingen hadden plaatsgevonden, wat het voor de bewoners niet gemakkelijker had gemaakt. En inderdaad: als normalisatie wordt nagestreefd en gestimuleerd wordt dat de bewoners hun eigen huisarts kiezen, dan had het team niet buiten de huisarts om zelf een psychiater mogen inschakelen. Maar de huisarts had eerder al eens laten weten geen verstand te hebben van autisme en hij had bij die gelegenheid al aangekondigd daarom in de toekomst geen nieuwe bewoners van de zorgboerderij meer te accepteren. Hij had het druk genoeg met zijn eigen praktijk, die na de fusie van de gemeente wel gegroeid was, zonder dat er een nieuwe dokter was bijgekomen.

De ouders benadrukten dat er helemaal geen dokter aan te pas had hoeven komen als er goede begeleiding was geweest en het dagprogramma niet steeds meer gaten had vertoond. Ze somden op wat er allemaal mis was gegaan de laatste jaren en waar het team steken had laten vallen. Ze gaven zelfs aan hoe zij het beter zouden hebben gedaan. Het hoofd van de voorziening verweerde zich door erop te wijzen dat Bianca zelf geen zin meer had om elk weekend naar huis te gaan. Volgens de ouders kwam dat omdat ze door de medicijnen suffer en trager was geworden en daarom niets meer kon of durfde. Dat had ook de neuroloog gezegd waar ze – inderdaad ja, buiten het team en de huisarts om – Bianca mee naartoe hadden genomen.

Toegenomen beperkingen

Een feit was dat het dorp zijn riante rechtstreekse treinverbinding met vaste tijden tweemaal per uur had moeten inruilen tegen een dienstregeling met overstap op wisselende tijden, hoogstens eens per uur. Het risico op vertraging en het missen van een trein was niet denkbeeldig. En nu er minder treinen reden was het loket op het station ook opgeheven. Reizigers konden aan niemand meer iets vragen en de automaat was niet altijd even betrouwbaar. Beide partijen moesten toegeven dat het eigenlijk onmogelijk was geworden voor Bianca om zelfstandig tussen De Kelholt en het ouderlijk huis op en neer te reizen.
Haar eigen bankzaken kon ze ook niet meer regelen. De bank had besloten het filiaal in het dorp op te heffen.
De eigenaar van de supermarkt, die in de voorgaande jaren achtereenvolgens de bakker, de groenteboer, de sigarenhandelaar en de slager had opgeslokt, had laten weten dat

hij met pensioen ging en dat hij geen opvolger had kunnen vinden om zijn zaak over te nemen. In korte tijd had de kleine overzichtelijke samenleving van het dorp vrijwel zijn gehele maatschappelijke infrastructuur verloren.

De zo vertrouwde stoet tussen het dorp en de zorgboerderij was van lieverlee verdwenen.

Ieder zijn vak

We zijn om de tafel gaan zitten: de ouders, de gedragsdeskundige, de manager van De Kelholt en, met instemming van de huisarts deze keer, de beide psychiaters.

We hebben een plan gemaakt om tot geleidelijke afbouw van de medicatie te komen. Als Bianca vroeger zonder pillen had kunnen functioneren, dan moest dat nu ook kunnen. Ze reageerde ergens op en die oorzaak moesten we aanpakken. Er was geen enkele reden om aan te nemen dat ze op haar 37ste ineens een psychiatrische ziekte zou hebben opgelopen en dement was ze al helemaal niet.

De wrevel tussen ouders en het team kon in belangrijke mate worden opgeheven. Per slot van rekening hadden zij, weliswaar met een andere bezetting onder het voormalige hoofd, jarenlang uitstekend samengewerkt en Bianca had het op De Kelholt altijd naar haar zin gehad. De ouders beseften dat ze geen andere keus hadden dan de zorg toe te vertrouwen aan het huidige team, of ze moesten haar meenemen en het zelf doen. Gezien hun leeftijd en die van Bianca was dat een gepasseerd station.

De vraag van het team of Bianca daar wel thuishoorde en of ze haar wel konden begeleiden was er een naar de bekende weg. De Kelholt was háár huis, al jaren. Daar kon niemand haar zomaar uitzetten. De enige rechtvaardiging voor de teamleden om zich met haar te bemoeien, was de hulp die zij haar hadden te bieden vanwege haar handicap. Haar begeleiders moesten haar helpen met wat zij zelf op eigen kracht niet kon: van haar huis een thuis te maken.

'En de ouders dan? Die nemen de regie van ons over', klaagde het hoofd, 'er zijn twee kapiteins op dit schip'.

Dat moest niet, daar had het hoofd gelijk in.

Laat iedereen zijn vak beoefenen. Laat de manager managen, laat begeleiders begeleiden, laat de agoog gedragsproblemen behandelen en schakel de dokter in als er redenen zijn om aan ziekte te denken. En laat de ouders doen wat ouders moeten doen: zich zorgen maken over hun kinderen. Met deze beperking: als kinderen 'zoons' of 'dochters' zijn geworden, dan dienen zij het ouderlijk nest te verlaten en een eigen huis te betrekken. Van daaruit gaan ze hoogstens nog logeren bij hun ouders, maar op dat adres horen ze niet meer thuis. Dat verplicht de begeleiders om serieus werk te maken van hun taak en hun cliënten niet te beschouwen als mensen die maar weg moeten als het te moeilijk wordt. En het verplicht de ouders niet langer over 'thuis' te spreken als ze de ouderlijke woning bedoelen. Om dat soort simpele dingen gaat het: de juiste woordkeus en ieder zijn eigen vak.

En de gemeenschap?

Voorzover het aan Bianca zelf, haar ouders en het team ligt komt het wel weer goed. Helaas ligt het niet alleen aan hen. Wat moet een handjevol autisten nog in een zorgboerderij in een dorp zonder winkels, zonder bank, zonder openbaar vervoer? In een dorp dat verdwenen is?

20 Armoede en topsport

Ik tuchtig mijn lichaam en houd het in bedwang.

(Paulus aan de Corinthiërs, 1 Cor. 9:27)

Armoede

In zijn tweede levensjaar begon Simon zo hard te schudden met zijn hoofd als hij in zijn bedje werd gelegd en voordat hij in slaap viel, dat zijn ouders er angstig van werden en hem probeerden tegen te houden. Het gevolg was dat hij nog sterker ging schudden en bovendien met zijn hoofd tegen de houten rand van het bed begon te bonken. En als ook dat verhinderd werd probeerde hij met zijn knuistjes tegen zijn oren te slaan en tegen zijn voorhoofd. Het was een ongelijke strijd die door zijn ouders werd verloren.

Simon was ruim twee jaar oud toen hij voor observatie werd opgenomen in wat toen een 'internaat voor zwakzinnige kinderen' werd genoemd en daar woont hij nu nog steeds.

In korte tijd breidde zijn zelfverwondende gedrag zich uit. Hij beet op zijn handjes, later op zijn handen. Hij trok de nagels van zijn vingers en tenen. Zijn hoofd vertoonde regelmatig zwellingen en geleidelijk aan kreeg hij zogenaamde *bloemkooloren*: misvormingen van de oorschelpen door de herhaalde bloedingen die in dat kwetsbare weefsel van dunne huid en kraakbeen ontstonden. Die bloedingen zijn enorm pijnlijk. Simon schreeuwde het soms uit van angst en pijn en probeerde zichzelf het slaan te beletten door op zijn handen te gaan zitten of ze achter zijn rug te houden. Bij tijden ging het goed, bij tijden ging het mis. Dat gold zijn hele doen en laten, inclusief zijn slapen, eetlust en humeur. Er waren tijden dat hij vrolijk was en het fijn vond om geknuffeld te worden en er waren tijden dat hij niets kon hebben en zichzelf voortdurend krabde en sloeg. De psycholoog zocht tevergeefs naar een verklaring en de dokter vond geen medicijnen die hem rust konden brengen.

Vanaf zijn vijfde vroeg hij zelf om polsbandjes en een heupband als hij in bed lag of op een stoel zat. Dat wil zeggen: 'zijn ogen smeekten erom'. Hij was ernstig geretardeerd en kon nauwelijks praten. Zijn ontwikkelingsniveau bleef steken op dat van een eenjarige. Alleen zijn lichaam groeide en daarmee de kracht in zijn lijf, waarmee hij tevergeefs probeerde zichzelf in bedwang te houden.

De neuroloog ontdekte *paroxismale irritatieve activiteit* op het EEG, dat wil zeggen: aanvalsgewijze ontregelingen, die gezien worden bij mensen met epilepsie. Grote epileptische aanvallen, insulten, had Simon nooit gehad en de neuroloog had in zijn beoordeling van het EEG geschreven dat de afwijkingen niet bewijzend waren voor epilepsie. Maar zouden het *partiële aanvallen* kunnen zijn? Met automatismen als plukken, krabben, bonken en schudden van het hoofd als symptoom? Dat zou veel verklaren en in ieder geval een mogelijkheid bieden voor een rationele medicamenteuze therapie.

De arts van de instelling gaf hem *carbamazepine* (Tegretol) als anti-epilepticum en dat had een verrassend positief effect. Zijn angst werd duidelijk minder en hij kreeg meer oog voor zijn omgeving. Zijn zelfverwondend gedrag nam af en geleidelijk aan liet hij toe dat één van zijn polsbandjes werd losgemaakt en vervolgens ook het andere. Op vaste tijden van de dag kreeg hij ze nog om, meer uit rituele behoefte dan uit noodzaak. Iedereen haalde opgelucht adem. Het tij leek gekeerd. Simon was toen 9 jaar.

De vreugde was van korte duur. Geleidelijk werd Simon toch weer meer gespannen en angstig maar er was een verschil met vroeger: nu niet meer plotseling en aanvalsgewijs, maar geleidelijk en in episodes die langer aanhielden. De zelfbeschadiging was minder ernstig.

Hij kreeg nu *pipamperon* (Dipiperon) erbij, een neurolepticum. In tegenstelling tot de *thioridazine* (Melleril) die hij vroeger zonder succes gekregen had, blokkeert *pipamperon* niet zozeer de *dopamine-* als wel meer specifiek de *serotonineoverdracht* in de hersenen. Al snel bleek *pipamperon* meer kwaad dan goed te doen; het werkte uitgesproken averechts op zijn zelfverwondend gedrag.

Deze negatieve ervaring was wel de sleutel voor een meer rationele medicijnkeuze. Als blokkade van serotonine zijn zelfverwondend gedrag deed toenemen, dan zou verwacht mogen worden dat het stimuleren ervan zijn automutilatie deed afnemen. *Pipamperon* werd gestaakt en hij kreeg *clomipramine* (Anafranil). Dit had inderdaad een veel positiever effect.

De laatste tien jaar slikt hij uitsluitend *carbamazepine* en *clomipramine*. Hij bonkt en krabt zo nu en dan nog wel, maar ernstige schade aan zichzelf richt hij niet meer aan. Hij hecht nog wel aan het dagelijkse ritueel van heup- en polsbanden, maar als hij nu de neiging voelt opkomen om zichzelf te beschadigen vraagt hij er niet om gefixeerd te worden, maar gaat zelf op zijn handen zitten en dat is meestal afdoende. Hij voelt zich veilig en durft meer te ondernemen. Ook zijn begeleiders zijn minder bang voor hem en durven samen met hem leuke dingen te doen. Ze leren zijn signalen steeds beter begrijpen. Het ergste is achter de rug. Langzaam gaat de wereld voor hem open. Met al zijn rijkdom, zou ik bijna willen zeggen. Maar zover is het lang nog niet, want hoe moet het verder? Waar gaat hij wonen? Wie wil een inmiddels 21-jarige man met zo'n voorgeschiedenis hebben? Welke voorziening voor volwassen mensen met een verstandelijke handicap is bereid in hem en zijn toekomst te investeren?

Topsport

Automutilatie lijkt een typisch probleem te zijn van mensen met een verstandelijke beper-king: hoe ernstiger de verstandelijke beperking, hoe groter de kans op zelfverwondend gedrag. Er zijn zelfs genetische syndromen waarvoor automutilatie kenmerkend heet te zijn. Zoals het Lesch-Nyhan-syndroom, *het* Cornelia de Lange-syndroom *en het* Smith-Magenissyndroom *(Kraijer & Plas, 2002). Bij andere, zoals het* fragiele-X-syndroom, *wordt het volgens de literatuur minder gezien en bij weer andere, zoals het* syndroom van Down, *slechts zelden.*

Het is echter veel te simplistisch om te menen dat automutilatie veroorzaakt wordt door een afwijkend gen of te maken heeft met verstandelijke beperking.

Automutilatie komt overal in onze maatschappij voor. Hoever gaan sporters niet in het verzuren van zichzelf? Bij wie, die het gezien heeft, staat het beeld niet op het netvlies gegrift van de marathonloopster die – aangemoedigd door duizenden toeschouwers – struikelend en kotsend het stadion binnenwankelt, verdwaasd op zoek naar de eind-streep? 'Topsport begint waar gezondheid eindigt', wist de dramaturg en essayist Berthold Brecht (1898-1956) al in zijn tijd.

Wat zijn mensen niet bereid zichzelf aan te doen om sneller, sterker, mooier, geleerder of orthodoxer te zijn dan anderen? Mensen blazen zichzelf niet alleen uit woede, haat en wanhoop op maar ook voor een fundamentalistisch ideaal. Bergbeklimmers laten hun ogen en oren op weg naar de top bevriezen, schaatsers hun tenen en neus om de elfde stad te bereiken. Daarmee vergeleken is het getob van Simon en zijn soortgenoten maar armoe-dig. Voor hem geen lauweren, geen bewonderend publiek. Wel afkeer, angst en wanhoop bij de kleine groep familie en begeleiders die er noodgedwongen getuige van moet zijn. Het is verschrikkelijk om het mee te moeten maken, laat daarover geen twijfel bestaan. Maar waar zit het verschil met het beuken, bonken en verwonden van de mensen met verstand die het doen uit eigen vrije wil?

Zelfbeschadiging is zowel een complexe en gecultiveerde vorm van gedrag als een ongedif-ferentieerde en primitieve. Hoog en laag op de intellectuele en maatschappelijke ladder pij-nigen mensen zichzelf en anderen. Paulus schrijft aan de Corinthiërs dat hij zijn lichaam beukt en tuchtigt om niet, na anderen gered te hebben, zelf verloren te gaan. Kruistochten en oorlogen, gevoerd om anderen op andere gedachten te brengen, vinden bijval onder de thuisblijvers. Niets nieuws in het Westen, niets nieuws in het Oosten. Gelovigen vasten, monniken geselen zich. Ook Simon pijnigde zichzelf en wilde soms niet eten. Het effect op het lichaam is hetzelfde.

Maar het motief is toch anders, zou men kunnen zeggen?

Het hoe en het waarom

Hoewel de medische discipline betrekking heeft op het hoe *en niet op het* waarom *van aandoeningen en behandelingen, is er nauwelijks een arts – zelfs niet een chirurg die voor de zoveelste keer de wonden probeert te hechten – die zich ten overstaan van een automutilant kan inhouden.*

'Waarom bijt je toch jezelf?', vroeg collega Thomas Gualtieri aan Sue Carol, een verstandelijk gehandicapte vrouw die nooit om een woordje verlegen zat. 'Omdat ik honger heb', was haar antwoord (Gualtieri, 2002).

En als betrokkene zelf geen verklaring geeft, dan doen anderen het wel: 'om aandacht te krijgen, uit verzet, dwangmatig, vanwege pijn, uit gewoonte, zomaar'.

De behandeling die gekozen wordt hangt sterk af van de verklaring die begeleiders en deskundigen geven. Wordt automutileren als een reactie beschouwd, dan hanteren gedragsdeskundigen positieve of negatieve bekrachtigers om het ongewenste gedrag te beïnvloeden. Wordt het als een reactie op pijn gezien, dan zal men de oorzaak daarvan proberen te behandelen. Moeilijk wordt het wanneer de oorzaak allang niet meer bestaat maar de reactie een eigen leven is gaan leiden, zoals mensen ook met chronische pijnklachten kunnen blijven zitten van letsel dat allang genezen is.

Gualtieri onderscheidt twee belangrijke typen van zelfbeschadiging: het compulsieve type*, zoals bij het Lesch-Nyhan-syndroom, waarbij het automutileren dwangmatig gebeurt terwijl de ervaringen van pijn en angst nog altijd aanwezig zijn, en het* reactieve type*, dat, begonnen als tegenreactie op pijn elders in het lichaam, een gestold relict werd, een afleidingsreactie zonder oorzaak, stereotiep gedrag, een gewoonte die door betrokkene zelf niet meer als onaangenaam of pijnlijk wordt beleefd. Zoals bij het Cornelia de Lange-syndroom.*

Ook de medicamenteuze behandeling hangt af van het verklarende model. Bij het dwangmatige automutileren gaat de voorkeur uit naar middelen die dopamine blokkeren, zoals neuroleptica, of serotonine stimuleren, zoals clomipramine *of* SSRI*'s.*

Bij het reactieve type worden naast neuroleptica ook opiaatantagonisten als Naltrexon gegeven. De gedachte daarachter is dat het lichaam zich tegen de pijn beschermt door zelf opiaatachtige stoffen te maken, endorfines *genaamd. Het gevaar is echter dat het lichaam zo verslaafd raakt aan die endorfines dat het zichzelf pijnprikkels blijft toedienen, ook wanneer de oorspronkelijke pijnprikkel verdwenen is.*

Epilepsie kan automutilatief gedrag oproepen, zoals het verhaal van Simon laat zien. Kenmerkend daarvoor is het plotselinge, aanvalsgewijze ontstaan van de automutilatie, dikwijls met sterke vegetatieve verschijnselen, en het even plotseling weer ophouden daarvan.

De verschillende verklaringen hoeven elkaar niet uit te sluiten. De behandeling met antiepileptica hielp aanvankelijk bij Simon maar was op den duur niet voldoende. Hij ontwikkelde het compulsieve type erbij, zoals uit het averechtse effect van pipamperon

(Dipiperon) en het positieve effect van clomipramine *(Anafranil) blijkt. (NB: ook veel chronische pijnklachten zijn met serotonerge middelen als* clomipramine *of de modernere* SSRI's *te behandelen.)*

Hoe meer behandeling, hoe meer inperking

Welke reden je ook kunt verzinnen: het is nooit een goede reden meer, wanneer iemand eenmaal als automutilant bekend staat. Dan is het een chronisch probleem geworden waaraan al langdurig door veel disciplines op allerlei wijzen ge(thera)peut(ise)erd is

Het hele bestaan van betrokkene en van zijn omgeving wordt dan beheerst door dat ene grote probleem: de zelfbeschadiging en alles wat die teweegbrengt. Gedragstherapieën worden drastischer. Medicatie wordt verhoogd en uitgebreid. Maar uiteindelijk leidt behandeling altijd tot beperking: als het niet is door self-restraint, *dan is het wel door beschermende kleding, polsbandjes, kokers, helmen, één-op-één-begeleiding en wat al niet verzonnen wordt om de schade te beperken. Wie er bont en blauw uitziet wordt niet meegenomen voor een dagje uit. Niemand wil op straat gezien worden met een pupil die zichzelf op ogen of oren slaat. En als fysieke beperkingen niet langer aanvaardbaar of uitvoerbaar zijn, dan kan men heel lang doorgaan met een chemische dwangbuis. Of de dokter daar maar voor wil zorgen. In dat licht bezien is de weerstand tegen elektro-aversietherapie (EAT) niet rationeel (Duker, 1998). Als die slaagt, levert die een grote mate aan herwonnen vrijheid op.*

Hoe meer inperking, hoe meer automutilatie

Wat de oorzaak van automutilatie ook moge zijn, of het om de complexe en geaccepteerde vorm gaat die de topsporter kiest dan wel om de verfoeide en primitieve variant die de verstandelijk gehandicapte overvalt, één element is altijd aanwezig: verarming van het bestaan. *Gepresenteerd als oplossing, blijkt het inperken de belangrijkste oorzaak van automutilatie te zijn. De topsporter versimpelt het bestaan tot één ding: de gouden medaille. Alles heeft hij ervoor over. De monnik versterft; de terrorist is zelf het lachen vergaan, maar ieder ander moet eraan geloven. En de verstandelijk gehandicapte automutilant kluistert niet alleen zichzelf maar ook zijn groepsgenoten en begeleiders aan bed of stoel: de hele groep lijdt eronder en ook daarom is er zo weinig personeel.*

De ervaring leert dat automutilatie verbleekt als het bestaan verrijkt wordt. Dan maar minder hoge prestaties, dan maar wat meer plezier, dan maar wat langer wachten op de heilstaat, dan maar voor gek lopen met die bloemkooloren in de dierentuin.
En het risico dan? Wie neemt de verantwoordelijkheid als het misgaat?
Als de automutilant niet is doodgegaan aan de armoede van de therapie, zal hij ook niet doodgaan aan de rijkdom van het leven. We zijn niet naïef; we zorgen goed voor elkaar.
Maar zeker is dit: zelfbeschadiging is een giftig kruid dat woekert op arme grond.

21 De Baron von Münchhausen en het gelijk van Immanuel Kant

Woorden zonder waarnemingen zijn leeg.
Waarnemingen zonder woorden zijn blind.
(Immanuel Kant, 1724-1804)

Hij woonde al drie jaar in zijn startersappartement maar hij sliep nog altijd bij zijn ouders thuis. Die vonden het niet verantwoord hem 's nachts alleen te laten en ze hadden zijn begeleiders van het zelfstandig-wonenproject laten weten dat die het beste bij hen thuis konden komen als ze Juan wilden spreken. Dan konden zij als ouders er ook bij zijn. De begeleiders hadden afgehaakt en de ouders hadden zich beklaagd dat ze in toenemende mate alleen stonden voor de problemen met hun zoon. De enige die hen begreep was de therapeut met wie Juan zijn wekelijkse gesprekken had en die hem al zo'n twintig jaar begeleidde.

De woorden

Juan was op Haïti geboren. Hij was te vondeling gelegd bij het weeshuis van de nonnen, maar zijn toestand was zorgwekkend en wekenlang balanceerde hij tussen dood en leven. Vocht hield hij nauwelijks binnen en vast voedsel verdroeg hij helemaal niet.

Amper tien maanden oud was hij toen een kinderloos echtpaar, dat op het punt stond terug te keren naar Nederland, besloot hem omwille van een goede medische behandeling mee te nemen. Eenmaal hier ging het met Juan snel beter. Hij ontwikkelde zich in alle opzichten wat traag maar hij hechtte zich goed en zijn taalontwikkeling kwam vlot op gang. Het echtpaar besloot hem te adopteren.

Zorgen doemden pas weer op toen hij naar de basisschool moest. Hij werd gepest omdat hij zo klein was en een donkere huidskleur had, dachten zijn ouders. Als hij 's middags terugkwam van school was hij bekaf. Hij zocht dan een rustig plekje en speelde met Gogo, zijn denkbeeldige vriendje. Na een uurtje was hij wel weer fit, maar zijn ouders vroegen zich af of zo'n Gogo wel normaal was. Maar als hij dan weer ging winkelen met zijn moeder en zij zag hoe aardig de mensen tegen hem waren, dan was het weer goed. Volwassenen vonden Juan een erg lief en aanhankelijk jongetje en Juan liet zich de aandacht van de volwassenen gewillig welgevallen.

Niettemin maakten zijn ouders zich steeds meer zorgen over zijn gedrag en prestaties op school en zij lieten hem testen. Er werd vastgesteld dat hij een lichte achterstand had en een korte spanningsboog en dat hij daarom in wisselende mate presteerde. Speciaal onderwijs voor moeilijk lerende kinderen werd geadviseerd.

Daar leerde hij lezen en schrijven. Met rekenen bleef hij achter.

Dat hij niet, zoals de meeste van zijn klasgenootjes, uit de buik van zijn moeder was gekomen had hij ondertussen wel begrepen, maar hij wist niet beter of zijn ouders waren zijn pappa en mamma.

Toen hij negen jaar was besloten zijn ouders met hem naar Haïti te gaan om zijn 'roots' te leren kennen en zijn 'echte mamma' te zoeken. Vooral dat laatste wond hem hevig op. Het weeshuis van de nonnen wist niets en ook officiële instanties konden hen niet verder helpen. Zonder dat hij zijn 'echte' moeder had leren kennen, keerde het gezin van de ontdekkingsvakantie terug. Ze zouden het een jaar later nog eens proberen, maar dan buiten de officiële instanties om.

Het jaar daarop kwam de familie via een onbekende tussenpersoon in contact met een vrouw van onbestemde leeftijd die halfzijdig verlamd was en niet kon praten. Van haar werd verteld dat zij Juan gebaard had. Juan wilde niets met haar te maken hebben en ontgoocheld keerde het gezinnetje terug.

Op school ging het iets beter en hij zou overgaan naar het voortgezet onderwijs. Maar emotioneel bleef hij kinderlijk en wispelturig.

Op een voorlichtingsavond hoorden de ouders dat dit een bekend probleem was bij geadopteerde kinderen. Zij kwamen in contact met een therapeut die zich in deze problematiek gespecialiseerd had en die aanbood Juan te helpen met het verwerken van zijn levenservaringen.

De therapie

Naarmate de therapie vorderde raakten de therapeut, en via hem Juans ouders, er in toenemende mate van overtuigd dat Juan ernstig getraumatiseerd was.

Zijn prestaties in het voortgezet beroepsonderwijs waren zeker niet slecht. Bij de beoordeling van zijn stages werd hij geprezen om zijn inzet en hulpvaardigheid. Maar thuis was hij angstig en labiel en hij werd steeds onvoorspelbaarder in zijn gedrag. Hij kon plotseling hard op tafel slaan of met borden gooien terwijl hij in lachen uitbarstte of vloekte en tierde. Hij vertelde warrige verhalen die niemand begreep. Er verdween ook geld, vermoedden ze, maar zeker wisten ze het niet. Hoe meer zijn ouders hem erop aanspraken, hoe meer hij zich terugtrok. Dit was hun open en volgzame Juan niet meer. Hij had geheimen. Hoe minder zij van hem begrepen, des te meer raakten zij ervan overtuigd dat hij dingen moest hebben meegemaakt waarvan zij als ouders totaal geen weet hadden.

Schimmen uit het verleden

In zijn kinderjaren was Juan graag en veel uit logeren geweest bij kennissen en familie waar ze jonge kinderen hadden. Zijn ouders hadden dat zelfs bevorderd. Op een avond troffen zij hem aangeschoten thuis aan, terwijl hij giechelde dat hij op oom Henk leek, die graag een glaasje lustte. Plotsklaps werd hun duidelijk waar hij het vloeken en schelden geleerd moest hebben; zelf gebruikten ze zulke woorden niet. Slaan op tafel deed Henri, een zwager waar hij veel kwam. En geld stelen uit de portemonnee van zijn ouders moest hij hebben geleerd van Babs, een nichtje dat drugs gebruikte. Als ze dachten aan wat Juan allemaal gezegd had in zijn verwarde momenten moesten er vreselijke dingen met hem gebeurd zijn tijdens die logeerpartijen. Dat ze dat niet eerder hadden gezien. Hoe eenzaam moest hij zich gevoeld hebben, dat hij er met hen niet over had kunnen praten, en hoe onbegrepen.

Zij drongen erop aan dat hij wat meer zou vertellen, maar hij liet niets los. Ze vertelden hem waar ze aan dachten en vroegen of het waar was. Ze brachten zijn therapeut op de hoogte van hun vermoedens en die zou er aandacht aan besteden.

In die tijd verschenen er berichten in de pers over misbruik van kinderen in weeshuizen op Haïti. Ook de nonnen van het weeshuis van Juan werden ervan beschuldigd in het onderhoud van de kinderen te hebben voorzien door hen, zelfs al op zeer jonge leeftijd, aan te bieden aan rijke en machtige heren.

Juan was een aantrekkelijke jongeman geworden om te zien en meisjes lieten dat ook blijken, maar zijn ouders bemerkten geen enkele respons bij hem. Als het onderwerp ter sprake kwam reageerde hij wat lacherig en bij aandringen schuldig en vol schaamte.

Wie weet, bedachten zij, misschien was er vroeger nog wel iets veel ergers gebeurd. Wat had hij niet allemaal meegemaakt in het weeshuis?

DIS en alters

Het was rond die tijd dat de therapeut de diagnose DIS stelde: *dissociatief identiteitssyndroom*. Door een aaneenschakeling van ernstige psychotraumatische ervaringen uit het verleden, door zijn ouders aan het licht gebracht, was de ontwikkeling van Juans eigen identiteit gesmoord in een veelheid van deel-identiteiten, *alters* genaamd. Met deze alters identificeerde hij zich beurtelings en hij imiteerde hun gedrag.

De therapie richtte zich erop dat hij die alters zou gaan benoemen en hem werd geleerd zijn herinneringen opnieuw te interpreteren totdat de alter aan wie de herinnering toebehoorde verdween. Thuis zagen zijn ouders dan het ongewenste gedrag van die alter verdwijnen. Soms langzaam, soms snel. Maar er kwamen ook voortdurend weer nieuwe alters bij en zelfs 'subalters': méér dan tijdens de therapieën bewerkt konden worden.

Daarom raadden ze hem aan zijn alters en alles wat daarmee te maken had in een dag-boek op te schrijven, zodat zijn therapeut en zijn ouders het zouden kunnen lezen en hem beter kunnen begrijpen. Op deze wijze ontdekten zij dat er inderdaad alters waren geweest voor alles wat hij deed. Als hij een frietje kocht, wat hij graag deed, en zich daarna terugtrok op zijn kamer, was dat omdat alter Miriam hem vroeger wel eens met frietjes had meegelokt naar haar kamer. Als hij in een winkel schijnbaar per ongeluk een glas omstootte had dat volgens zijn dagboek te maken met alter Damian die eens in een supermarkt een fles sherry half leeg had gedronken en die toen uit zijn handen had laten vallen. Het dagboek werd het bewijs dat Juan in zijn jonge leven veel meer had gezien en meegemaakt dan iemand ooit voor mogelijk had gehouden.

De therapeut, die Juan al bijna twintig jaar in behandeling had, ging op zoek naar hulp en ondersteuning elders. Hoe meer er aan het licht kwam, hoe zwaarder de behandeling werd, en eigenlijk beperkte hij zich tot kinderen en adolescenten. Zijn voorkeur en die van zijn ouders ging uit naar een klinische opname, omdat Juan thuis steeds meer kapot begon te slaan. Zelfstandig wonen was mislukt, zijn baantjes was hij kwijtgeraakt. Eén keer was hij vanwege een driftaanval voor crisisinterventie opgenomen op de psychiatri-sche afdeling van een algemeen ziekenhuis. Na observatie luidde de conclusie dat er niets met hem aan de hand was. Het was de ouders duidelijk dat ze daar de ernst van zijn pro-blematiek niet hadden herkend, wat niet verwonderlijk was omdat hij alleen door een assistent was gezien. Later was hem in een ander ziekenhuis nog eens hetzelfde overko-men. Hij was tweemaal voor een intakegesprek uitgenodigd bij gespecialiseerde thera-peutische instituten, maar beide hadden hem zonder opgave van redenen afgewezen.
'Wij denken dat Juan in zijn beslissende fase is gekomen', schreven de ouders in een brief waarmee zij het opnameverzoek van de therapeut ondersteunden. 'Wij zien tussen al zijn rollen door de Juan van vroeger, van peuter tot rond de twintig. Sindsdien heeft hij bij ons en in de therapie al heel veel spanning losgelaten, terwijl hij ervaart dat buiten ons niemand hem gelooft. Alleen van ons accepteert hij dat hij pas beter wordt als hij echt over het verleden gaat vertellen en het niet langer naspeelt. Hij is gewoon te bang om alles te vertellen wat hij heeft meegemaakt. Ze geloven me niet, ze verklaren me voor gek, zegt hij. Daarom verschuilt hij zich achter zijn alters. 'Dat doen mijn alters.' Toen hij van ons een dropje kreeg begon hij ineens vreselijk ruzie te maken. Achteraf bleek dat het autodrop was die we hem gegeven hadden en dat hij ook altijd van Babs autodrop kreeg als hij bij haar logeerde. Babs die, zoals later bleek, in die tijd al ver-schrikkelijke ruzies kon maken met haar ouders over geld.'

De opname

Wij besloten Juan op te nemen in onze kliniek om eens goed te kijken wat er met hem aan de hand kon zijn. We waren vooral benieuwd hoe zijn handicap in elkaar zat.

Dat het met de ambulante therapie en zijn werkloos thuiszitten bij zijn ouders niet echt opschoot, was duidelijk. Duidelijk was ook dat zijn ouders aan het einde van hun Latijn waren. Dat is een goed moment om een ommekeer te bewerkstelligen, vandaar dat hij wat ons betreft meteen mocht blijven.

De ouders waren zo opgelucht dat ze nauwelijks oor hadden voor onze motivatie en een uitleg over onze manier van werken: multidisciplinair, maar binnen een psychiatrische context. Zij hadden er alle vertrouwen in dat wij hun probleem serieus zouden nemen en het nu eindelijk eens zouden oplossen.

Ook de therapeut was opgelucht. Hoewel de behandeling van een *dissociatieve stoornis* wat hem betrof niet per se klinisch hoefde plaats te vinden en al helemaal niet in de psychiatrie, was het toch wel prettig om na zoveel jaar de verantwoordelijkheid eens met anderen te kunnen delen en als wij ons werk goed deden zou hij de behandeling wellicht zelfs in de nabije toekomst aan ons overdragen.

Ook Juan was opgelucht. Hij had zoveel opgeschreven en zoveel te vertellen over wat die personen in hem allemaal deden, dat het ook voor hem duidelijk was dat één therapeut niet meer voldoende was. Iedereen op de afdeling die het horen wilde, vertelde hij zijn verhalen.

De waarnemingen

Voor zijn nieuwe begeleiders en therapeuten was het ondoenlijk om alle namen en bijnamen van familierelaties, vrienden, werkgevers en kennissen die belangrijk waren voor het herkennen van een alter en alle daarbijbehorende details over de meer dan dertig jaar van zijn leven, te volgen en hun betekenis op waarde te schatten.

Van zijn ouders ontvingen wij een niet aflatende stroom van brieven en verslagen met gelijkluidende informatie. Dit alles maakte één ding duidelijk: met zijn geheugen was niets mis.

Met zijn gedrag evenmin. Toen de kans om over het verleden te vertellen werd teruggebracht tot een half uur per week en alleen aan zijn vaste verpleegkundige, bleek hij zich daar snel naar te kunnen schikken. Schrijven werd niet aangemoedigd maar ook niet verboden. Alle energie werd gericht op een zinvol en goed gevuld dagprogramma, waarin hij kon laten zien waartoe hij in staat was. Met zijn handen was niets mis. En ook wat hij over praktische zaken te vertellen had mocht er zijn. Het verbaasde zijn activiteitenbegeleiders steeds minder dat hij een vak had kunnen leren en daarin goed had gefunctioneerd. Zolang er maar niet over gevoelens en emoties werd gepraat.

Zijn kamer was aanvankelijk een bende, maar dat is bij 'singles' van zijn leeftijd niet ongewoon, wist de verpleging. Hij werd er niet op aangesproken maar hem werd geleerd hoe hij zijn zaken het best kon ordenen.

Testonderzoek bevestigde dat hij leerbaar was en handig. Hij had een uitstekend geheugen maar zijn vermogen om te generaliseren was zwak, evenals zijn probleemoplossend vermogen. Wat hij voor de ene situatie had geleerd kon hij niet zonder meer toepassen in een andere, totdat het hem ook daar was voorgedaan. Het was duidelijk dat hij hetzelfde probleem had met het gebruik van woorden. Eenmaal geleerd, kon hij ze prima toepassen op materiële en concrete zaken, maar gevoelens en emoties beschrijven bij zichzelf en anderen leverde onoverkomelijke problemen op. Hij conformeerde zich direct aan de woordkeus van de ander en nam die met dezelfde leergierigheid over alsof het om materialenkennis ging. Overdrachtelijke betekenissen en analogieën, daar kon hij niets mee.

Zijn aanpassingsvermogen was fenomenaal, al ging dat ten koste van zijn persoonlijke identiteit. Van een terugval na de zogenaamde *honeymoonfase*, die hoogstens een week of zes duurt, was bij hem geen sprake. Afgezien van enkele ongelukjes in het begin, bleven meubilair en servies verder heel. Zijn dagboeken bleven gesloten en over alters werd niet meer gerept. Hij had het naar zijn zin op de afdeling.

Toen wij bij de evaluatie na drie maanden moesten vaststellen dat er van sterke gedragsstoornissen bij hem geen sprake was, concludeerden zijn ouders en de therapeut dat hij opnieuw niet begrepen werd. En wij hadden nog wel de pretentie gehad *echte* psychotherapie te leveren.

Nog voordat overeenstemming bereikt kon worden over de datum van ontslag en over het vervolgbeleid, haalden de ouders Juan naar huis.

Dissociatie

Met de term *dissociatieve stoornis* wordt een toestand van ontregelde integratieve functies aangegeven. Identiteit, geheugen en bewustzijn, op zichzelf intact, werken niet meer samen. 'Wie ben ik, waar ben ik, wat is er gebeurd?'

Kortdurende depersonalisatie- en derealisatieverschijnselen zijn niet ongewoon als plotselinge heftige invloeden inwerken op het brein. Bijkomend van een hersenschudding, ontwakend na een overmaat aan alcohol, onder invloed van narcotica of drugs of bij zinnen komend na heftige emoties: het duurt altijd even voordat we weer bij de realiteit zijn. Duidelijk is dat mensen met een zwakke identiteit kwetsbaarder zijn voor dissociatieve invloeden.

Juan had op dit punt zijn beperkingen. Zijn volgzaamheid in zijn kinderjaren gaf dat al aan. Volgzaamheid en gewilligheid van kinderen is gemakkelijk voor ouders en leerkrachten en wordt daarom zelden als een beperking ervaren. Toch kan dat wel degelijk een signaal zijn van een gebrekkige identiteitsopbouw.

Een *chronische* dissociatieve stoornis is een ander verhaal. Het meest tot de verbeelding sprekend is de *meervoudige persoonlijkheidsstoornis*, officieel *dissociatieve identiteits-*

stoornis genaamd, een begrip dat nog het meest in de buurt komt van het DIS, waaraan Juan leed volgens zijn ouders en de therapeut.

Bij een meervoudige persoonlijkheid zijn binnen één persoon meerdere identiteiten te onderscheiden die ieder op een andere manier uiting geven aan hun aanwezigheid en soms zelfs volledig de regie overnemen. Voor zijn ouders en de therapeut was het volstrekt duidelijk: zijn alters en niet Juan zelf waren verantwoordelijk voor zijn probleemgedrag. En zijn alters reageerden op traumatische ervaringen uit zijn verleden die zijn 'eigen' identiteit verdrongen hadden. Als hij er nu maar eens toe kon komen om eerlijk alles te vertellen wat er gebeurd was en op die manier zijn alters af te leggen, dan zou zijn gedrag ook weer dat van hemzelf – dus weer normaal – zijn.

Het is een ingewikkeld verhaal en er zitten heel wat vooronderstellingen in. De lijn van die vooronderstellingen is als volgt: wij herstellen van onze psychotrauma's door te verwerken; wij verwerken door te verwoorden; en wij verwoorden wat wij ons herinneren of uit onze herinnering hebben weggedrukt.

Zonder alters zou hij weer normaal zijn, dat leek mij ook. Of hij dan ook weer normaal deed in de ogen van anderen moest nog maar worden afgewacht, maar ons viel dat tijdens de observatie in de kliniek erg mee.

Wat rest is de vraag hoe wij aan onze herinneringen komen en wat dat betekent voor mensen met een fragiele identiteit en een beperkt verbaal begripsvermogen: beide veelvoorkomende beperkingen bij mensen met een verstandelijke handicap.

Herinneringen

Wat weet iemand zich nog van zijn vroegste leven te herinneren?

Vroegste herinneringen zijn als lichtflitsen in de duisternis. Veel mensen herinneren zich pas vanaf hun tweede levensjaar flarden van wie ze waren en van wat ze hebben meegemaakt. Ook van de daaropvolgende kinderjaren weten slechts weinigen zich iets te herinneren en dan nog dikwijls in de vorm van onsamenhangende futiliteiten. Wel het bloemetjesmotief van de rok van de mevrouw die aan de deur geld kwam ophalen. Niet het sterfbed van oma waar, volgens moeder, haar kind zo overstuur van was.

Hoewel kinderen in hun kleuterjaren reeds een uitstekend geheugen hebben, blijken herinneringen uit die tijd later op een volstrekt willekeurige wijze gewist te kunnen zijn. Tussen wat gewist is en wat behouden bleef bestaat geen logisch verband. Pas vanaf ongeveer het zevende levensjaar en daarna tekent zich in de herinnering van veel mensen steeds meer hun eigen levensverhaal af. Ook bij Juan zal op zijn vroegst rond die tijd zijn autobiografisch geheugen *voor gebeurtenissen betrouwbaar zijn geworden.*

Er zijn veel verklaringen gezocht voor dit 'vroegkinderlijke geheugenverlies' en een van de meest gepopulariseerde is die welke in de voetsporen van Freud de oorzaak zoekt in het psychotraumatische karakter van de 'verdrongen' herinnering. Waarom echte trauma's, zoals een hondenbeet opgelopen in die jaren, nooit meer vergeten worden verklaart die theorie niet (Draaisma, 2001).

Woorden

De achttiende-eeuwse filosoof Immanuel Kant (1724-1804) hield zich uitdrukkelijk bezig met de vraag hoe wij de wereld waarnemen en begrijpen. Ervaringen alléén zijn niet voldoende. Wij krijgen daar pas grip op in combinatie met het juiste woord. Woorden op zichzelf hebben evenmin betekenis, als we niet ervaren hebben waar die op slaan.

Ervaringen zijn er in overvloed, allang voor onze geboorte. Wijze moeders reiken ons eerst klanken aan, en later woorden, in routineuze herhalingen en gekoppeld aan de vaste patronen van verzorging en spel, waarin geleidelijk steeds meer verrassingen komen. Zo beginnen wij onze ervaringen te ordenen en te herkennen, gelijk met de ontwikkeling van de taal. De ontwikkeling van onze eigen persoonlijke identiteit loopt hieraan parallel en is in feite niet te onderscheiden van het waarnemen en begrijpen van de wereld om ons heen. Wij grijpen de wereld met het ordenende woord en op die manier ontwikkelt zich wie wij zelf zijn: onze persoonlijke identiteit met onze persoonlijke waarnemingen, waarderingen en herinneringen. Die ontwikkeling kost tijd en gaat met vallen en opstaan. Eerst zijn het nog lichtflitsen, ten slotte gaat de lamp aan. Bij sommigen gaat de lamp nooit aan. Bij anderen blijft het schemeren. Sommigen laten zich voortdurend bijlichten door anderen.

Voor de verwerving van onze psychische functies is het van belang dat de natuurlijke vermogens aanwezig zijn maar ook dat het juiste aanbod op het juiste moment geschiedt. Daar ligt het belang van een juiste opvoeding in een adequaat milieu.

Nagebootste stoornis met psychische symptomen 'by proxy'

Karl Friedrich Hieronymus, Freiherr von Münchhausen auf Bodenwerden, was een tijdgenoot van Kant die legendarisch is geworden vanwege zijn sterke verhalen die als Avonturen van de Baron von Münchhausen *door Gottfried August Bürger zijn opgetekend.*

In 1951 beschreef de Engelse arts R. Asher een kleine groep mensen die er telkens weer in slaagde met geheel verzonnen maar volstrekt geloofwaardige verhalen over lichamelijke klachten en verschijnselen van ziekenhuis naar ziekenhuis te trekken en de artsen ervan te overtuigen dat met grote spoed moest worden ingegrepen. Dit fenomeen, dat in de moderne classificaties nagebootste stoornis met lichamelijke symptomen *wordt genoemd, noemde hij het* Münchhausensyndroom. *Het is de laatste tijd weer sterk onder de aandacht gekomen onder de naam* Münchhausensyndroom by proxy: *het Münchhausensyndroom met gebruik van een plaatsvervanger.*

De plaatsvervanger is meestal een kind. Mensen – het zijn bijna altijd vrouwen – die aan een dergelijke variant van het Münchhausensyndroom lijden presenteren niet zichzelf maar hun kinderen met plausibele maar geheel verzonnen klachten aan de dokter en ze gaan desnoods zo ver dat ze zelf voor de symptomen zorgen.

Minder bekend is dat een dergelijke vorm van kindermishandeling ook met psychische en psychiatrische symptomen plaatsvindt.

Juan is daarvan een voorbeeld. Er bestaat een gevoelige periode voor de ontwikkeling van belangrijke psychische functies die bijdragen aan de ontwikkeling van een eigen persoonlijke identiteit. Worden die mogelijkheden onvoldoende benut dan stagneert de ontwikkeling. Bij Juan stagneerde zijn ontwikkeling. Niet vanwege een gebrek aan kansen. Aan het begin van zijn eerste levensjaar waren die vrijwel nihil. Nog geen twaalf maanden later waren ze optimaal. De mogelijkheden die het kind in aanleg had waren voldoende en de eerste jaren ontwikkelde hij zich naar verwachting. Dat het misging had niets met zijn aanleg te maken, minder met het milieu waarin hij opgroeide, maar alles met de woorden die hij aangereikt kreeg. Woorden die niets te maken hadden met zijn eigen waarnemingen. Woorden die voortdurend veranderden van betekenis. Zijn mamma was zijn 'eigen' mamma niet, zijn 'eigen mamma' was de afzichtelijkste vrouw die hij ooit had gezien. Zijn spel was al een rol toen hij nog een peuter was, wat hij vertelde was niet geldig, wat hij deed kwam van een alter en wat hij lekker vond – autodrop – ook. Zo lang hij zich herinneren kon waren zijn gevoelens en gedachten rijp voor 'therapie'. Als hij het naar zijn zin had verloochende hij zijn verleden, wat hij in zijn dagboek schreef werd openlijk besproken. Zijn woorden en gedachten werden volledig gemanipuleerd door zijn ouders en hun therapeut. Zelfs toen hij op kamers woonde ontsnapte hij daar niet aan. Alleen tijdens zijn psychiatrische opnames was hij wie hij was: normaal.
Maar daar begrepen ze hem niet, volgens zijn ouders en hun therapeut.

Dat de prognose somber is bewijzen de woorden waarmee zijn moeder afscheid nam van zijn verblijf in onze kliniek: 'wij redden het samen wel, hè Juan?'

22 Het verdwenen dossier

De vraag kwam van de begeleiders. Of Sandra, een vrouw van middelbare leeftijd die twee jaar daarvoor in het huis was opgenomen, daar wel thuishoorde en of men haar de hulp wel kon bieden die ze nodig had.

Nu kenden het team en ik elkaar al wat langer. Het kende mijn antwoord op de vraag of iemand ergens thuishoort: dat weet de ambtenaar van de burgerlijke stand beter dan de psychiater. En: als Sandra hier al twee jaar woont dan zal ze hier ook wel thuishoren.

De vraag of ze iemand wel de zorg kunnen bieden die hij of zij nodig heeft, beantwoord ik met een wedervraag: met welk vak verdien jij de kost en spoort dat met de begeleidingsbehoefte van de bewoner?

Dergelijke vragen van begeleiders maken duidelijk dat 'zorg op maat' en 'de cliënt centraal' een ideaal is en geen werkelijkheid. Als de cliënt ergens woont en de indicatie was juist, dan is dat zijn huis. En begeleiders hebben daar alleen iets te zoeken voorzover de cliënt behoefte heeft aan hulp om zich daar thuis te voelen, met zijn huisgenoten en in zijn buurt. Ik ben er overigens van overtuigd dat dit voor een verstandelijk gehandicapte cliënt, die zelden of nooit het harmonische ontwikkelingsniveau haalt van een tien- à twaalfjarige, dichter komt bij 24 uur per dag dan bij 1 uur per week. Maar dat terzijde.

Naar het management verwijs ik niet gauw meer voor een antwoord op die vraag. Dat heeft zo zijn eigen redenen om iemand in huis te halen, redenen die de uitvoerenden niet kennen – meestal van budgettaire aard.

Ik wil me pas als psychiater met een cliënt die er zelf niet om vraagt bemoeien als het hele team daar achter staat: de begeleiders, de agoog en de huisarts van betrokkene. En als management en familie dat op zijn minst gedogen.

Mij kennende had het team als bijkomende reden de sterk wisselende stemmingen van Sandra aangevoerd en de medicijnen die ze al minstens vijftien jaar gebruikt, terwijl niemand kon vertellen waarom.

De aanvullende gegevens

De psycholoog had haar getest en hij had een cognitief niveau gevonden, vergelijkbaar met dat van een negenjarige. Als bijzonderheid schreef hij dat ze een woordenschat bezat van een dertienjarige en dat ze niet alleen concrete maar ook abstracte begrippen kende. Wat zelfredzaamheid betreft was ze geheel zelfstandig, maar emotioneel kon ze buitengewoon infantiel reageren met huilbuien, schreeuwpartijen en driftaanvallen, vooral wanneer ze zich eenzaam voelde of om een andere reden gespannen was. Kinderlijk waren ook haar tekeningen, maar misschien paste dat bij een andere zwakke plek uit haar testpatroon: ze had buitengewoon veel moeite met *visuele herkenning* en met 'plaatjes ordenen'. Hoewel ze prettig kon zijn in de dagelijkse omgang en zich onder mensen goed thuis voelde, herkende ze sociale situaties niet wanneer die waren afgebeeld op verschillende plaatjes die ze moest ordenen om een samenhangend verhaal te krijgen. Ook had hij aanwijzingen gevonden voor een *auditieve inprentingsstoornis*.

De psycholoog had geconcludeerd dat ze prima op haar plaats zat in haar huidige woon- en werksituatie. Wel had hij geadviseerd haar taken en afspraken te visualiseren met behulp van pictogrammen, omdat zij ze anders gemakkelijk zou vergeten en het overzicht zou verliezen.

Zijn conclusie, in combinatie met zijn speciale advies en de vraag waarom zij zoveel pillen slikte, had voor de nodige discussies gezorgd en teambreed werd besloten de psychiater te consulteren.

Toen zij in de voorziening was komen wonen had haar huisarts van zijn voorganger doorgekregen dat ze eens per jaar naar de internist moest voor controle van haar hormoonbehandeling en dat ze haar psychofarmaca vijftien jaar eerder van de psychiater in een algemeen ziekenhuis had gekregen. Meer informatie uit die tijd was niet beschikbaar, de bewaartermijn was overschreden, het dossier was opgeschoond.

Haar persoonlijk begeleidster had opgeschreven wat ze had kunnen achterhalen: Sandra was, toen de psychiater haar had opgenomen, aan een tumor van de pijnappelklier in haar hoofd geopereerd. Voordien had ze nooit medicijnen gehad.

Ze had altijd bij haar ouders gewoond. Na hun overlijden had ze de stap naar een begeleid-wonenproject gezet, samen met een paar anderen. Na enkele jaren liep dat mis. Ze had ruzie gekregen met haar huisgenoten, die haar verweten dat ze rotzooi maakte en verder niets deed. Ze kreeg een eigen flat en daar werd de chaos die zij kon aanrichten pas goed zichtbaar. Ook raakte ze haar baan bij de sociale werkplaats kwijt. Ze kwam steeds minder haar bed uit en tegen haar begeleidster had ze hele verhalen, die van geen kant klopten. Toen ook nog bleek dat ze meer slaaptabletten slikte dan was voorgeschreven, was ze vanwege suïcidegevaar op een psychiatrische afdeling van een algemeen ziekenhuis opgenomen. Met die operatie als uiteindelijk gevolg.

Nadien had ze toch weer enkele jaren begeleid zelfstandig gewoond, totdat ze geïndiceerd werd voor de huidige woongroep. Meer was bij het team niet bekend.

Het lijstje van de medicijnen die ze nu slikte had het team bij de consultaanvraag meegestuurd. Het bevatte schildklierhormoon, bijnierhormonen en middelen tegen suikerziekte. Aan psychofarmaca had ze een kalmeringsmiddel (*oxazepam*, Seresta), een neurolepticum (*thioridazine*, Melleril) en een anti-Parkinsonmiddel (*biperideen*, Akineton).
Bij zoveel onduidelijks is het de moeite waard om zelf eens te kijken.

De bevindingen

Sandra was een vriendelijke en goed verzorgde vrouw met een normaal uiterlijk, passend bij haar middelbare leeftijd. Ze had weliswaar moeilijk kunnen leren en ze was ook wel geplaagd op school, maar toen ze eenmaal werkte en nog bij haar ouders woonde had ze het best naar haar zin gehad. Het zelfstandig wonen had ze zwaar gevonden en geleidelijk aan was ze somber geworden en gaan piekeren. Ze sliep slecht en hoewel ze nauwelijks meer at, werd ze toch steeds dikker. Van de tijd dat ze was opgenomen wist ze zich niet veel meer te herinneren, behalve dat ze soms erg in de war was. Waar precies in haar lichaam ze geopereerd was, wist ze evenmin. Volgens haar had ze geen littekens op haar hoofd.
Ze had het wel naar haar zin waar ze nu woonde, want alleen wonen kon ze niet. Haar buurman was opdringerig geworden en had ook geld van haar gepikt. Dat ze sterke verhalen vertelde klopte wel volgens haar. 'Dat doe ik om aandacht te vragen.' Ze wist precies welke hormoontabletten ze slikte en ze kende de namen van haar psychofarmaca.
Ik mocht haar hoofd onderzoeken op littekens, maar kon er geen vinden. Dat was ook wel moeilijk op haar dikbehaarde hoofd, maar ik had ondertussen al met mezelf gewed dat er geen zichtbaar litteken zou zijn.

De zetel van de ziel

De pijnappelklier of *glandula pinealis*, waaraan ze geopereerd zou zijn, is een klein orgaantje dat in het midden van de hersenen ligt, boven de hersenstam, tussen de grote en kleine hersenen en toegedekt door beide hersenhelften. Het ligt zo mooi centraal in het belangrijkste orgaan van de mens, dat de grote filosoof René Descartes (1596-1650) opperde dat daar wellicht de ziel zetelde. Moderne wetenschappelijke inzichten zijn prozaïscher, maar komen niet veel verder. Het orgaantje is vooral berucht vanwege tumorvorming tussen het dertigste en vijftigste levensjaar. Die uit zich dan door druk op de omliggende hersengebieden, met verstoring van de liquorcirculatie (het hersenvocht), oogbewegingsstoornissen, neiging tot vallen en loopstoornissen als gevolg. Ook worden mensen steeds trager en lijken ze ten slotte te dementeren. Zo'n tumor wordt bestraald of weggehaald via een boorgat dat achter in de schedel wordt gemaakt. Iemand die daarvan herstelt heeft soms een drain nodig om het hersenvocht langs een andere route af te voeren, maar hoeft geen hormonen te slikken.

Dat laatste is wel het geval bij mensen die een hypofysetumor hebben. De hypofyse of *glandula pituitaria* is een hormoonproducerend orgaantje dat onder aan de hersenen hangt en dat de hormoonklieren in de rest van het lichaam aanstuurt. Een tumor van de hypofyse kan via een gaatje in de neus verwijderd worden; uit de hormonen die Sandra per tablet kreeg toegediend viel op te maken dat haar schildklier en haar bijnieren niet meer werkten. Als de oorzaak daarvan in de hypofyse lag, wat zeer waarschijnlijk was, dan zouden ook haar geslachtshormonen niets meer moeten doen, maar die kreeg ze niet aangevuld. Hoe lang zij niet meer menstrueerde wist zij niet. Ze dacht dat het van de overgang kwam. Ze had ook suikerziekte. Dat kwam in de familie voor, zei ze.

Het technische woord voor suikerziekte is diabetes, wat 'doorstroming' betekent: mensen met diabetes plassen veel. *Diabetes mellitus* om precies te zijn: *zoete* doorstroming. Een ontregelde suikerspiegel kan wel eens het gevolg zijn van een hypofysetumor, maar meestal ontstaat een andere variant: *diabetes insipidus, smakeloze* doorstroming.

Bij diabetes mellitus wordt het teveel aan suiker in het lichaam met de urine uitgespoeld, zodat die zoet smaakt. Bij diabetes insipidus kunnen de nieren niet goed meer concentreren en dat geeft extra veel kleurloze en smaakloze urine. (Vroeger gebruikte men zijn zintuigen bij medische diagnostiek; wij vertrouwen op onze instrumenten.)

De reconstructie

Hoewel haar zus had laten weten dat zij nooit iets van persoonlijkheids- of karakterveranderingen bij Sandra had gemerkt, is het heel waarschijnlijk dat de problemen met haar huisgenoten en op haar werk, die voorafgingen aan haar operatie, veroorzaakt werden door de tumor in haar hoofd en de uitval van hormonen. Maar dat ging sluipend, zonder dat het opviel. En voorzover er problemen waren werden die anders geduid: ze had verdriet om haar ouders, werd lui, stelde zich aan, wilde aandacht, werd overvraagd, at stiekem te veel, slikte te veel slaapmiddelen, was suïcidaal enzovoort.

Na de operatie werd de hormonale uitval zo goed mogelijk gecorrigeerd, maar met tabletten gaat dat toch niet zo geraffineerd als vanuit het lichaam zelf. Verschijnselen als stemmingslabiliteit, impulsief gedrag, snelle vermoeibaarheid (dat wil zeggen: huilbuien en schreeuwen als er te veel op je af komt) zijn dikwijls de blijvende gevolgen van de algemene schade die een dergelijke ingrijpende ziekte aanricht aan het lichaam in het algemeen en aan de hersenen in het bijzonder. Daarnaast is er door de tumor en de operatie ook plaatselijk schade aangericht aan de hersenen. Haar oogzenuwen bleven gespaard, gelukkig. Maar onopvallender functieverlies, zoals geheugenstoornissen en desoriëntatie, herstelt zich slechts heel geleidelijk en met achterlating van min of meer blijvende defecten. Ik vermoed daarom dat haar operatie ook het begin is geweest van haar 'verzonnen verhalen' die, als we ze *confabulaties* noemen, ons de weg wijzen naar de oorzaak. Ze zijn het restant van haar niet-aangeboren hersenletsel, dat in zijn volle omvang *amnestisch symptomencomplex* wordt genoemd en dat, als het veroorzaakt is door alcoholmisbruik of een tekort aan vitamine B1, beter bekend is onder de naam *syndroom van Korsakov* (Arts, 2003). De intelligentie blijft intact. Het geheugen vertoont lacunes, vooral rond de tijd dat de beschadiging heeft plaatsgevonden. Bij Sandra zijn van al die symptomen nog resten terug te vinden. De psycholoog die haar getest heeft, had alleen haar *auditieve inprentingszwakte* en haar gebrekkige *visuele herkenning* ontdekt. Met de discussie rond zijn advies om afspraken met haar te visualiseren door middel van pictogrammen, was de speurtocht naar haar duistere verleden begonnen.

Wie geen verleden heeft, heeft geen toekomst

Het opschonen en vernietigen van dossiers is een regelrechte ramp, niet alleen voor patiënten in de reguliere geneeskunde, maar ook voor alle mensen met een ontwikkelingsstoornis of niet-aangeboren hersenletsel. Zij kunnen in één klap hun gehele verleden kwijt zijn, terwijl ze toch nog leven. Niet alleen omdat het uit hun eigen brein gewist is of hun familie en kennissen zijn gestorven, maar omdat hun omgeving het vernietigd heeft.

Dat Sandra niet van karakter veranderd zou zijn, kan alleen gezegd worden omdat haar ouders niet meer leven en alle gegevens van vroeger verdwenen zijn. Rond haar 35[ste] jaar moeten er dramatische veranderingen in haar hebben plaatsgevonden en die zijn ook zeker beschreven door de psychiater, de neuroloog en de neurochirurg van destijds.

Het beeld van Sandra dat uit bovenstaande reconstructie tevoorschijn is gekomen, is sindsdien de beeldvorming over haar en haar begeleiding gaan bepalen. Dat is het beeld van een sterke vrouw die veel te verwerken heeft gehad en die, ondanks haar beperkingen, zo goed mogelijk probeert met anderen samen te leven. Dat is een totaal ander beeld dan dat van de chagrijnige kletskous die met haar infantiele en aandachtvragende gedrag de sfeer in huis verziekt.

Die reconstructie was een deductieve en dat is gevaarlijk. Maar soms is er geen keus. Hij was consistent met de gegevens die nog voorhanden waren en met de bevindingen van dit moment. En het resultaat was respect en perspectief voor Sandra.

Het had allemaal veel simpeler gekund als haar dossier niet vernietigd was. Dat had niet mogen gebeuren. De wet bepaalt dat dossiers langer dan tien jaar worden bewaard als goede zorgverlening dat vereist. Bij onze cliënten/patiënten is dat altijd het geval.

Bewaartermijn patiëntengegevens

De Wet op de geneeskundige behandelingsovereenkomst (wgbo) bepaalt dat patiëntenge-
gevens gedurende tien jaar bewaard moeten blijven, of zoveel langer als uit de zorg van
een goed hulpverlener voortvloeit. De achtergrond hiervan is het centrale uitgangspunt
van de Europese en nationale privacywetgeving, namelijk dat persoonsgegevens niet langer worden bewaard dan nodig is voor het doel waarvoor ze zijn verzameld. De keerzijde
van genoemde regeling in de wgbo is dan ook dat gegevens die ouder zijn dan tien jaar én
niet meer nodig voor goede zorg, moeten worden vernietigd. Volgens een overgangsbe-
paling is die vernietigingsplicht uitgesteld tot 1 april 2005.
(Advies Gezondheidsraad, ISBN 90-5549-522-0)

*'Dit rapport heeft een beperkte geldigheidsduur', schrijven psychologen in dikke letters
boven en onder hun testverslagen, zonder te beseffen dat zij daarmee voor hun eigen overbodigheid tekenen.*

Als zij hun werk naar behoren doen heeft het vaststellen van een status praesens, *dus
van de waargenomen toestand op een bepaald moment, eeuwigheidswaarde. De oordelen
van mensen variëren met de mode en met de tijd. Wat daarentegen eenmaal is vastgelegd
in maat en getal, voorzien is van een beschrijving van de meetmethode, van de waarnemingen gedaan tijdens het onderzoek, van de condities waaronder het onderzoek werd
verricht (medicatie!) en van de datum van het onderzoek, is levenslang bruikbaar en kan
van vitaal belang zijn voor de onderzochte.*

*Alleen door de uitslagen van verschillende metingen in de loop van de tijd met elkaar te
vergelijken, kan een ziekelijk veranderingsproces worden aangetoond of uitgesloten.*

Ik adviseer ouders, mentor of naaste familieleden om zo veel mogelijk zelf een dossier aan
te leggen van de belangrijkste specialistenbrieven en geobjectiveerde gegevens van hun
zoon of dochter. Wat dat betreft ben ik niet anders dan de begeleiders die benadrukken
hoe belangrijk het is om van iemand een levensboek met foto's en verhalen te maken.

23 De juiste biotoop

Het verhaal van de ouders

Onze oudste zoon Jaap is nu 22 jaar. Kort na zijn geboorte heeft de kinderarts hem bekeken en gezegd dat hij hem de komende jaren regelmatig wilde zien, maar waarom was
ons toen nog niet duidelijk. Pas toen hij in de box lag merkten we dat hij schrikachtig reageerde op alles. Kruipen deed hij op zijn polsen want hij durfde zijn handen niet op de
grond te zetten. Wij wisten wel dat er iets niet goed met hem was maar we realiseerden
het ons niet en we waren blij met elke vordering die hij maakte. Pas toen hij 6 jaar was
wisten de dokters eindelijk wat er met hem aan de hand was: hij had het *syndroom van
Sotos*. Niet erfelijk, werd toen gezegd: het Sotos-syndroom is meestal een zogenaamd
sporadisch geval. De kans dat een eventueel volgend kind het Sotos-syndroom zou kunnen krijgen schatte de geneticus van de universiteit op minder dan 1%.
Toen Jaap 8 jaar was werd onze jongste zoon geboren. Die ontwikkelde zich normaal.
We ontdekten in de loop van de jaren dat we prima met de aan ons gezin opgelegde
beperkingen konden leven. Het was veel regelen, veel inschikken, maar het was goed.
Jaap ging naar het dagverblijf, onze jongste zoon naar de basisschool. Jaap spiegelde
zich aan zijn jongere broer en werd niet alleen steeds vrolijker maar kon ook veel meer
verandering aan. We waren altijd naar hetzelfde vakantiehuisje op hetzelfde
Waddeneiland gegaan, maar met zijn broertje erbij bleek dat Jaap ook probleemloos
mee kon naar nieuwe vakantiebestemmingen. En met een goede voorbereiding van
beide kinderen zijn we zelfs probleemloos verhuisd. Later vertelde de jongste over die
periode dat hij wel wist dat hij een gehandicapte broer had, maar dat hij het niet
gemerkt had: 'we deden toch van alles!'

De eerste signalen dat er problemen op komst waren deden zich voor toen Jaap 16 jaar
oud was. Zijn groep werd opgeheven. Maar hij bleef op hetzelfde dagcentrum en de
overgang verliep redelijk soepel. Niet lang daarna werd de stichting betrokken in een
grote reorganisatie: de groep moest verhuizen naar een ander gebouw in een naburige
stad. En dat was te veel. We merkten in de vakantie voor het eerst dat hij iets had.
Moeder was kort daarvoor geopereerd en kon nog niet veel werk verzetten. Vader en

broer moesten inspringen en Jaap was tegendraads. Hij had geen zin om iets te doen en als we vroegen wat hij dan wél wilde, gaf hij aan dat hij naar huis wilde en naar zijn oude groep. 'Groep heen', noemde hij dat. We hadden het toen nog niet zo in de gaten maar misschien was dat ook het eerste signaal dat Jaap, die tot dan toe zonder veel problemen door de puberteit was gerold, zijn eigen spoor wilde trekken. Hij was zijn ouders misschien wel zat! Pas later begrepen we dat ook kinderen met een verstandelijke handicap op een gegeven ogenblik eraan toe zijn om het ouderlijk nest te verlaten en een nieuwe eigen omgeving te zoeken. Op dat moment zagen we dat nog niet zo. Het was de eerste vakantie die problemen gaf.

Maar ook de nieuwe groep gaf problemen. Er was nog meer veranderd: nieuwe groepsleiding, een nieuw gebouw, een andere taxibus (zelfs de kleur was anders) en een andere chauffeur. Jaap dreigde zijn toch al beperkte grip op de wereld kwijt te raken.
Bij de nieuwe groep zat een aantal bezoekers dat automutileerde. Jaap was altijd al een ster geweest in het nadoen van anderen als hij aandacht wilde. Nu hij de grip op zijn wereld dreigde te verliezen en angstig werd, was dit een heel sterk middel. Als er niet gebeurde wat hij wilde of verwachtte, dreigde hij zichzelf te slaan. Hij balde zijn vuist en hield die dicht tegen zijn wang. Als dat niet hielp begon hij te schreeuwen en als hij ook dan zijn zin niet kreeg, begon hij zichzelf in zijn gezicht te slaan. Of hij sloeg zijn knieën tegen zijn hoofd, of bonkte met zijn hoofd tegen de muur. Dat, gekoppeld aan zijn lengte (ruim 1,90 m was hij toen al!) en de kracht waarmee hij dat deed, beschadigde hem ernstig. Thuis grepen we dan zijn handen vast en gingen desnoods op hem liggen. Meestal stopte hij dan en liet hij weten weer gewoon te kunnen doen: 'Japie lief, niet stout zijn'. Maar als je hem zijn gang liet gaan, sloeg hij zichzelf bont en blauw tot bloedens toe.

Op het dagcentrum hadden ze er moeite mee zo in te grijpen als wij deden. Het paste niet in hun beleid, een jongen fysiek aan te pakken. Wij noemden het beschermen en probeerden de begeleiders wat ideeën aan de hand te doen om hem toch te kunnen handhaven. Dat hielp niet. Zijn begeleiders wilden Jaap alleen nog onder bepaalde voorwaarden opvangen. We zochten het hogerop, via leidinggevenden tot aan de hoogste baas van de stichting. Natuurlijk kregen we gelijk. Jaap was geïndiceerd, er waren afspraken gemaakt en Jaap moest dus worden opgevangen. Maar het gat tussen wat moest en wat kon werd steeds groter. En met de weerstand tegen Jaap namen zijn buien in frequentie en hevigheid toe. Wij werden thuis en op ons werk opgebeld wanneer er weer een akkefietje met hem was: of we hem maar wilden komen ophalen. Een paar keer zijn we erin gestonken. Toen deden we het niet meer. Wij hadden een hulpverleningscontract met vastgestelde uren en hadden ook onze eigen arbeidsverplichtingen. Toen kwam Jaap op een avond zeer beschadigd terug. Blauwe plekken rond zijn ogen, neus gescheurd, bloedlippen: ze hadden niet ingegrepen toen Jaap zich sloeg.

Er zat niets anders op dan te accepteren dat hij minder naar het dagcentrum ging en onze werktijden daaraan aan te passen.

Maar ook thuis ging hij steeds vaker en langduriger door het lint. Voor onze jongste zoon, die net de overgang naar het voortgezet onderwijs had gemaakt, werd het steeds moeilijker vrienden mee naar huis te nemen. Niet dat het niet kon of mocht, maar het was gewoon te confronterend en dat wilde hij niet meer.

De aanpassing van de uren op het dagcentrum had niet het beoogde resultaat, integendeel. Zijn gedrag werd steeds moeilijker en de angst en het verzet tegen zijn aanwezigheid door de begeleiders daar steeds heftiger.

De huisarts probeerde een kalmerend middel, *oxazepam* (Seresta). Het werkte volkomen averechts. Jaap ging hallucineren, draaide zijn dag- en nachtritme om en raakte steeds meer zijn grip op zichzelf en zijn omgeving kwijt. Waar hij eerst in rustige momenten nog wat kon reflecteren ('Japie stout geweest is, Japie niet slaan'), viel er nu geen zinnig woord meer met hem te wisselen. En als Jaap, op zijn niveau, niet meer communiceert, dan gaat het slecht met hem. Hij liep gebogen alsof hij een enorme last op zijn schouders meetorste. Jaap was amper 18 jaar toen we beseften dat hij niet alleen gehandicapt maar ook knettergek geworden was. En, om eerlijk te zijn, wijzelf ook. We hadden allerhande taken in ons gezin moeten splitsen en leefden steeds meer naast elkaar dan met elkaar. Ons werk leed eronder. Ook door de grimmigheid van ons verzet tegen het niet-nakomen van het zorgcontract door professionals, waardoor wij steeds meer het gevoel kregen hun werk te moeten doen. Ten koste van ons eigen werk.

De huisarts, die geschrokken was van de onvoorspelbare reactie van Jaap op het goedaardige kalmeringsmiddel *oxazepam*, verwees ons naar de psychiater. We hadden er een hard hoofd in, maar we hadden geen keus. Het enige waar we Jaap nog rustig mee konden houden thuis was fietsen en autorijden. Dus fietsten en reden we eindeloos, vaak doelloos, rondjes met hem. We waren te uitgeput om nog iets anders te verzinnen.

We togen met lood in onze schoenen naar de psychiater, eerst zonder Jaap, later met hem. Jaap had al vrij snel door waarvoor hij naar die dokter moest: 'Praten, Japie niet stout is'. Jaap kreeg medicatie (Orap en Depakine) en dat leek te helpen. De psychiater baseerde dat op diagnoses die hij probeerde te stellen, maar dat was allemaal nogal ingewikkeld. Maar hij gaf niet op, maakte regelmatig afspraken met ons – soms wel en soms niet met Jaap erbij – en verklaarde op een gegeven moment: 'ik heb een goed en een slecht bericht voor u: het goede is dat het overgaat, het slechte dat ik niet weet wanneer'.

Twee jaar later begrepen we dat hij gelijk had. Dat gold ook voor andere uitspraken, die we eerst hadden afgedaan als psychiatrisch geklets. Stapje voor stapje ontrafelde hij voor ons het probleem van Jaap. Jaap als een jongen die lichamelijk en geestelijk in de puberteit kwam en daar niets van snapte. Jaap als een jongen die, ondanks zijn beperkte mogelijkheden, zijn uiterste best deed grip op zijn bestaan te krijgen en die daar steeds minder in slaagde. Jaap als een jongeman die, als ieder ander, baas over zijn eigen leven wil worden en dus de band met zijn ouders en broer wil veranderen. Die dus al zijn vaardigheden, handig, misschien wel doortrapt, zal inzetten om dat te bereiken. En hoe minder hem dat lukt, hoe meer hij uit de kast haalt. Zoals ieder ander mens zou doen. Daarom had die kalmerende en sufmakende medicatie niet geholpen. Hij wilde juist méér grip op zijn leven krijgen, niet minder.

We kwamen ook in contact met het *Centrum voor Consultatie en Expertise* dat alle betrokkenen bijstand bood, nu de gebruikelijke stappen gefaald hadden.

Zij schakelden een logeerhuis in zodat wij thuis weer wat adem kregen. Het dagcentrum kreeg extra ondersteuning, wat wij merkten doordat we op een gegeven moment tegen elkaar zeiden: 'we hebben allang geen telefoontjes meer gehad om hem op te komen halen'. Heel geleidelijk verdween onze angst voor de telefoon. En sneller dan we verwacht hadden werden we uitgenodigd om kennis te komen maken met een groep in een woonvoorziening. We gingen kijken. Het was schrikken. Dat anderen vonden dat Jaap in deze groep zou thuishoren, daar moesten we even aan wennen. Zeker, Jaap zou de ondersteuning van een groep nodig hebben. En inderdaad, er stond een dijk van een team klaar dat ons niet bij het eerste het beste wissewasje zou bellen dat het de zorg niet kon bieden die Jaap nodig had. De sfeer was buitengewoon. Niet alleen het team, maar ook de groepsgenoten lieten merken dat ze nieuwsgierig waren naar de nieuwe bewoner en dat hij welkom was. Hun middelen waren beperkt. Daarom was het fijn dat we Jaaps kamer konden opknappen en inrichten. Met de groepsleiding, al pratend hangend tegen de deurpost, en groepsgenoten die kwamen binnenlopen, hebben we dat gedaan en het voelde iedere keer beter als we er kwamen. Ook Jaap namen we mee naar zijn nieuwe huis. En de pijn in onze buik, die we kregen als we alleen maar dachten aan alle veranderingen die hij nu zou moeten doorstaan, bleek onnodig. Toen de grote dag gekomen was ging Jaap in 'zijn' stoel zitten en was hij thuis. Dat is nu bijna twee jaar geleden.

Jaap liet merken dat hij zijn plek gevonden had. Het ging goed met hem, beter dan we hadden durven hopen. De ups en downs die we signaleerden zaten waarschijnlijk meer in onze waarneming dan in de zijne. En voor het team was niets te gek. Dat gaf ons ruimte, ruimte die we nodig hadden. Ruimte om Jaap los te laten. Jaap hielp ons daarbij. Hij ging nog wel een dagje mee stappen, maar 's avonds wilde hij weer naar huis. Zijn huis. In het begin belden we nog dagelijks, maar dat werd steeds minder. Er was geen nieuws te melden. Géén nieuws was in dit geval geen goed nieuws, maar uitstekend nieuws.

Het bezoek aan het dagverblijf blijft een bron van zorg. Er moest een nieuwe indicatie komen want de oude leverde niet genoeg geld op. Toen die naar boven was bijgesteld, bleek dat het dagcentrum cliënten met een dergelijke indicatie niet mocht opvangen. Daarbij was er de regievraag (wie moet er het initiatief nemen om dergelijke kwesties te regelen), de afstemmingsvraag (tussen indicatiecommissie, zorgkantoor en zorgverleners) en de vertrouwensvraag (wie werkt er met welke dubbele agenda's). Dit kost ons nog veel negatieve energie.

We kunnen wel weer wat hebben. We hebben ons huis verbouwd, de kamer van Jaap is kantoor geworden. Achterstallig onderhoud, renoveren. Dat gold niet alleen onze woning maar veel aspecten van ons leven. Onze jongste zoon heeft ruimte gekregen en is gegroeid, letterlijk en figuurlijk. Krakend en piepend komt ons eigen leven weer op gang. We gaan weer op vakantie en ons sociale leven hebben we weer op de rails gezet.

We gaan regelmatig bij Jaap op bezoek. We fietsen of rijden een eindje met de auto. Jaap geniet ervan. Hij is blij als we komen en hij is blij als we gaan. Hij groeit nog steeds. Hij staat weer rechtop.

We hebben afscheid genomen van de psychiater. Zijn medicatie is afgebouwd.

Het verhaal van de psychiater

Het *Sotos-syndroom* was mij onbekend, tot ik Jaap voor het eerst ontmoette.

Hij was verwezen vanwege zijn automutilatief gedrag dat hij als pressiemiddel zou gebruiken, maar dat ook voortkwam uit 'buien' zonder herkenbare aanleiding en met sterke, nauwelijks te beïnvloeden gedragsveranderingen.

Een snelle oriëntatie leerde dat het syndroom ook bekend staat als *cerebraal gigantisme* vanwege het kenmerkende grote hoofd waarmee het kind geboren wordt. Maar ook zijn lijf was lang, vooral zijn armen en benen. Jaap was op zijn achttiende al 1,90 meter lang en zag er indrukwekkend uit met zijn grote bolle voorhoofd, zijn grote ronde kin en zijn wijd opengesperde ogen die iets vragends en ook iets beangstigends hadden. Ik kon me goed voorstellen dat de doorgaans jonge en hulpvaardige begeleidsters van een dagcentrum steeds banger voor hem waren geworden en hem niet met dezelfde duidelijkheid en overredingskracht konden temmen als zijn ouders, die hem van jongs af aan kenden. Desnoods door op hem te gaan zitten, als dat nodig was.

Wat mij ook opviel was zijn passiviteit. Het gesprek speelde zich vooral af tussen mij en zijn ouders en hij zat erbij en keek ernaar. Hij was nieuwsgierig, maar toonde geen daadwerkelijke exploratiedrang. Hij besefte dat hij bij een dokter was, maar het was een ander soort dokter dan de soort die hij kende. Hij volgde het gesprek ook wel, maar reageerde niet verbaal. Alleen als hij bekende namen hoorde, zoals die van Gerben, de jongen uit zijn groep die volgens zijn ouders opvallende tics had en automutileerde, begon hij diens geluiden en gedragingen te imiteren. Als ik me naar hem toedraaide antwoordde hij met een ontwapenende glimlach. Hij antwoordde niet op mijn vragen en hij wisselde hoogstens enkele korte, kinderlijke zinnetjes met zijn ouders.

Pas tegen het einde van ons gesprek, nadat hij bij herhaling te kennen had gegeven naar huis te willen, sloeg hij zichzelf volkomen onverwacht hard en met een onmiskenbare doelgerichtheid tegen zijn hoofd, zijn neus en zijn oor, daarmee de reden van het consult demonstrerend.

Ik zag nu wel wat het probleem was, maar wist nog niet wat ik als psychiater daaraan zou kunnen doen.

Het Sotos-syndroom

Het Sotos-syndroom is een vrij zeldzame aandoening, gekenmerkt door een 'reuzengroei' die al voor de geboorte aanwezig is. Vormvarianten betreffen voornamelijk het hoofd, zoals een grote schedelomtrek, een smal en hoog verhemelte en een forse onderkaak. Hoewel er herhalingen voorkomen binnen één gezin, zijn verreweg de meeste gevallen van het syndroom sporadisch en de ouders zijn in de regel gezond. Er zijn aanwijzingen dat bij bepaalde varianten chromosoom 5 betrokken is. Het beeld gaat niet per se gepaard met een verstandelijke beperking. Het IQ ligt gemiddeld wel lager dan bij de normale populatie, maar er is een spreiding van ernstige retardatie tot normale begaafdheid. De motoriek valt op vanwege de lange ledematen maar ook vanwege coördinatieproblemen. De verbale ontwikkeling kan normaal zijn, maar bij Jaap was er sprake geweest van een vertraagde en beperkte taalontwikkeling en bovendien was hij licht dysartrisch.

Zijn overgevoeligheid voor prikkels, zintuiglijke zowel als emotionele, zijn obsessieve en stereotiepe gedrag en zijn driftbuien zouden kunnen passen bij een verhoogde kans op een autismespectrumstoornis (Kraijer & Plas, 2002).

Nu de angst bij zijn omgeving – en dus ook bij hem – al zo lang zo groot was en eerder toe- dan afnam, was het zaak te zoeken naar een medicijn dat hem kon helpen.

Oxazepam (Seresta) had averechts gewerkt, wat niet ongewoon is bij mensen met een pervasieve ontwikkelingsstoornis (het type ontwikkelingsstoornis dat aan een autismespectrumstoornis ten grondslag ligt). Gevoegd bij het gemak waarmee hij verbale en motorische tics imiteerde was dat een reden om voor een lage dosering *pimozide* (Orap) te kiezen. Dat bleek in ieder geval niet verkeerd te werken.

Maar het bleef tobben. Niet alleen voor Jaap, maar vooral voor zijn ouders, die ik in de loop van de daaropvolgende maanden steeds meer zag lijden onder het inmiddels onomkeerbaar geworden uitstotingsproces. Hun wanhopige pogingen om een geëigende opvang voor Jaap te vinden in de jungle van regels, voorzieningen, financieringstrajecten en organisaties bracht hen aan de rand van de wanhoop. Ik maakte me geleidelijk aan meer zorgen om het welzijn van het gezin dan om de gezondheid van Jaap, die over een behoorlijk uithoudingsvermogen bleek te beschikken.

Maar naarmate zijn steunpunten afbrokkelden, sloegen ook bij Jaap de angst en de wanhoop toe. Steeds meer vertoonde hij een bont karakter van buien die plotseling opkwamen en verdwenen zonder herkenbare aanleiding. De verwantschap met de symptomen van een *cycloïde psychose* (zie hoofdstuk 6) was zo opvallend, dat ik een proefbehandeling met *natriumvalproaat* (Depakine) startte.

Ook dat had zeker geen averechts effect en Jaap werd geleidelijk wat rustiger op een combinatie van tweemaal daags een half tablet à 1 mg Orap en tweemaal daags 600 mg natriumvalproaat. Alleen: de plaatsings- en begeleidingsperikelen die anderen met hem hadden werden er niet minder om.

Pas toen het consulententeam zich ermee ging bemoeien en de ouders daadwerkelijke steun ontvingen in het zoeken naar een geëigende woonvoorziening, kwam aan de neergaande spiraal een einde. Sneller nog dan ik had verwacht werd een uitstekende woonplek voor hem gevonden met als belangrijkste kenmerk het signaal dat hij daar welkom was. Hoewel daar groepsgenoten zaten van aanzienlijk beperkter niveau met hun onvermijdelijke abnormale onwillekeurige motoriek, verdwenen zijn tics geleidelijk en bloeide hij zo op in het contact met niet alleen zijn begeleiders maar ook zijn groepsgenoten, dat ik de gedachte aan een pervasieve ontwikkelingsstoornis ten slotte heb laten varen. Ook zijn buien namen af. De arts van de instelling waaronder de voorziening valt heeft geleidelijk de Orap en de Depakine kunnen uitsluipen en Jaap is nu alweer geruime tijd zonder medicatie. Hij is niet genezen want hij was niet ziek. Hij heeft de juiste biotoop gevonden. Dat is de belangrijkste voorwaarde voor normaal gedrag.

Bijlage: Psychofarmaca

Overzicht van de middelen die in dit boek genoemd zijn of die een belangrijke groep vertegenwoordigen waarnaar verwezen werd, met hun beoogde effecten.

Bij psychotische stoornissen

Neuroleptica (blokkeren meerdere neurotransmissiesystemen)
chloorpromazine (Largactil)
flufenazine (Anatensol)
flupentixol (Fluanxol)
levomepromazine (Nozinan)
perfenazine (Trilafon)
periciazine (Neuleptil)
thioridazine (Melleril)
trifluoperazine (Terfluzine)
zuclopentixol (Cisordinol)

Klasssieke antipsychotica (blokkeren vooral dopamine D2)
broomperidol (Impromen)
fluspirileen (Imap)
haloperidol (Haldol)
penfluridol (Semap)
pimozide (Orap)
pipamperon (Dipiperon) (atypisch: blokkeert vooral serotonine; herstelt slaappatroon)
risperidon (Risperdal) (atypisch: blokkeert vooral dopamine D2 en serotonine)

Atypische antipsychotica (blokkeren relatief weinig dopamine D2 ten gunste van D1, serotonine en meerdere andere neurotransmissiesystemen)
clozapine (Leponex)
olanzapine (Zyprexa)
sulpiride (Dogmatil)
quetiapine (Seroquel)

Bij affectieve stoornissen

Klassieke antidepressiva (stimuleren noradrenaline en/of serotonine; krachtig anticholinerg)
amitriptyline (Tryptizol, Sarotex)
clomipramine (Anafranil) (meer serotoninestimulerend)
imipramine (Tofranil, Pertofran) (meer noradrenalinestimulerend)

SSRI's (stimuleren selectief serotonine; weinig anticholinerg)
citalopram (Cipramil)
fluvoxamine (Fevarin)
paroxetine (Seroxat)

Stemmingsstabilisatoren
carbamazepine (Tegretol)
lithiumcarbonaat (Lithium, Priadel)
natriumvalproaat (Depakine)

Bij angst- en slaapstoornissen

Benzodiazepines (angstwerend, spierontspannend, sufmakend, anti-epileptisch)
chloordiazepoxide (Librium)
clonazepam (Rivotril) (ook als anti-epilepticum en stemmingsstabilisator)
diazepam (Valium)
lorazepam (Temesta) (ook bij katatonie)
nitrazepam (Mogadon)
oxazepam (Seresta)
temazepam (Normison)

Bij neuropsychiatrische aandoeningen

ACE-remmer (bij hartfalen)
atenolol (Atenolol) (bètablokker met anxiolytisch effect, antihypertensivum)
biperideen (Akineton) (antiparkinsonmiddel)
carbamazepine (Tegretol) (anti-epilepticum en stemmingsstabilisator)
dexetimide (Tremblex) (antiparkinsonmiddel)
dopamine, L-dopa (Sinemet) (bij M. Parkinson, atypische psychose en apathiesyndroom)
furosemide (Lasix) ('plastablet', diureticum)
melatonine (hersenhormoon; bij stoornissen in dag-nachtritme)
methylfenidaat (Ritalin) (wekamine, bij ADHD)

naltrexon (Narolex) (opiaatantagonist)

natriumvalproaat (Depakine) (anti-epilepticum en stemmingsstabilisator)

rivastigmine (Excelon) (anti-Alzheimermiddel)

triamtereen (Dytac) ('plastablet', diureticum)

prednison (bijnierschorshormoon)

Literatuur

AAMR (1992). *Mental retardation. Definition, classification and systems of support.* Washington: American Association on Mental Retardation.

AAMR (2002). Symposium: What's in a Name? *Mental Retardation*, 40, 51-80.

Arciniegas, D.B., & Beresford, T.P. (2001). *Neuropsychiatry. An introductory approach.* Cambridge: University Press.

Arts, K. (2003). Het syndroom van Korsakov. Bunnik: Korsakov Platform Nederland.

Berckelaer-Onnes, I.A. van (2004). Zestig jaar autisme. *Nederlands Tijdschrift voor Geneeskunde, 148* (21), 1024-1030.

Bijl, R.V., Zessen, G. van, & Ravelli, A. (1997). Psychiatrische morbiditeit onder volwassenen in Nederland: het NEMESIS-onderzoek. II. Prevalentie van psychiatrische stoornissen. *Nederlands Tijdschrift voor Geneeskunde, 141* (50), 2453-2460.

Bleuler, E. (1911). *Dementia praecox oder Gruppe der Schizophrenieen. Neuausgabe mit neuen Einführungen von Manfred Bleuler und Gaetano Benedetti.* Nijmegen: Arts & Boeve Verlag, 2001.

Blokhuis, A., & Kooten, N. van (2003). *Je luistert wel, maar je hoort me niet. Over communicatie met mensen met een verstandelijke beperking.* Utrecht: Agiel.

Buntinx, W. (2003). Wat is een verstandelijke handicap? Definitie, assessment en ondersteuning volgens het AAMR-model. *Nederlands Tijdschrift voor de Zorg aan verstandelijk gehandicapten, 29* (1), 4-24.

Deb, S., Matthews, T. e.a. (2001). *Practice guidelines for the assessment and diagnosis of mental health problems in adults with intellectual disability.* Brighton: Pavilion for MHMR. Nederlandse bewerking: A. van Gennep (2002), *Richtlijnen voor de praktijk van onderzoek en diagnostiek van problemen met de geestelijke gezondheid bij volwassenen met een verstandelijke beperking.* Utrecht: Landelijk KennisNetwerk Gehandicaptenzorg.

Delay, J., & Deniker, P. (1952). Le traitement des psychoses par une méthode neurolytique derivée de l'hibernotherapie. *Comptes Rendus du Congres. Med Alien Neurol France*, 50, 497.

Dosen, A. (2004). The developmental psychiatric approach to aggressive behavior among persons with intellectual disabilities. *Mental Health Aspects of Develpmental Disabilities, 7* (2), 57-68.

Draaisma, D. (2001). *Waarom het leven sneller gaat als je ouder wordt.* Groningen: Historische Uitgeverij.

DSM III (1980), DSM III-R (1987), DSM-IV (1994), DSM-IV-TR (2000). *Diagnostic and statistical manual of mental disorders*. Washington: American Psychiatric Association.

Duker, P.C.C. (1998). Elektro-aversietherapie. In: P.C.C. Duker & R. Didden (red.), *Behandelingsstrategieën bij zelfverwondend gedrag* (pp.101-116). Houten/Diegem: Bohn Stafleu van Loghum.

Eco, U. e.a. (1999). *Gesprekken over het einde der tijden*. Amsterdam: Boom.

Griesinger, W. (1845). *Pathologie und Therapie der psychischen Krankheiten für Aerzte und Studierende*. Stuttgart: Krabbe. Dritte Auflage (1871), neu verlegt, mit einer neuen Einführung von Gerlof Verwey (2003). Nijmegen: Arts & Boeve.

Gualtieri, C.T. (2002). *Brain injury and mental retardation. Psychopharmacology and neuropsychiatry*. Philadelphia: Lippincott, Williams & Wilkins.

Haddon, M. (2003). *Het wonderbaarlijke voorval met de hond in de nacht*. Amsterdam: Contact.

Heijden, F. van der (2004). *Atypicality: Clinical studies concerning atypical psychoses*. Proefschrift. Universiteit Utrecht.

Heijkoop, J.C.M. (1995). *'Vastgelopen'. Anders kijken naar begeleiding van mensen met een verstandelijke handicap met ernstige gedragsproblemen*. Baarn: Nelissen.

Hundert, E.M. (1995). *Lessons from an optical illusion: On Nature and Nurture, knowledge and values*. Cambridge, MA: Harvard University Press.

ICD-10 (1992). *The ICD-10 Classification of Mental and Behavioural Disorders: Clinical description and diagnostic guidelines*. Geneva: WHO.

Jung, C.G. & Freeman F. (1964) (Eds). *Man and his symbols*. London: Aldous Books.

Kanner, L. (1943). Autistic disturbances of affective contact. *Nervous Child*, 2, 217-250.

Koch, P.A.M. (1996). DSM-classificatie van autisme en aanverwante beelden. In: F. Schuckink Kool, Imschoot L.A.A.R., Catsman-Berrevoets CE., Lindhout D. (red.). *Autisme en aanverwante contactstoornissen* (pp. 1-8). Rotterdam: Bureau PAOG.

Koch, P.A.M. (2002). Behandeling van dementie met rivastigmine bij een patiënte met het Down-syndroom. *Dimensies in Dementie*, 2, 1-2.

Kraepelin, E. (1899). *Psychiatrie. Ein Lehrbuch für Studierende und Aerzte*. Leipzig: Verlag von Johann Ambrosius Barth. Neuausgabe Nijmegen: Arts & Boeve, 1999.

Kraijer, D.W. (1991). *Zwakzinnigheid, autisme en aan autisme verwante contactstoornissen. Aspecten van classificatie, diagnostiek, prevalentie, specifieke problematiek, opvoeding en behandeling*. Amsterdam/Lisse: Swets & Zeitlinger.

Kraijer, D.W. (1994). *Zwakzinnigheid, autisme en aan autisme verwante stoornissen. Classificatie, diagnostiek, prevalentie, specifieke problematiek, opvoeding en behandeling*. Lisse: Swets & Zeitlinger.

Kraijer, D.W. (1995). Pervasieve ontwikkelingsstoornissen bij mensen met het syndroom van Down. *Nederlands Tijdschrift voor de Zorg aan verstandelijk gehandicapten*, 21, 36-39.

Kraijer, D.W. (1998). *Autistische stoornissen en verstandelijke beperking. Ontwikkelingsstoornis en ontwikkelingstekort*. Lisse: Swets & Zeitlinger.

Kraijer, D.W., & Plas, J.J. (2002). *Handboek psychodiagnostiek en verstandelijke beperking. Classificatie, test- en schaalgebruik.* Lisse: Swets & Zeitlinger.

Lit, A.C. (1956). *Extrapiramidaal syndroom of situatief gedrag. Een neuro-psychiatrisch, klinisch-psychologisch en phaenomenologisch onderzoek van Parkinson-patiënten.* Amsterdam: Noord-Hollandsche Uitgevers Maatschappij.

Luckasson, R. e.a. (2002). *Mental retardation: Definition, classification and systems of supports.* Washington: American Association on Mental Retardation.

Maassen, H. (2004). Op de stoel van de dokter. Psychologen in de eerste lijn. *Medisch Contact, 59* (40), 1550-1552.

Mans, I. (1998). *Zin der zotheid. Vijf eeuwen cultuurgeschiedenis van zotten, onnozelen en zwakzinnigen.* Amsterdam: Bert Bakker.

Marsden, C.D.(1985). Is tardive dyskinesia a unique disorder? In: D.E. Casey, T.N. Chase, A.V. Christensen (eds.), *Dyskinesia, research and treatment* (pp. 64-71). Berlin: Springer.

Nasar, S. (2002). *Een schitterend brein. Een biografie van John Forbes Nash jr., winnaar van de Nobelprijs voor de Economie 1994.* Amsterdam: De Bezige Bij.

RIVM/WHO (2001). *Internationale classificatie van het menselijk functioneren.* Bilthoven: Rijksinstituut voor Volksgezondheid en Milieu.

Sachdev, P.S. (1991). Psychoactive drug use in an institution for intellectually handicapped persons. *Medical Journal of Australia, 155*, 75-79.

Sacks, O. (1973). *Awakenings.* London: Gerald Duckworth.

Sacks, O. (1986). *De man die zijn vrouw voor een hoed hield.* Amsterdam: Meulenhoff.

Scheepmaker, A.T.M., Horstink, M.W.I.M., Hoefnagels W.H.L., Strijks F.E. (2003). Dementie met Lewy-lichaampjes; 2 patiënten met verergering door een atypisch antipsychoticum, maar met een gunstige reactie op de cholinesteraseremmer rivastigmine. *Nederlands Tijdschrift voor Geneeskunde, 147* (1), 32-35.

Schrojenstein Lantman-de Valk, H. van (1998). *Health problems in people with intellectual disability. Aspects of morbidity in residential settings and in primary health care.* Proefschrift. Rijksuniversiteit Limburg.

Smits, M., & Braam, W. (2003). Slaap-waakritmestoornissen. Over de biologische klok, diagnostiek en behandeling. *Spreekuur Thuis.* Wormer: Inmerc.

Sovner, R., & Hurley, A.D. (1983). Do the mentally retarded suffer from affective illness? *Archives of General Psychiatry, 40*, 61-67.

Sovner, R., & Hurley, A.D. (1987). Guidelines for the treatment of mentally retarded persons on psychiatric inpatient units. *Psychiatric Aspects of Mental Retardation Reviews,* VI, 2-3.

Sovner, R., & Hurley, A.D. (1989). Ten diagnostic principles for recognizing psychiatric disorders in mentally retarded persons. *Psychiatric Aspects of Mental Retardation Reviews,* VIII, 2.

Sprague, R., & Baxley, G. (1978). Drugs for behaviour management. In: J. Wortis (Ed.), *Mental retardation* (Vol. 10). New York: Brunner/Mazel.

Stahl, S.M. (1980). Tardive Tourette Syndrome in an autistic patient after long-term neuroleptica administration. *American Journal of Psychiatry, 137*, 1267.

Stolker, J.J. (2002). *Struggles in prescribing: determinants of psychotropic drug use in multiple clinical settings*. Proefschrift. Universiteit Utrecht.

Tonkens, E. (1999). *Het Zelfontplooiingregime, de actualiteit van Dennendal en de jaren zestig*. Nijmegen: Proefschrift KUN.

Trimble, M. (1996). *Biological psychiatry*. Chichester: John Wiley & Sons.

Trimble, M., & Schmitz, B. (2002). *The neuropsychiatry of epilepsy*. Cambridge: University Press.

Trimbos, C.J.B.J. (1972). Psychiatrie in sociaal perspectief. *Tijdschrift voor Psychiatrie*, 14, 165-172.

Verberne, G.J.C.M. (1999). Depressieve en manisch-depressieve stoornissen bij mensen met het syndroom van Down; een literatuuroverzicht. *Nederlands Tijdschrift voor de Zorg aan verstandelijk gehandicapten*, 25, 228-244.

Visser, F. (1996). *Down en Alzheimer in perspectief. De klinische diagnostiek van de ziekte van Alzheimer bij patiënten met het syndroom van Down*. Proefschrift. Rijksuniversiteit Utrecht.

Weisblatt, S.A. (1994). Diagnosis of psychiatric disorders in persons with mental retardation. In: N. Bouras (Ed.), *Mental health in mental retardation. Recent advances and practices* (pp. 93-101). Cambridge: University Press.

Weller, M. (1993). Anterior opercular cortex lesions cause dissociated lower cranial nerve palsies and anarthria but no aphasia: Foix-Chavany-Marie syndrome and 'automatic voluntary dissociation' revisited. *Journal of Neurology*, 240, 199-208.

WHO-FIC-ICF (2002). *International Classification of Functioning, Disability and Health*. (Ned. vertaling: *Internationale classificatie van het menselijk functioneren*. Houten: Bohn Stafleu van Loghum, 2002.)

WHO-ICIDH (1980). *International Classification of Impairments, Disabilities and Handicaps*. Geneva: WHO. (Ned. Vertaling (1981): *Internationale classificatie van Stoornissen, Beperkingen en Handicaps*. Voorburg:TNO-Raad voor Gezondheidsresearch / Werkgroep Classificaties en Coderingen).

Wing, L. (1979). Differentiation of retardation and autism from specific communication disorders. *Childcare, health and development*, 5, 57-68.

Winnicott, D.W. (1965). *The maturational process and the facilitating environment: Studies in the theory of emotional development*. London: Hogarth Press.

Wolfensberger, W. (2002). Needed or at least wanted: Sanity in the language wars. *Mental Retardation*, 40, 75-80.

Wolters, E.Ch., & Laar, T. van (2002) (red.). *Bewegingsstoornissen*. Amsterdam: VU Uitgeverij.

Zeki, S. (1993). *A vision of the brain*. London: Blackwell Scientific.

Register

De auteur

CV Paul Koch, neuroloog-psychiater

Geb. 19-04-1943
Gehuwd; 4 kinderen
1973: artsexamen (Nijmegen)
Specialisatie neurologie en psychiatrie (Nijmegen)
1979: registratie specialistenregister voor zenuw- en zielsziekten
1980: aantekening klinische neurofysiologie (Amsterdam VU)

Tussen 1979 en 2004 werkzaam als neuroloog in dienst van het Algemeen Psychiatrisch Ziekenhuis Wolfheze (thans de Gelderse Roos). Tevens als psychiater werkzaam op afdeling Eikenhorst aldaar: toentertijd verblijfsafdeling voor zwakzinnigen die in het psychiatrisch ziekenhuis verbleven. In de daaropvolgende jaren betrokken bij de omvorming van deze verblijfsafdeling tot afdeling voor diagnostiek en behandeling van psychiatrische stoornissen bij mensen met een verstandelijke handicap: klinisch, poliklinisch en consultatief.

Van 1981 tot 1986 tevens als psychiater verbonden aan de afdeling voor oud geworden psychiatrische patiënten. Betrokken bij de omvorming van deze verblijfsafdeling tot een afdeling Gerontopsychiatrie, bestemd voor mensen die op latere leeftijd voor het eerst psychiatrische stoornissen krijgen. In die jaren ook als neuropsychiater werkzaam op de polikliniek van een psychogeriatrisch verpleeghuis.

1990: medeoprichter en eerste secretaris van de Sectie Psychiatrie en Zwakzinnigenzorg van de Nederlandse Vereniging voor Psychiatrie.

Vanaf 2004: uitsluitend nog werkzaam als psychiatrisch consulent voor een SGLVG-kliniek en voor de consulententeams van de Centra voor Consultatie en Expertise.